U0216352

《围手术期内环境平衡与临床》编委会

主　编　　沈七襄　　屠伟峰　　胡宏强

副主编　　陈　敏　　广州军区武汉总医院

　　　　　蔡铁良　　解放军第174医院

　　　　　许树根　　解放军第174医院

编　委　　黎笔熙　　广州军区武汉总医院

　　　　　王庆利　　广州军区武汉总医院

　　　　　余　鸣　　湖北省肿瘤医院

　　　　　周　武　　湖北省新华医院

　　　　　陈　战　　解放军第174医院

　　　　　高　鹏　　解放军第174医院

　　　　　徐昌顺　　解放军第174医院

　　　　　施　琼　　解放军第174医院

　　　　　曹慧娟　　解放军第174医院

　　　　　张　穗　　广州军区武汉总医院

　　　　　肖平侠　　解放军第174医院

围手术期
内环境平衡与临床

主　编　沈七襄　屠伟峰　胡宏强
副主编　陈　敏　广州军区武汉总医院
　　　　蔡铁良　解放军第174医院
　　　　许树根　解放军第174医院

厦门大学出版社
XIAMEN UNIVERSITY PRESS
国家一级出版社
全国百佳图书出版单位

主编简介

沈七襄，女，浙江杭州人，曾任广州军区武汉总医院麻醉科主任，主任医师、教授，文职1级、技术3级，国务院政府特殊津贴获得者。现任解放军第174医院特聘医疗顾问。从事麻醉专业整60年、体外循环灌注专业30年。师从麻醉界前辈天津总医院王源旭教授、北京阜外医院尚德延教授和前麻醉科主任胡小琴教授。基础理论扎实，临床经验丰富，操作技能娴熟，工作认真，教学严谨，60年如一日。擅长心、胸、血管、神经外科和老人、小儿以及危重病患者的麻醉、监测、救治和体外循环灌注。在国内率先开展用体外循环灌注技术救治非心脏病危重患者。近年来，重点研究癫痫手术麻醉、唤醒麻醉中的通气方式和气道管理及唤醒技术、高危产妇的麻醉，以及马拉松业余运动员比赛中的内环境变化等科研课题。

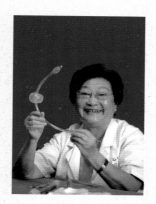

荣获中华医学会麻醉学会授予的"全国麻醉贡献奖"和湖北省麻醉学会授予的"湖北省麻醉杰出贡献奖"。

主编麻醉专著5部，参编专著10余部，发表论文60余篇，其中SCI收录1篇。获军队医疗成果二等奖3项、湖北省科技进步二等奖1项、军队科技进步三等奖10余项。荣立三等功3次。获中华人民共和国发明专利1项、实用新型专利5项。

屠伟峰，男，1961年生于浙江余姚。广州军区广州总医院麻醉科、全军临床麻醉中心主任，主任医师，临床医学博士后，南方医科大学、徐州医学院、广州中医药大学、贵阳医学院、第二/三军医大学兼职教授，博士生、博士后指导老师。现任广东省医院协会麻醉科管理专业委员会主任委员，中国人民解放军麻醉与复苏专业委员会副主任委员，广东省医学会麻醉学分会副主任委员、疼痛学分会常委，广东省医师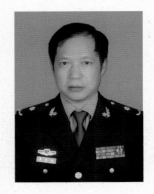协会麻醉科医师分会副主任委员，广州军区麻醉与复苏专业委员会主任委员，美国ASA会员、美国华人麻醉学院（ICAA）会员等10余项学术职务；任《中华麻醉学杂志》、《临床麻醉学杂志》、《国际麻醉学与复苏杂志》等多本专业杂志栏目编委、编委等，广东省/广州市医学会医疗事故鉴定专家库专家，军队、省市级及国家各类基金和奖项评审专家等。

自1984年大学毕业后，长期从事临床一线工作（临床麻醉、疼痛诊疗、重症救治），师从南京医科大学附属第一医院前院长林桂芳教授（麻醉学）、南京军区南京总医院普通外科研究所黎介寿院士、第三军医大学全军烧伤研究所黎鳌院士、肖光夏教授，承蒙他们亲自指导和教诲，获临床医学硕士、博士学位，并有博士后工作经历。

30年来，获得了包括国家自然科学基金面上项目、军队重大医学科研基金在内的各类科研基金近20项，获中华人民共和国实用新型专利5项、发明专利4项，军队医疗成果二等奖1项，军队、省级科研成果进步三等奖7项。主编《麻醉相关并发症处理学》等3部，参编《心血管手术麻醉学》等12部。培养硕士研究生42名、博士研究生9名、博士后1名。在国内外各类专业学术期刊发表论文200余篇，第一作者和通信作者150余篇，SCI收录10篇。

胡宏强，男，1974年出生于江西，毕业于南昌大学医学院，硕士。现任解放军第174医院麻醉科副主任。从事麻醉专业近20年，擅长老人与小儿麻醉及危重病患者的监测和救治。近年来，重点研究业余马拉松选手内环境变化及低浓度罗哌卡因应用于临床麻醉的科研课题。发表论文10余篇。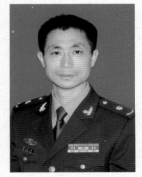

内容提要

　　提到机体内环境平衡，多重点提及水、电解质与酸碱平衡，随着对内环境平衡的认识深入，作者认为人体细胞赖以生存的内环境至少应包含水、电解质、酸碱、血气、血糖的平衡以及温度的稳定。本书就从这六个方面加以归纳、叙述，是内环境平衡内容较全面的专业参考书。

　　全书共13章，主要有六方面的内容：体液平衡的基础知识，不同类型水、钠紊乱的诊断与处理；电解质、钠、钾、氯、镁以及钙、磷代谢的平衡与紊乱；酸碱平衡与紊乱的分类、判断、诊断与治疗；血气的基础知识，血气监测与临床应用，低氧血症及呼衰；血糖的代谢与高血糖、低血糖的诊断与处理，以及体温稳定，应激对内环境的影响等。由于内环境涉及面太广，本书重点叙述了围手术期间患者内环境的平衡与紊乱，以及诊断与治疗。结合外科常见的专科，如腹部外科、烧伤，内镜手术中的水、钠代谢紊乱，以及老人、小儿、颅脑、体外循环特殊病人、病种的体液管理加以阐述。本书紧贴临床，每章都有病例分析，以加强理论与实践的结合。

　　本书在编写上多采用了条文和表格的形式，以便于读者阅读、理解、记忆和应用。

　　另外，本书中血气监测的单位是当时仪器所显示的单位，如 Hb 的单位，有的是 g/dL，有的是 g/L；吸入氧浓度（FiO_2）是当时病人实际的 FiO_2，而不是按仪器设定的。个别正常值参考了仪器的参考值。

序　一

　　机体内环境平衡又称内稳态，内稳态对生命机能的正常运行非常重要，既是生命机能的重要基础，又直接影响生命机能。因此，认识与维持机体内环境平衡历来受到医学界的重视与研究，并视为一个临床医师的基本功。

　　狭义而言，内环境平衡是指机体的体液平衡，包括水、电解质、非电解质、酸碱、渗透及气体的平衡；广义而言，内环境平衡还应包括神经内分泌的平衡。内环境平衡与手术麻醉有着重要的内在联系，麻醉医师所遇到的患者从年龄跨度到原发病，从同一疾病到疾病不同阶段的不同病情，是复杂多样的，而这些患者在手术麻醉前就可能已经存在内环境平衡的紊乱，在此基础上，再加手术创伤、麻醉处理以及多种因素的影响，内环境平衡可进一步发生变化。因此，对内环境平衡紊乱的识别与处理就成为麻醉科医师的重要工作内容。

　　有鉴于此，由沈七襄、屠伟峰和胡宏强三位教授主编的本书适时地就此专题进行总结与论述，全书共13章，主要有六方面的内容，重点叙述了围术期间患者内环境的平衡与紊乱及其诊断与治疗。本书紧贴临床，每章都有病例分析，并对常见的腹部外科、烧伤，内镜手术中的水、钠代谢紊乱，以及老人、小儿、颅脑、体外循环特殊病人、病种的体液管理加以阐述，相信一定能对我国临床麻醉诊疗水平的提高起到积极的推进作用。

　　现今麻醉科医师的工作已拓展到围术期，这是国人与国际无可争议的共识。这意味着麻醉科医师的工作仅局限于临床麻醉、从事"铁路警察"式管理的时代已经过去，这是历史的机遇，但也是挑战，因为我国现实的情况是麻醉科门诊及麻醉后监护病房的设置至今未能落到实处，麻醉科要真正置身于纵观全局的围术期医学尚有差距，尚待做出巨大的努力。因此，本书呼唤"围术期"是很适时的，期望对推进我国麻醉学科的建设与发展起到推波助澜的作用。谨以此为序。

2015 年 4 月 20 日

序　二

　　本专著谈论的主题是围术期机体内环境稳定和平衡,该选题的重要性不言而喻。据我所知,目前在麻醉学领域还没有类似的专著。内环境稳定与平衡是生命的本质和健康状态的基本要求,上大学时我们学过的人体水、电解质平衡,即是内环境平衡的典型例子。但内环境的平衡还有很多,如体内有降低血糖的物质胰岛素,就有升高血糖的物质胰高血糖素;有收缩血管作用的物质内皮素,就有舒张血管作用的物质—氧化氮;有加快心率的交感神经系统,就有减慢心率的迷走神经系统。机体内的这些平衡机制保证了血糖、血压和心率的稳定。

　　学习内环境相关知识,熟悉内环境稳定的机制,对于诊治病人非常有帮助。对麻醉病人如此,对其他病人也是如此。20 年前,胆囊切除术还是在硬膜外麻醉下进行的,当外科医师牵拉胆囊时,由于迷走神经兴奋,病人心率会减慢,处理当然用阿托品阻断迷走神经反射;但有的病人如老年人再大剂量阿托品也不会显著增快心率,是什么原因呢? 最主要的原因是硬膜外麻醉抑制了交感神经系统的功能,加之部分病人交感神经功能减退,而不单纯由迷走神经功能亢进引起。这时,仅用阿托品是不行的,少量 β 受体激动剂就会明显加快心率。我们的生物钟也是这样的,清醒和睡眠节律是通过大脑内上行易化和抑制的动态平衡机制实现的。有人试图通过睡前饮酒来帮助睡眠,的确,饮酒能帮助入睡,但酒精能扰乱睡眠,导致睡眠质量下降,因为这样做反而会影响脑内的睡眠内环境平衡机制,破坏生物钟和睡眠节律。

　　人体内环境平衡机制是非常复杂的,我们对其机制还不完全了解,需要做深入研究。为什么有人经常感冒,有人很少感冒? 为什么有人容易过敏,有人不过敏? 这可能是每个人机体免疫力决定的:免疫力弱,容易感冒;免疫力强,不容易感冒,但容易过敏,甚至易患自身免疫性疾病。怎样维持机体免疫力的内稳定,让我们既不感冒,也不过敏?

　　我经常讲,人才的标准包括丰富的知识、必要的技能、很强的判断力和工作激情。因此,医生需要不断学习。本书能为我们提供大量内环境稳定和平衡的知识,更重要的是能为我们提供思考和判断临床问题的新视角。从新的角度审视我们的临床实践，一定会有新的思考，一定能提高我们的临床水平。从这个意义上讲，本书值得去读、值得去学习。

2015 年 4 月 21 日

前 言

内环境是指机体细胞生存、生活的环境。尽管人们生活的外环境千变万化，但人体的内环境必须保持在一个狭小的、相对稳定的、动态平衡的状态，这是维持生命活动的基本条件，严重的内环境紊乱可直接危及人的生命。

围手术期(简称围术期)是外科手术治疗的重要时段，患者因疾病、创伤、手术、麻醉、紧张、恐惧、疼痛等诸多因素的影响，不可避免、不同程度地会引起机体内环境的改变，特别是随着手术范围的扩大，复杂、危重病例的增多，年龄的两端延伸，医疗手段的变化，以及对基础理论不够重视，使得围术期内环境紊乱的发生率明显增加，而且严重的内环境紊乱是一切危重病人的共同通道，处理不当则可能增加患者的病死率。

临床医生，尤其是麻醉医生在围术期除以优良的麻醉效果为患者和外科创造良好的手术治疗条件外，最重要的职责是根据疾病的病理生理改变以及创伤、手术、麻醉对患者带来的影响，来调控和维护患者各脏器功能的正常以及内环境的平衡，才能与手术医生共同完成外科手术治疗，才能最大限度保障患者安全，顺利地渡过手术关，提高治愈率和患者的生存质量。可见熟悉内环境平衡的内容，把握内环境平衡变化的规律，治疗和纠正内环境的紊乱，在围术期是何等的重要，然而临床实际工作中，年轻医师常感到棘手的问题之一正是内环境紊乱的判断和处理。多年来一直想写一本关于围术期内环境平衡的专业书供临床医生参考，但由于其内容广泛，理论较深，新观念、新理论层出不穷，总没有勇气动笔。今年是我从事麻醉专业 60 年，在其他编者的鼓励和协作下，经过 1 年多时间的编写，终于完成了，实际上这是我多年来学习笔记的归纳、临床经验教训的总结与提升。

随着对内环境平衡认识的不断深入，作者认为人体细胞赖以生存的内环境至少应包括水、电解质、酸碱、血气、血糖的平衡和适宜稳定的温度，故本书着重对围术期内这六个方面的内容加以叙述，共分 13 章。

为便于读者理解、记忆与应用，本书内容编写上尽可能多采用条文式、表格式,并紧贴临床案例进行分析,希望本书能成为你轻松、高效掌握内环境平衡的内容并将之用于临床的好帮手。

在此,首先要感谢解放军第 174 医院的领导给予的大力支持;感谢曾因明教授和第四军医大学西京医院院长熊利泽教授为本书作序,并给予的肯定与鼓励;感谢其他编者的参与和撰写;感谢科室内徐昌顺、刘文华医生,刘虹乐、黄莺麻醉护士完成本书全文的打印与编排工作;感谢支持帮助作者完成本书的各位医生和同事。

由于内环境平衡涉及内容太广,作者水平所限,书中难免有不妥或错误,恳请各位同道和读者批评指正,我们深表感谢。

2015 年 4 月 30 日

目 录

第一章

内环境平衡对机体的重要性

第一节 内环境与内环境平衡稳定

一、什么是内环境——细胞赖以生存和生活的环境

人类机体生存在两个环境中：一个是不断变化的外环境，也就是机体生存所处的大自然环境；另一个是比较稳定的内环境。

人体由各系统、各器官、各组织构成，而器官、组织最终是由无数个细胞组成的，细胞在体内直接所处的环境即内环境。

内环境是细胞赖以生存的环境，是细胞直接进行新陈代谢的场所，也就是细胞直接生活的环境。人体内绝大多数的细胞并不与外界直接接触，而是浸泡于机体内部的细胞外液中，生理学中将围绕在多细胞生物体内细胞周围的体液即细胞外液称为机体的内环境。

二、内环境稳定——机体独立生存的首要条件

由于内环境是细胞直接生活的环境，细胞代谢所需要的氧气（O_2）、能量以及各种营养物质只能从内环境也就是体液中摄取，而细胞代谢产生的二氧化碳（CO_2）及其代谢终末产物也必须直接排到细胞外液中，然后通过血液循环运输至肺、肾等器官排出体外，这就给细胞提供了一个供应营养和排出代谢尾产物的媒介。因此，一个稳定的内环境对于细胞的生存和维持细胞正常的生理功能是极为重要和必需的。也就是说，作为细胞内环境的体液，它的总量、分布，其内所含物质的成分、含量，各成分的比例等都必须保持在一个比较稳定的水平，只能在一定的狭小范围内波动，这样才有利于细胞的生存。一旦内环境不能稳定，细胞生活的条件就会受损，无疑将使机体受到疾病的侵袭，甚至危及生命。内环境紊乱不等于疾病本身，但各种疾病最后均会影响内环境的稳定，内环境的严重紊乱则是生命终结的共同通道。内环境的稳定不是

一成不变的静止状态,而是一种动态平衡。世界万物运动、变化是绝对的,平衡与稳定是相对的,只是运动变化中的一个暂时特殊情况。生命机体是一个巨大的平衡体系,其中各项生命运动机制都有一个最佳的稳定数值和标准。内环境更是如此,保持机体内环境的稳定是维持生命大平衡体系中极其重要的部分。所谓疾病,实际上就是某一平衡被破坏;所谓疾病的治疗,就是采用负反馈方法使平衡得到恢复。如体温高了,采取降温措施,恢复正常体温;感染了细菌,用抗生素药物来杀死细菌;出现脱水,给予补充;水多了加强利尿、排水,等等。

第二节　内环境主要包括的内容

体液 {细胞内液——细胞自身进行生物化学反应的场所
细胞外液(组织间液、淋巴液、血液)——细胞周围的体液,细胞赖以生存的内环境

提到内环境,多着重提及水、电解质与酸碱平衡。随着对内环境认识的不断深入,作者认为内环境(细胞外液)中对维持细胞生命,影响细胞生存最重要的要素至少应包括以下六个方面:

1. 水:体液的溶剂。机体中占有最多的物质,其总量、分布、摄入与排出是维持生命最基本、最重要的要素。

2. 电解质:体液的主要溶质。如钾、钠、氯、钙、镁等,其组成、含量、比例、摄入与排出均需保持稳定。有调节渗透压、维持水平衡和神经兴奋性等多种生理功能。

3. 酸碱:体液的酸碱度(pH)。关系到细胞的生存条件和代谢的顺利进行。

4. 血气:体液中的气体。氧(O_2)是细胞呼吸代谢的能量,是生命的第一要素。

5. 血糖:体液中的能量。血液中的葡萄糖提供各组织细胞生存、代谢和功能所需要的能量。

6. 体温:体液的温度。细胞代谢本质上是酶促反应,适当的温度则是酶促反应的基本要求,故维持机体恒温是细胞生存代谢所必要的基本条件。

第三节　维持围术期内环境稳定的必要性

现代外科发展迅速,不仅手术范围不断扩大,患者的年龄也向两端延伸,从新生儿乃至胎儿到百岁老人均可手术,年龄已不是手术禁忌,各专科的手术几乎没有禁区,然而很多手术的进程出现了"难而长"的现象。各种微创手术的开展虽可以减轻创伤和减少出血,但也带来了一些尚不能完全认识和控制的并发症,如气腹的严重并发症——气栓及各种灌洗液所引起的并发症等,都会给患者内环境的稳定带来一定的影响,加之患者疾病本身、手术、创伤、麻醉均可引起内环境的改变。因此,维持围术期患者内环境的稳定就显得十分重要。

一、术前患者已存在的内环境紊乱

(一)择期手术

择期手术是有选择、有准备的手术,患者术前应有全面的检查,明确诊断,并进行必要的术前准备。选择了合适的手术时机,患者的内环境紊乱多已得到纠正而处于相对稳定状态。即便如此,仍有相当一部分择期手术患者由于疾病本身和其他各种原因而处于内环境紊乱状态。

1. 低血容量或脱水:术前禁食,胃肠道手术肠道需准备,禁食的同时服用泻药者;颅脑手术,有颅内压增高时术前常用甘露醇脱水降低颅压者;术前不能进食而输液不足者;低蛋白水肿,或合并胸腹水者;术前有尿崩症者;术前有气管造口者;术前发热者;创伤后形成局部肿胀等均可造成术前体液丧失而引起脱水。

2. 低钾血症:长期进食不良,使用利尿药,脱水治疗,有尿崩症者,呼碱或代碱患者,肾衰患者血透后均可于术前存在低钾血症。

3. 高钾血症:最常见于肾衰患者或血透后仍有高钾者,术前存在代酸未纠正者。

4. 高血糖或低血糖:术前并存糖尿病的患者或禁食者。

5. 低氧血症或高碳酸血症、低酸血症:法洛氏四联症(F4)或存在右向左分流的心脏病患儿,术前并存慢阻肺、肺大疱的患者,鼾症患者,支气管肿瘤、肺部疾病患者均可存在呼吸功能不良而出现低氧血症、高碳酸血症或低碳酸血症。

以上患者即便行择期手术,但疾病本身或并存病或不能纠正至正常者,术前均可存在内环境紊乱。有的手术本身就是解决存在的内环境紊乱的问题,如 F4 根治术后,右向左分流得以矫正,低氧血症自然就纠正了。但若 F4 的患者行非心脏手术,低氧血症不仅不能纠正,而且手术创伤又可增加缺氧的程度,则麻醉风险的增高和内环境紊乱就不可避免。

(二)急诊手术

急诊手术较择期手术患者会存在更多的内环境紊乱,最常见有以下几种:

1. 低血容量:肝脾破裂、宫外孕、颅脑外伤、骨盆骨折、长骨骨折等创伤性、出血性休克患者,以及过敏性休克患者等均为低血容量的典型病例,严重者可危及生命。

2. 低氧血症或/和高碳酸血症、低碳酸血症:胸部外伤,肋骨骨折,血、气胸,膈疝,颅脑颌面外伤,误吸,肺水肿,分娩或剖宫产并发羊水栓塞,长骨骨折并发肺栓塞均可发生严重的缺 O_2、CO_2 蓄积或高碳酸血症、低碳酸血症等内环境紊乱。

3. 电解质紊乱:以呕吐、腹泻和肠梗阻所引起的电解质紊乱为多见。

4. 发热或低体温:感染性疾病、创伤、脱水均可引起发热,危重病患者可出现低体温。

二、术中患者存在的内环境紊乱

手术和麻醉过程中最易发生的内环境紊乱有:

1. 全麻时呼吸机参数设置不合乎病人的生理出现急性呼酸或呼碱;椎管内麻醉平面过高出现低血容量或/和缺 O_2;麻醉药物抑制呼吸而出现缺 O_2 和 CO_2 蓄积等。

2. 手术出血,急性扩大的第三间隙形成,导致低血容量,出血、创伤、缺 O_2 引起低血压、组织低灌注,而并发代谢性酸中毒。

3. 大量出血与输液、输血、利尿或少尿引起电解质紊乱如低钾、高钾、低钙、高氯等。

4. 手术应激而出现的应激性血糖增高。

5. 麻醉药物诱发的恶性高热,手术室室温过高或过低,敷料敷盖过多或过少,从而引起的体温升高或降低。

6. 体外循环血流降温,复温所引起的体温变化;输注大量低温的血制品或液体,腹、胸腔灌注温度过低的气体、液体,引起体温大幅变化。

7. 腔镜手术大量灌洗液吸收入血引起内环境紊乱等。

三、术后患者存在的内环境紊乱

术后患者内环境紊乱最主要的是创伤后引起的容量改变和电解质变化以及体温波动。

总之,围术期患者由于内、外诸多因素,其内环境可发生剧烈波动,因此维持围术期患者内环境的平衡极为重要,应给予足够的重视和合理的调整,以利于患者的康复,麻醉前后尽可能使患者内环境处于平稳状态,可为后续治疗打下良好的基础。

第四节　应激对机体内环境的影响

外科手术、麻醉病人均处于应激状态,应激对机体内环境有明显的影响。

一、应激的概念

应激是指机体在受到内、外环境因素及社会、心理因素刺激时所出现的以神经内分泌系统反应为主、多个系统参与的全身性非特异性适应反应。应激的意义在于机体抵抗各种突发的有害事件,有利于紧急状态下的格斗或逃避。

二、应激原与分类

(一)应激原(刺激因素)

因素 $\begin{cases} 创伤、手术、缺血、缺O_2、感染、疼痛、休克、酸中毒、贫血等 \\ 高温、寒冷、射线、噪声、强光、化学毒物等 \\ 恐怖、愤怒、兴奋、激动、紧张、不良人际关系、离婚、丧偶等 \end{cases}$

(二)应激分类

分类
- 生理性应激——应激原不强烈,时间不长,是机体适应轻度的内外环境变化及社会心理刺激的一种重要防御性适应反应(如体育竞赛、饥饿、考试等),有利于调动机体潜能,又不至于对机体产生严重影响
- 病理性应激——应激原强烈,时间长,除有一定防御代偿意义外,会引起机体的非特异性损伤,甚至引起应激性疾病(如休克、大面积烧伤、创伤、大手术等)
- 躯体应激——应激原为理化、生物因素
- 心理应激——应激原为心理、社会因素 { 良性应激(中奖、晋升) / 劣性应激(失败、挫折) }

三、应激的全身性反应(病理生理改变)

(一)神经内分泌反应

1. 蓝斑—交感—肾上腺髓质系统:应激时快速反应的系统。

蓝斑是中枢神经系统(CNS)对应激反应最敏感的部位,其中去甲肾上腺素能神经元,肾上腺素神经元上、下行纤维联系杏仁、海马、边缘皮质及新皮质、脊髓侧角,调节交感神经张力及分泌儿茶酚胺→血中去甲肾上腺素和肾上腺素及多巴胺浓度迅速升高,如失血性休克时肾上腺素浓度可升高 50 倍,去甲肾上腺素升高 10 倍。

2. 下丘脑—垂体—肾上腺皮质轴:由下丘脑的室旁核、腺垂体及肾上腺皮质组成,室旁核为中枢部位,分泌大量促肾上腺皮质激素释放激素(CRH),增加促肾上腺皮质激素(ACTH)的释放,调控肾上腺糖皮质激素(GC)的合成和分泌。GC 的大量分泌是提高机体在恶劣条件下生存能力的重要因素,如外科手术 GC 分泌量↑3～5 倍。

3. 其他激素:生长激素(GH)分泌↑,抗利尿激素(ADH)↑,如低血容量、低血压时 ADH 分泌↑;β-内腓肽↑;甲状腺素(T_4)和三碘甲状腺素(T_3)分泌↑;胰高糖素↑。

4. 肾素—血管紧张素—醛固酮系统被激活,醛固酮分泌↑。

(二)应激时机体代谢和功能的变化(全身适应性综合征)

1. 代谢变化

代谢变化
- 特点:分解代谢↑,合成代谢↓,代谢率↑↑,呈高代谢状
- 糖代谢
  - 糖原分解↑ ——→ 血糖↑→糖尿
  - 糖原异生↑ ——→ (应激性高血糖及应激性糖尿)
- 脂肪代谢
  - 脂肪分解↑→血中游离脂肪酸及酮体↑,主要能量来源
  - 脂肪利用↑,脂肪氧化↑
- 蛋白代谢——蛋白质分解↑,血中氨基酸水平↑,尿氮排出↑→负氮平衡

2. 功能变化

功能变化
- CNS 主要涉及大脑皮质、下丘脑及脑桥的蓝斑,机体出现兴奋、紧张、焦虑、恐惧及愤怒等情绪反应。
- 心血管系统
  - HR↑,BP↑
  - 心肌收缩力增强 } CO↑,保证心脑血供
  - 外周阻力↑→DBP↑
  - 血液重分布
    - 皮肤、腹腔内脏和肾脏血管收缩
    - 冠状 A 和骨骼肌血管扩张
  - 冠状 A 痉挛、血小板聚集、血液黏滞↑→心肌缺血→心梗
  - 心律失常→猝死
- 消化系统
  - 胃肠血管收缩,血流量↓→胃肠黏膜受损→"应激性溃疡"
  - 食欲减退
- 免疫系统
  - 机体非特异性免疫反应↑
  - 糖皮质激素(GC)与儿茶酚胺的分泌↑→免疫系统被强烈抑制
- 血液系统
  - 血小板↑→血液凝固性↑
  - 血液黏滞性↑,RBC 沉降加快 } 防止出血
- 泌尿系统
  - 肾血流↓—肾小球率过滤↓→尿少
  - 醛固酮↑→水、Na^+ 重吸收↑→尿少,尿比重↑

四、应激对机体内环境的影响

　　严重应激状态下,机体常发生神经—内分泌代谢紊乱(见前述),主要表现为外周血中应激激素水平的升高及其引起的内环境稳定性的破坏。

　　围术期由于创伤、大手术,特别是在长时间大手术、大出血、休克、感染的影响下,应激反应不可避免,应激类激素大量释放,如糖皮质激素、胰高血糖素、皮质醇和生长激素浓度均有明显升高,从而引起内环境的改变,如皮质醇的大量分泌,可引起水、Na^+ 潴留。脱水时出现高 Na^+、高渗,甚至引起应激性疾病,如应激性高血糖、应激性胃溃疡、出血、应激性体温过高等。

第二章

体液平衡

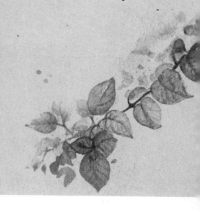

第一节　体液相关的基础知识

一、什么是体液

人体内以水为溶剂与一定的电解质、非电解质为溶质所组成的溶液称为体液。体液中的溶质大体分为两大类：一类是无机物，以电解质为主，如 K^+、Na^+、Cl^-、Ca^{2+}、Mg^{2+}、HCO_3^-、HPO_4^{2-}、SO_4^{2-} 以及 O_2 和 CO_2 等；另一类是有机物，如蛋白质、脂肪、碳水化合物、激素、酶及其代谢产物。

体液——机体细胞周围的液体，即细胞生存的内环境。其总容量与分布，电解质的成分、比例、浓度、渗透压、酸碱度以及血气、血糖、温度等必须保持恒定。它们互相关联，互相影响，仅能在一定的范围内波动并保持动态平衡，以维持细胞、组织、器官的代谢得以正常进行。

二、体液的基本特性

体液有两个基本特性：电离和渗透。

(一)电离现象

在溶液中能电离成自由移动的离子的过程，称为电离现象。

1. 电解质：在溶液中能够电离出离子而导电的化合物，称为电解质。电解质离子分为阴离子和阳离子，如 $NaCl{=\!=\!}Na^+ + Cl^-$。

2. 完全电离(强电解质)：在水溶液中能全部电离为离子，如强酸、强碱，$HCl{=\!=\!}H^+ + Cl^-$。

3. 部分电离(弱电解质)：在水溶液中只能部分电离为离子，溶液中还有未电离的电解质分子，如弱酸、弱碱，$H_2CO_3 \rightleftharpoons H^+ + HCO_3^-$。

4. 微量电离：水(极性分子)(H_2O)能微量电离为 H^+ 和 OH^-。

当[H$^+$]＝[OH$^-$]时,溶液呈中性;

当[H$^+$]＞[OH$^-$]时,溶液呈酸性;

当[H$^+$]＜[OH$^-$]时,溶液呈碱性。

5. 不电离(非电解质):在溶液中以分子形式存在的物质,如葡萄糖、蔗糖、酒精等。

6. 电中性:体液必须保持电中性。虽然体液是由水为溶剂和电解质、非电解质为主要溶质所组成的,但由于水是极性分子,微量电离出等量的 H$^+$ 和 OH$^-$,呈电中性。电解质电离后的阴、阳离子数相等,也呈中性。虽不同组织间液中电解质含量不尽相同,但体液中的阴、阳离子总数必须相等而保持体液的电中性,即正、负电荷相抵消,呈中性,对外不显电性。

(二)渗透作用

1. 渗透现象:是一种物理现象,在溶剂、溶质和半透膜中发生。当水和溶液被半透膜隔开时,水(溶剂)通过半透膜进入溶液,这种现象称为渗透作用。半透膜是渗透现象的必备条件。所谓半透膜是指只能让溶剂分子和/或小分子通过而不能通过溶质分子和大分子的隔膜,也就是溶质的移动被半透膜所限制,只能让水通过。另外,当半透膜两侧的溶液浓度不相等时,即膜两侧的溶液之间存在浓度差(浓度梯度或渗透梯度)时才有渗透作用的发生。

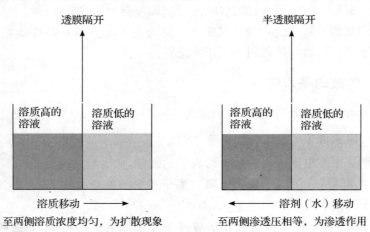

图 2-1 透膜与半透膜对溶质、溶剂作用示意图

注:当水和溶液被透膜相隔时,浓度高的溶液中的溶质就向浓度较低的溶液中扩散,直至两侧的溶质分布均匀为止,称为扩散现象。透膜与半透膜对溶质、溶剂的作用不同。

2. 渗透压:指溶液中溶质微粒对溶剂水的吸引力。当半透膜两侧的溶液存在浓度差时,浓度高的一侧中的溶质微粒对另一侧溶剂(水)产生一定的吸引力,水即渗过半透膜而进入浓度高的一侧,直至两侧的渗透压相等,即水向渗透压高的方向移动。渗透压与溶液中的微粒数成正比,而与微粒的大小无关,即能产生渗透作用的溶质微粒数越多,其渗透压越大。

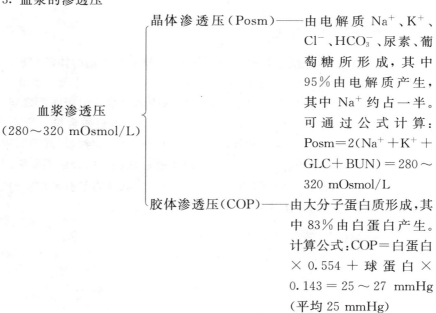

渗透压分类

晶体渗透压——由体液中离子、小分子、非电解质微粒等溶质所产生的渗透压

胶体渗透压——由体液中大分子、非离子物质(分子量＞30000道尔顿)的颗粒所产生的渗透压

3. 血浆的渗透压

血浆渗透压(280～320 mOsmol/L)

晶体渗透压(Posm)——由电解质 Na^+、K^+、Cl^-、HCO_3^-、尿素、葡萄糖所形成,其中95%由电解质产生,其中 Na^+ 约占一半。可通过公式计算:Posm＝2(Na^+＋K^+＋GLC＋BUN)＝280～320 mOsmol/L

胶体渗透压(COP)——由大分子蛋白质形成,其中83%由白蛋白产生。计算公式:COP＝白蛋白×0.554＋球蛋白×0.143＝25～27 mmHg(平均25 mmHg)

4. 渗透压单位:毫渗透分子量/升,简称毫渗量/升,1 mOsmol/L 即每升溶液中含 1 毫克分子量(mg)的溶质所产生的对水的吸引力。如 NaCl 在溶液中电离成两个离子:Na^+ 和 Cl^-,1 mmol 的 NaCl 能产生 2 mOsmol/L 渗透压。

5. 有效渗透分子与无效渗透分子:生理状况下,毛细血管壁(半渗透膜)除蛋白质大分子不能透过外,其他水和 Na^+、K^+ 等无机离子均能自由透过,而细胞膜半透膜则不相同,只有水能自由透过,Na^+、K^+ 等离子不能自由通过。只有不能透过半透膜的溶质在膜的两侧存在浓度差时才会出现渗透现象,这些能产生渗透现象的溶质称为有效渗透分子。若体液中的溶质能自由透过半透膜就不会产生渗透现象,这些溶质称无效渗透分子。如 Na^+、葡萄糖能自由通过毛细血管壁,这些离子、分子的浓度变化不引起渗透现象,Na^+、葡萄糖对毛细血管壁称为无效渗透分子;而蛋白质不能透过毛细血管壁,其浓度的变化可引起毛细血管内、外的渗透现象,引起水的移动,蛋白质对毛细血管壁为有效渗透分子。Na^+ 和葡萄糖分子不能透过细胞膜,其浓度变化可以引起细胞内、外渗透现象,即引起水的移动,Na^+、葡萄糖分子对细胞膜是有效渗透分子,可见同样的溶质对不同的半透膜有着不同的渗透活性,有时为有效渗透分子,有时则为无效渗透分子。故半透膜对溶质的通透性决定了溶质的渗透活性。

三、体液的渗透平衡

机体内细胞膜、毛细血管壁(膜)都是半透膜,当膜两侧的体液存在浓度差(渗透梯度)时,即可出现渗透现象,就是说在体内渗透现象主要发生在由细胞膜分隔的细胞内、外液之间和由毛细血管壁分隔的血浆与组织间液之间(细胞内、外和毛细血管壁内、外)。尽管细胞内、外液中的电解质含量有所不同,但细胞内、外的渗透压必须保持相等,处于动态平衡。血浆与组织间液的渗透压或渗透浓度也同样必须保持动态平衡。机体通过神经—内分泌系统来进行调节,具有保持细胞对渗透浓度相对稳定的能力。但其能力是有限的,一旦出现不平衡就会引起渗透平衡失常。(见后文)

四、常用的溶液计算单位

(一)物质的质量

物体中所含物质的多少。单位有千克(kg)、克(g)、毫克(mg)。

(二)物质的量

摩尔(mol):用以表示特定数目的微粒,1 摩尔的任何物质都含有 6.02×10^{23} 个微粒数,即阿伏伽德罗常数。

摩尔质量:为 1 摩尔物质(等于阿伏伽德罗常数 6.02×10^{23} 个微粒)的质量。临床上常用单位为 g/mol,或 mg/mol,即 mmol。

1 mol 任何原子的质量,若以 g 或 mg 为单位,其数值上等于它的原子量,如氯的原子量为 35.5,1 mol 氯原子的质量就是 35.5 g。1 mol 任何分子的质量,若以 g 或 mg 为单位,在数值上就等于它的分子量,如 NaCl 的分子量为58.5,1 mol NaCl 的质量就是 58.5 g。

(三)溶液的浓度

1. 质量浓度:用单位体积溶液中所含溶质的质量数来表示的溶液浓度。临床上常用的质量浓度单位有 g/100 mL 或 mg/100 mL,或百分数(%),如 10%葡萄糖溶液则表示 100 mL 水中含 10 g 葡萄糖溶质。

2. 溶液的渗透浓度:渗透压的单位为渗透摩尔量(Osmol),简称渗量,1/1000 Osmol＝1 毫渗透摩尔量,简称毫渗量(mOsmol)。溶液的体积单位用升(L)表示。用 mOsmol/L 来表示渗透压的大小。

五、血浆中不同电解质离子单位换算

表 2-1 血浆中不同电解质离子单位换算

项目	Na^+	K^+	Ca^{2+}	Mg^{2+}	Cl^-	HCO_3^-	HPO_4^{2-}	SO_4^{2-}
mmol/L	1	1	1	1	1	1	1	1
mEg/L	1	1	2	2	1	1	1.8	0.5
mOsmol/L	1	1	1	1	1	1	1	1
mg/L	23	39	40	24	61	61	93	92

第二节 体液的含量与分布

一、体液总含量与分布

人体的重量由水和固体组织组成,其中水占 50%～60%,固体(肌肉、骨骼、脂肪等)占 40%～50%,故体液是人体中含量最多的物质。

体液总量(TBW)占体重的 60%。

体液 {
2/3 为细胞内液(ICF),占体重的40%,是细胞自身进行复杂代谢过程的介质

1/3 为细胞外液(ECF),占体重的20%(细胞生存的内环境,在功能上是一个独立的系统,比较恒定) {

血浆(PV),占体重的4.5%~5%;流动于血管内
淋巴液,流动于淋巴管内,流动快,是细胞物质交流的介质

组织间液(IEV),占15%(是连接血浆与细胞内液的桥梁,是细胞生存的主要内环境) {
①与淋巴液迅速交换的组织间液
②与血液进行交换的组织间液
③第三间液(极少部分):脑脊液、房水、心包液、胸膜腔和腹膜腔液
④跨细胞分泌液:消化液、尿液、唾液、汗液、渗出液
}
}
}

细胞内液约40%,多为结合水,流动性很小,以维持细胞结构与形态为主。细胞外液中的水是游离水,流动性大,具有重要的调节和缓冲作用,也是机体病理改变的主要部分。

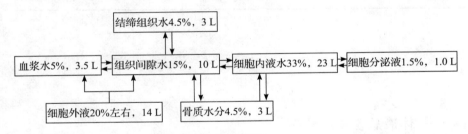

图 2-2　体液分布示意图(按 70 kg 人体计算)

二、影响体液总量的相关因素

体液总量个体差异较大,主要影响因素有:

1. 年龄:从新生儿→儿童→成人→老年人体液总量的比例呈逐渐减少的趋势,不同年龄段体液总量及分布(占体重的%)见表 2-2。

一个月内的新生儿细胞外液多于细胞内液,2 个月后细胞内液开始多于细胞外液,5~6 岁体液总量所占比例、细胞外液与细胞内液的比例都接近成人。

表 2-2　不同年龄人体体液总量占体重的百分比及分布比例

年龄	体液总量（TCF）	细胞外液（ECF）	细胞内液（ICF）	其中血浆	ECF/ICF
早产儿(1000~2000 g)	80~85				
1月内(新生儿)	75~80	39~32	35~34	4~5	1.25~1.14
1~2月	72	32	40	5	0.8
婴儿(1岁内)	70	30	33	5	0.75~0.8
1~3岁	58~63	25~26	33~36	5	0.73~0.56
3~5岁	62	21.4	40	5	0.52
5~10岁	61.5	22	39.3	5	0.56
10~16岁	58.0	18.7	39.3	5	0.48
成人	60	20	40	5	0.5
>60岁　男	55	20	40	5	0.5
女	50	15	35	4	0.5~0.43

2. **性别**:女性脂肪组织较男性多,故体液总量少男性5%左右。

3. **胖瘦**:人体各组织含水量不同,最少的为齿釉质,仅3%,脂肪含水量约10%,而其他非脂肪组织的含水量如肌肉为75%左右。若肥胖者脂肪占有一定比例的体重,必然会影响体液的总量,如同样两个70 kg的人,一个肥胖,脂肪占体重的30%,脂肪重为70 kg×30%=21 kg,脂肪含水量为21 kg×10%=2.1 L;其他组织重70 kg－21 kg=49 kg,其含水量为49 kg×75%=36.8 L,总体液为36.8+2.1=39 L,比一般按水占60%计算,70 kg×60%=42 L要少。另一个70 kg肌肉发达消瘦者,脂肪若占8%,脂肪重为70 kg×8%=5.6 kg,脂肪含水5.6 kg×10%=0.56 L;其他组织重70 kg－5.6 kg=64.4 kg,其含水量为64.4 kg×75%=48.3 L,总体液为48.3+0.56=49 L。明显多于肥胖者39 L的含水量,也比一般70 kg×60%=42 L为多。

由于脂肪含水量很少,故体内脂肪组织所占比重越大,体液的含量相对越小,简单的理解见图2-3。

临床上发热或慢性消耗性疾病以消耗脂肪为主,而急性脱水性疾病如呕吐、腹泻等以消耗体液为主。肥胖患者体液含量少,对急性失水性疾病耐受性差,而对发热及消耗性疾病能较好地耐受;反之,消瘦者对失水性疾病耐受性

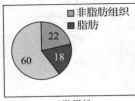
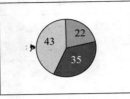
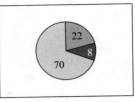

图 2-3　不同脂肪含量人体体液所占比例示意图

较好,而对发热等消耗性疾病耐受性差。瘦弱老年女性体液总量少,又无脂肪储存,对任何急、慢性或创伤失血的耐受都很差。

三、关于第三间隙

临床上体液的分布与转移常涉及第三间隙。

第一间隙(细胞间液)与第二间隙(血浆)由毛细血管壁隔开,体液可自由交换,处于动态平衡,属于功能性细胞外液。

第三间隙——体液不易交换的部分。

生理性——被隔离不易交换的一小部分细胞外液。占体重的 $1\%\sim2\%$,包括脑脊液、前房水、心包液、滑膜液、腹膜腔液、胸膜腔液等。

非生理性——急性扩大的第三间隙,由于手术、创伤、疾病、炎症、感染,组织液的渗出或滤出,从细胞外液中被分离出来所形成,如腹水、胸水、肠腔积液、心包积液、组织水肿、瘀血、炎性渗出液等。这些液体不能及时与其他间隙的体液进行有效交换,当其容积较多时,必然干扰血容量和电解质或酸碱平衡。

四、血容量、血浆白蛋白、胶体含量和红细胞

(一)血容量

血容量指血管内的血液总量。

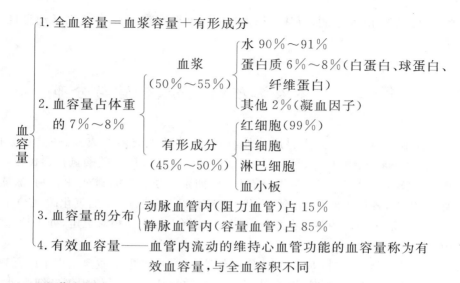

血
容
量

1. 全血容量＝血浆容量＋有形成分

2. 血容量占体重的 7%～8%
- 血浆（50%～55%）
  - 水 90%～91%
  - 蛋白质 6%～8%（白蛋白、球蛋白、纤维蛋白）
  - 其他 2%（凝血因子）
- 有形成分（45%～50%）
  - 红细胞（99%）
  - 白细胞
  - 淋巴细胞
  - 血小板

3. 血容量的分布
- 动脉血管内（阻力血管）占 15%
- 静脉血管内（容量血管）占 85%

4. 有效血容量——血管内流动的维持心血管功能的血容量称为有效血容量，与全血容积不同

（二）血浆白蛋白

白蛋白由肝细胞合成，但肝细胞内无储存。在血浆中的半衰期为 15～19 d，是血浆中含量最多的蛋白质，占血浆总蛋白的 40%～60%。白蛋白分子大，在血管内不易透过毛细血管壁，为有效渗透分子，其形成的胶体渗透压（COP）虽然只有 25 mmHg，但它在维持血浆胶体渗透压和血容量方面起重要作用。

血浆白蛋白是产生血浆胶体渗透压的主要物质，其 COP 占血浆 COP 的 80%，是使毛细血管静脉端回吸组织间液重返血管内的主要动力。当白蛋白浓度下降时，COP 也随之下降，可导致血液中的水分过多地进入组织间液而出现组织水肿。白蛋白也是人体内重要的营养物质，还具有运输、稳定球蛋白的作用。白蛋白具有黏性，与重金属结合可引起解毒作用。

（三）体液胶体含量

胶体含量（蛋白质）
- 组织间液特低，1 mEg/L
- 血浆较高，16 mEg/L
- 细胞内液特高，47 mEg/L

（四）红细胞

红细胞是血液中主要的有形成分，占 99%，其他成分所占比例甚微，故除血浆占全血的 50%～55%外，可以认为红细胞占血液总体积的 45%～50%，占全血蛋白质总量的 80%。主要功能是携 O_2，在肺部与 O_2 结合，通过血循环

将 O_2 输送至组织、细胞，再从组织内带 CO_2 回到肺部排出，与生命活动息息相关。

第三节　体液溶质的成分、含量与分布

体液除溶剂（水）为主要成分外，还包含着两大类溶质成分：一类是无机物，如钠（Na^+）、钾（K^+）、钙（Ca^{2+}）、镁（Mg^{2+}）、氯（Cl^-）、碳酸氢盐（HCO_3^-）、硫酸根（SO_4^{2-}）等离子；另一类是有机物，如蛋白质、脂肪、碳水化合物、激素、酶、维生素，各种中间代谢产物和代谢废物，以及氧（O_2）及二氧化碳（CO_2）等物质。体液中的这些溶质在总量、成分和比例上都必须相对恒定，处于动态平衡。

体液的分布不同，细胞内液、细胞外液、血浆中的电解质含量亦不同，但根据电中性的特点，各部位阴、阳离子的电荷数（mEg/L）必须相等。细胞外液（血浆、组织间液）中的主要阳离子为 Na^+，阴离子为 Cl^-、HCO_3^-，细胞内液中的主要阳离子为 K^+，阴离子为磷酸根和蛋白质。

一、细胞外液的电解质成分与含量

细胞外液包括组织间液与血浆，这两部分的电解质成分、含量相似，其中阳离子以 Na^+ 为主，阴离子以 Cl^- 和 HCO_3^- 为主。血浆中蛋白质含量较高，而组织间液仅含有微量蛋白质。

（一）正常血浆的电解质成分与含量

血浆中阳离子、阴离子以质量浓度（mg/L）计算，两者相差甚大，但以当量浓度（mEg/L）计算则所带正、负电荷相同，保持电中性，其电解质成分与含量见表 2-3。

（二）组织间液的电解质成分与含量

组织间液是血浆的超滤液。其电解质成分与含量与血浆近似（见表 2-3）。但不同的是血浆含有较多的蛋白质（60～80 g/L），而超滤液不含或仅含少量的蛋白质（0.35～0.5 g/L）。在病理情况下，由于静脉或淋巴管受压或梗阻，或毛细血管通透性增加，组织间液所含蛋白质可增加，达 2～3 g/L 或更高。

表 2-3 人体各部位体液中电解质含量比较

电解质	血浆		组织间液 mEg/L 水	细胞间液 mEg/L 水
	mEg/L 血浆	mEg/L 水		
阳离子				
Na^+	142	154	147	10
K^+	4	5.4	4	140
Ca^{2+}	5	5.4	2.5	5
Mg^{2+}	2	2.2	2.0	27
阳离子总和	153	167	155.5	182
阴离子				
HCO_3^-	24	29.3	30	10
Cl^-	104	111.8	114	25
HPO_4^{2-}	2	2.2	2	80
SO_4^{2-}	1	1	1	20
有机酸	5	5.4	7.5	——
蛋白质	17	17.3	1	47
阴离子总和	153	167	155.5	182

注:血浆中含有 7% 的固体,1 L 血浆含水 93%(930 mL),故表中血浆水的含量比血浆中的含量略高。高血脂情况下血浆中的固体含量增多,故临床上常用血浆水 mmol/L 来表达,这样更合理。

(三)跨细胞分泌液的电解质成分与含量

跨细胞分泌液指上皮细胞分泌的液体,属细胞外液的特殊部分,如消化道分泌液,但其细胞组成与血浆和组织间液有所不同。消化道从上到下,分泌液的成分与含量不仅差异很大,而且分泌量也各异,正常时消化液几乎全部被吸收,但在病理状态下大量丢失可引起不同的病理、生理改变。如胃液中含 H^+、Cl^-、K^+,大量丢失胃液可引起碱中毒和低 K^+;肠液中含有较多的 HCO_3^- 和 Na^+,大量丢失肠液可引起酸中毒和低 Na^+。跨细胞分泌液电解质含量及分泌量见表 2-4。

表 2-4　跨细胞分泌液电解质平均含量(mmol/L)及分泌量

项目	Na^+	K^+	Cl^-	HCO_3^-	分泌量(L/24 h)
唾液	33	20	34	0	1500
胃液	60	9	84	0	2500
胆汁	149	5	101	45	500
胰液	141	5	77	92	700
回肠液	129	11	116	29	
结肠液	80	21	48	22	3000
脑脊液	141	3	127	23	500～600
汗液	45	5	58	0	300～500

二、细胞内液的电解质成分与含量

细胞内液的电解质成分与细胞外液差别极大,细胞内液的主要阳离子是 K^+ 和 Mg^{2+},主要阴离子是蛋白质和有机磷酸盐,而 Na^+、Cl^- 和 HCO_3^- 则很少。另外细胞内主要成分除水外,蛋白质含量高达 30%,以维持细胞形态为主。虽然细胞内液的阴、阳离子总和大于细胞外液的阴、阳离子总和,但细胞内、外液的渗透压是相等的。这是细胞内液部分离子与蛋白质结合不参与渗透压作用的结果。细胞内高浓度 K^+ 和低浓度 Na^+ 的维持主要依靠细胞膜 Na^+-K^+ 泵的主动运转,这是为满足生命所需进化的结果。各部位体液电解质成分、含量的比较见表 2-3 和图 2-4。

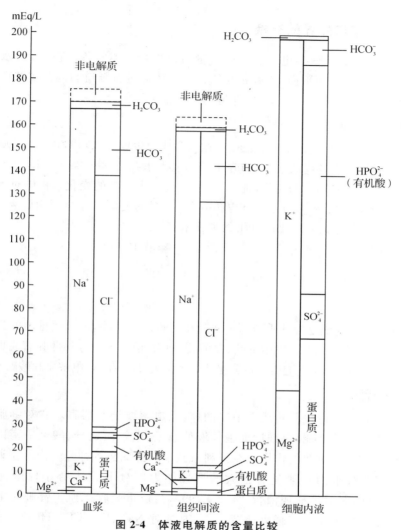

图 2-4　体液电解质的含量比较

第四节　体液的动态平衡——体液的交换与移动

体液的流动性很大,体液的平衡必须包括水、电解质的出入平衡。虽然各部位的体液在量和成分上各有不同,但相互之间不断地进行移动、交换,并保持动态平衡。

一、体液与外界的交换

正常成人每天水与电解质的摄入量与排出量基本相等,既要维持水的平衡,又要维持电解质平衡,两者相互依存。人体通过胃肠道、肾脏、皮肤以及肺四个途径与外界进行体液交流,保持动态平衡。

(一)胃肠道

正常成人每日进水量(通过进食、饮水和代谢生成的水)共 $2000\sim2500$ mL,经尿、粪排出水以及皮肤蒸发、肺呼出的不显失水共 $2000\sim2500$ mL,出入基本平衡。当然,随外环境的变化,进、出水量也会发生相应的变化。机体对水的排出必须先满足肺呼出、皮肤蒸发和胃肠道排出水的需要量,最后才是由尿液排出。

正常成人每日从消化道分泌的消化液:

$$\text{总量 } 8000\sim10000 \text{ mL} \begin{cases} \text{唾液 } 1500 \text{ mL} \\ \text{胰液 } 700 \text{ mL} \\ \text{胆汁 } 500 \text{ mL} \\ \text{肠液 } 3000 \text{ mL} \end{cases}$$

正常时上述消化液几乎全部经回肠和结肠近端吸收,被粪便排出的只有少量,为 $150\sim200$ mL。当发生呕吐、腹泻、肠梗阻、消化道的分泌性肿瘤或胃肠减压引流、肠瘘时,均可引起胃肠道分泌液的大量丢失,产生水、电解质和酸碱紊乱。

(二)肾脏

肾脏是以对电解质转运为中心的体液、电解质调节器官。它对细胞外液具有强大的调节功能,对维持细胞外液的总量、电解质成分、酸碱平衡以及内环境的稳定具有重要的作用。在抗利尿激素和醛固酮等神经—内分泌调节作用下,肾脏对水的排泄具有强大的调控能力。24 h 进入肾小球的滤液有 $180\sim190$ L,最后形成尿液仅 $1\sim2$ L,99.4% 被重吸收入血。肾脏对电解质及非电解质物质也具有强大调节功能,通过对 Na^+、K^+、Cl^-、HCO_3^- 等离子的重吸收和 Na^+、H^+ 的分泌以调节电解质和酸碱平衡;血浆中的一些重要物质和蛋白质不能被滤出,葡萄糖则被完全再吸收。肾脏每日要将体内代谢产物、废物等固体溶质 $35\sim40$ g 排出体外,每克物质最少需 15 mL 水加以溶解,这样最少要有 500 mL 尿液才能将这些代谢产物排出体外。总之,肾脏通过对体液中溶剂和溶质的吸收与排泄来调控机体中体液的量与质。

(三)皮肤

皮肤的汗腺非常丰富,数以万计。皮肤通过皮肤血管的收缩与舒张和汗腺排汗功能来散发或保留热量以调节体温,还通过汗液排泄水、电解质以维持内环境的平衡。

出汗 {
　不显性出汗——肉眼难以察觉的从皮肤蒸发的失水。成人正常每日蒸发水 300～500 mL,且不受体液量变化的影响,即使在缺水的条件下仍然存在,属强迫性失水

　显性出汗——显性出汗是机体调节体液的重要机制之一,是汗腺活动的结果。排汗量变化很大,与运动、人体热散发有关,并含有大量的电解质成分,如 Na^+ 40～80 mmol/L、Cl^- 35～75 mmol/L、K^+ 3～5 mmol/L 及少量的 Mg^{2+} 和尿素,故在大量出汗时可因水、电解质的丢失而发生内环境紊乱
}

(四)肺脏

肺泡中气体的温度与血液相等,肺泡气被水蒸气所饱和,故在呼吸时就会丧失一定的水分。肺蒸发的水属于不显性失水的一部分,也不受体液量变化的影响,属强迫性失水,正常成人每日肺呼出水分 200～500 mL。在高热环境中工作或深而慢的呼吸,或呼吸性碱中毒、气管造口时失水量可增至 1000 mL以上,或为平时的数倍。由于呼出气中无固体溶质,因此不会丢失电解质。

二、血浆与组织间液的体液交换(血管内、外)

人体每天除了与外界进行水交换外,体内各部位的体液如细胞内、外,血管内、外都在不断地进行交换。血浆容量虽然只占细胞外液的 1/4,但由于血管和淋巴管分布面积广,由其组成的过滤和吸收面积几乎达到人体表面积的3650 倍。血液和淋巴液流速快,所以血浆与组织间液处于不断快速地移动和交换之中,以保持机体的气体交换、营养物质的供应和代谢产物的运送。静息状态下,血液循环全身一周仅需 1 min(运动时更快),每分钟有 3/4 的血浆总量与组织间液进行交换,24 h 往返交换的体液总量可达 10 万升。血管内除蛋白质外,水、电解质和小分子非电解质物质如葡萄糖、尿素都可以自由通过。血浆对水的吸附力主要靠蛋白质所形成的胶体渗透压(COP),血浆与组织间液水的流动及方向取决于以下 4 个因素的相互影响。

①静水压:动力来自心脏收缩力,大血管压力为 80 mmHg,毛细血管 A端静水压为 40～50 mmHg,V 端为 10～15 mmHg。

②组织间液的胶体渗透压(COP):正常时很小,可以忽略不计,但病理情

况下可增高,增加水向外的吸附力。

③组织间液静水压:正常2~5 mmHg。

④血浆胶体渗透压(COP):正常25~27 mmHg。

①+②是使血浆内水向血管外组织间液流动的力量;

③+④是使组织间液的水向毛细血管内回流的力量。

有效滤过压=(血管内的静水压+组织间液的胶体渗透压)-(组织间液的静水压+血浆胶体渗透压)。有效滤过压>0,体液从毛细血管流向组织间液,反之体液回流入血管内。血浆与组织间液水交换见图2-5。

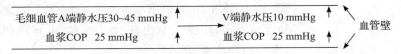

图2-5 血浆与组织液交换示意图

组织间液胶体渗透压(COP)正常时很小,可以忽略不计;

组织间液静水压(PISP)为2~5 mmHg;

有效滤过压A端=40-(25+3)=12,为正值,毛细血管水→组织间液;

有效滤过压V端=10-(25+3)=-18,为负值,组织间液水→毛细血管。

从毛细血管A端流出的体液绝大部分经V端回流入血。未被毛细血管吸收的少量体液进入毛细血管淋巴管成为淋巴液。毛细淋巴管的末端为盲端,管壁的通透性极高,组织间液只能向淋巴管内单向流入,淋巴液不能向管外流出。淋巴液中除蛋白质含量低于血浆外,其他成分与血浆类似。淋巴液经胸导管(左)和右侧淋巴导管分别汇入左、右锁骨下静脉,再进入循环,形成血浆←→组织间液→淋巴液→血液的循环通路。

毛细血管膜对蛋白分子并不是完全不能透过。所谓"膜孔隙学说",是说血浆白蛋白可经孔隙膜"漏出"至组织间液,将抗体、激素输送给组织细胞。"漏出"的血浆蛋白一半由淋巴管回收返回血液。如果人体某部分的淋巴回流发生障碍,可出现局限性水肿,即淋巴水肿,这种水肿的蛋白含量与血浆近似。

三、细胞内液与细胞外液的体液交换(细胞内、外)

细胞膜为半透膜,水、O_2、CO_2、尿素能自由通过,对营养物质如葡萄糖、氨基酸通透性非常高,对代谢产物如肌酐、尿酸,以及电解质中的 Cl^-、HCO_3^- 等物质的通透性也较高,但 Na^+、K^+、Ca^{2+}、Mg^{2+} 等阳离子则不易通过,对蛋白质的通透性最差。细胞内、外水的移动主要取决于不易通过细胞膜的那些离子的跨膜浓度梯度,也就是晶体渗透压。

细胞内蛋白质含量较高,其形成的 COP 主要维持细胞形态,而 Na^+、K^+ 不能自由通过细胞膜,其浓度变化可引起渗透现象,为细胞膜的有效渗透分子。Na^+ 是细胞外液形成晶体渗透压的主要微粒。K^+ 是细胞内的主要阳离子,其浓度差的维持与细胞膜上存在 Na^+-K^+-ATP 泵的作用有关,将 Na^+ 限制于 ECF 中,故 Na^+ 成为保留水于 ECF 中的主要活性渗透颗粒。水向渗透压高的方向移动,当细胞外液 Na^+ 浓度增高时,细胞内的水即向组织间液方向移动。反之,当细胞外液 Na^+ 浓度降低时,水向细胞内移动。

四、血脑屏障——血浆与脑内毛细血管间的体液交换

细胞生活的内环境需保持平衡,中枢神经元的正常活动更需要一个稳定的内环境,这种稳定的实现有赖于血液和脑之间存在一种保护性屏障,即血脑屏障(blood brain barrier,BBB)。BBB 包括:①血—脑屏障,由脑毛细血管与软膜—胶质膜构成;②血—脑脊液屏障,脉络丛和软膜之间;③脑脊液和脑屏障,由脑表面的软膜和室管膜构成。BBB 是实现体液、物质交换的特殊部分,以维持脑细胞内环境的稳定。

脑内毛细血管内皮细胞是构成 BBB 的基础。脑内毛细血管数量极多,表面积可达 240 cm^2,有利于 O_2 和 CO_2 在血脑之间进行快速交换。脑组织的毛细血管与其他组织的毛细血管不同,毛细血管内皮细胞之间连接十分紧密,形成一个相当完整的表面,而一般组织的毛细血管内皮细胞之间有一定的空隙,并有很多具胞饮作用的囊泡,故很多物质通过这种渠道在血管内外进行转移,而脑毛细血管内皮细胞间这类囊泡则很罕见。脑的毛细血管内皮细胞不含收缩蛋白,无收缩能力,而其他组织中的毛细血管内皮细胞可收缩,使其体积变小,从而加宽细胞间隙,使通透性增加。脑组织毛细血管的这些特点使物质跨越 BBB 受到渗透压、静水压、电化学性、脂溶性、溶质分子半径、脂膜的有效孔和血管壁的物理状态等多种因素的影响。BBB 是生命活动进化和完善的必然结果,越是高级动物 BBB 越完善,效能越高。脑毛细血管有效孔径为 1.4~1.8 nm,分子直径 <1.8 nm 才有可能扩散通过。BBB 对水和 O_2、CO_2 能自由通过,对水溶性非电解质分子和自由扩散离子是相对不通透的。脂溶性的非离子型化合物对膜脂质亲和力极大,容易入脑,如巴比妥、氯胺酮、利多卡因。蛋白质不能通过 BBB。即使是小分子脂溶性极高的物质,一旦与血浆蛋白结合也不能扩散入内。脑毛细血管内皮细胞紧密连接处带负电荷,因此,带正电荷的碱性物质或无电荷的物质比带负电荷的物质更易透过 BBB。

BBB 细胞膜上有酶蛋白作中介的离子泵，可以主动转运某些物质，如 Na^+-K^+-ATP 泵、Ca^{2+} 泵、Mg^{2+} 泵，故脑脊液（CSF）中 K^+、Na^+、Ca^{2+}、Mg^{2+} 的含量与血浆明显不同，且血浆中这些离子浓度的改变对这些离子在 CSF 中的浓度无影响。在血—脑脊液和脑脊液—脑之间均有活跃的离子泵，可将物质主动转送到脑或转送回血。

概括来讲，一般毛细血管壁为半透膜，水和无机离子如 Na^+、K^+ 和 Cl^- 均可自由通过，只有大分子蛋白质不能通过，故血液内 COP 虽小，但在维持血管内容量中起重要作用。而脑组织的毛细血管内皮细胞相互紧密相连，与基质和胶质细胞一起构成相对致密的 BBB，水可以自由通过，而 Na^+、K^+ 的通过则不易，甘露醇、蛋白质则完全不能通过。故对 BBB 来讲，一些晶体物质（Na^+、K^+、Cl^-）和胶体物质均为有效分子，其浓度梯度的变化均可引起水的转移，这点在临床上要特别引起注意。

小结：体内各部分水的转移与渗透压密切相关，主要发生于血管壁、细胞膜两处的半透膜之间。

血管内、外：对血管壁而言，水和晶体粒子（Na^+、K^+、Cl^-、Ca^{2+}）可自由通过，而蛋白质不能通过，由蛋白质大分子组成的胶体渗透压（COP）就成为影响血管内、外水移动的主要因素，也就说血管内、外水的转移主要取决于 COP。

细胞内、外：对细胞膜而言，水可以自由通过，而 Na^+、K^+ 不易透过。细胞外液的晶体渗透压与血管相似，晶体渗透压的改变就成为细胞内、外水移动的主要因素，也就是说细胞内、外水的转移主要取决于晶体渗透压。

第五节　体液的生理调节

机体对体液具有精细的调节系统和调控能力，不断调节体液和电解质的平衡。从上节所述得知，体液在细胞内、外的移动，血浆与组织间液的移动以及人体与外界水的摄入和排泄都与渗透压有关，而渗透压变化的同时常伴着体液容量的变化。

体液的生理调节主要通过口渴中枢、抗利尿激素（ADH）和肾素—血管紧张素—醛固酮系统（RAAS）以及其他神经—体液因素加以调控。

神经调节：当脱水或血容量下降时，血浆晶体渗透压↑→刺激下丘脑→口渴中枢兴奋→口渴饮水从而增加血容量；相反，当晶体渗透压↓→抑制口渴中枢→减少饮水→纠正血浆低渗状态。

效应器官:肾脏是调节 ECF 主要的器官,而肾脏对水与电解质的正常调节受抗利尿激素(ADH)和 RAAS 的控制,前者主要调节细胞外液的渗透压,后者调节细胞内、外液电解质含量,两者都受血容量的影响。

一、抗利尿激素(ADH)——肾脏排水的主要决定因素

ADH 又称精氨酸血管加压素(VAP),ADH 在下丘脑合成,储存于垂体后叶,ADH 的分泌主要受血浆渗透压(Posm)的影响。Posm 285 mOsmol/L 为分泌 ADH 的阈值。失水,血容量下降时,Posm↑,当其升高 1% 时就可刺激 ADH 的分泌。ADH 作用于肾脏的远曲小管和集合管,加强对水的重吸收,减少排尿,达到增加血容量降低 Posm 的目的。

血容量↓,血压↓,还可通过心房的容量感受器和颈动脉窦的压力感受器刺激 ADH 分泌,调节水的重吸收。另外,当机体处于恐惧、疼痛、手术、麻醉、创伤、感染等应激状态下也可引起 ADH 的分泌,从而减少尿的排出。

二、肾素—血管紧张素—醛固酮系统(RAAS)

(一)醛固酮

是调节 Na⁺、血容量和细胞外液容量的激素。醛固酮通过调节 Na$^+$ 在肾远端肾曲小管、肠黏膜的再吸收和排 K$^+$ 来维持细胞外液电解质的稳定,其分泌受肾素—血管紧张素系统及 K$^+$ 平衡的控制。是一种肾上腺与肾脏之间的反馈作用。

(二)肾素

是一种水解酶,肾小球旁感受器受到肾血流减少或肾远曲小管 Na$^+$ 浓度改变的刺激而分泌增加。

小结:当体液减少,Posm 升高,血容量↓,肾血流↓时,机体通过口渴中枢、ADH 和 RAAS 进行调控,作用机制见图 2-6、图 2-7、图 2-8。

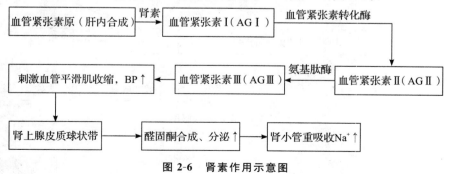

图 2-6　肾素作用示意图

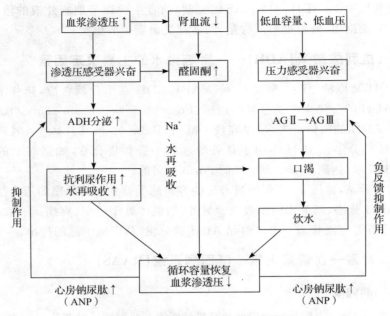

图 2-7 体液的生理调节示意图

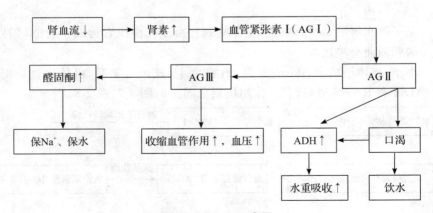

图 2-8 RAAS 示意图

第三章

水、钠代谢平衡与紊乱

水和钠（Na^+）的正常代谢是维持机体内环境稳定的重要因素，水与 Na^+ 关系密切，而且水、Na^+ 代谢紊乱常相伴发生，如 Na^+ 增多往往有水的潴留，Na^+ 缺失常伴有脱水等，故放在同一章内叙述。

第一节　水的代谢与调节

水是维持生命的最重要的物质之一，是体内最多的物质，占体重的 50% ~75%。水是体液的溶剂，而体液是细胞生活的内环境。机体断粮生命可以维持十几天，而一旦断水，生命仅能维持数日。

一、水的含量与分布

机体内没有纯粹的水，水在体内以三种状态存在：①自由的水，其流动性很大，存在于血浆、淋巴液、脑脊液、消化液、尿液，以及细胞间液和组织间隙中，实际上就是体液的溶剂；②结合的水，与蛋白质、多糖和磷脂结合的水；③不易流动的水，被细纤维网裹，存在于纤维结构或细纤维与膜之间。水的含量与分布基本上与体液相同，总量占体重的 50%~75%，与年龄、性别、胖瘦有关。其中成人男性占 60%，女性占 55%；婴幼儿占 70%~75%；老年人占 50%~55%。水分布于不同的部位：细胞内液占 40%；细胞外液占 20%，其中血浆占 5%，组织间液占 15%。不同组织、器官的含水量也各不相同，其中脑脊液含水量最多，达 99%；脂肪含水量较少，约为 10%；齿釉质含水量最少，仅 3%。人体各器官、组织的含水量见表 3-1。

表 3-1   人体各器官、组织的含水量比较

组织名称	含水量(%)	组织名称	含水量(%)	组织名称	含水量(%)
脑脊液	99	肌肉	76	心脏	79
血液	83	皮肤	72	肺脏	79
血浆	91～93	结缔组织	60	肝脏	79
红细胞	60～65	骨骼	22	肾脏	82
神经组织(脑)	75	脂肪	10	脾	76
灰质	85	齿釉质	3	肠	75
白质	70				
脊髓	75				

二、水的性质与生理作用

性质与生理作用

1. 水是体内最多的物质,是体液的溶剂,是内环境的基本要素。细胞生存于水溶液之中,没有水,就没有生命
2. 水的溶解力极强,是良好的溶剂,体内很多物质包括小分子电解质、大分子蛋白质和多糖,以及气体等均可溶解于水中而实现其生理功能
3. 水的比热最大,在体内含量最多,水的沸点高(100 ℃),蓄热量大,可以调节体内代谢所产生的热量,从而维持人体正常体温
4. 水的介电常数高,容易电解,有利于化学反应。水直接参加体内的水解、氧化和还原等反应,是体内代谢生化反应进行的主要场所
5. 水具有可流动性,在体内各部位进行流动与交换,将营养物质与 O_2 运输到全身各组织器官和细胞,同时带走废物
6. 水是营养剂、润滑剂——水本身就是重要的营养剂,人断水只能生存数日。在体内各种体腔内都必须有水起润滑作用,否则难以维持正常生理功能,如心包液、关节腔液、胸腔液、泪液等

三、水的生理需要量

成人水的日需要量与排出量基本维持平衡,平均每日需水量 2500 mL 左右,但可随气温的高低、劳动强度的大小或饮食习惯的不同而有所变化。由于小儿每公斤体重所需热量高于成人,所以水的需要量也高于成人。如果按公

斤体重计算,成人日需要量为 35～45 mL/kg,小儿日需要量为 50～90 mL/kg,即年龄愈小,出入水量(体内外水的交换)相对越多。成人每日水的交换量约等于细胞外液的 1/7,而婴儿为 1/2,比成人快 3～4 倍。因此,婴儿对缺水的耐受力比成人差,如果进水不足,极易发生脱水。

(一)成人 24 h 机体水的来源与去向(摄入与排出)

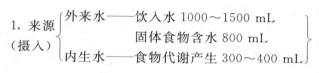

(二)不同年龄段水的来源与去向

表 3-2　不同年龄段水的来源与去向(24 h)

	入量(mL)	出量(mL)			
		尿	便	不显失水	总计
婴儿	330～1000	200～500	20～40	25～300	245～840
儿童	1000～1800	500～800	40～100	300～600	840～1500
成人	1800～2500	800～1000	100～150	600～1000	1500～2200

24 h 尿的排出量变化很大,机体首先要满足肺呼出与皮肤蒸发的强制性失水和粪便排出的水分,最后为尿液。一般 24 h 排尿为 500～4000 mL 之间。>2500 mL 为多尿,>4000 mL 者多为病态。<500 mL 为少尿,不能完成体内废物排出所需;<100 mL 为无尿,多属病态。

(三)年龄愈小生理日需水量愈大

12 岁以下日需水量见表 3-3。

表 3-3　12 岁以下小儿日需水量

年龄	水需要量 mL/(kg·d)
<1 月	125～150
3 月	140～160
6 月	120～150
1 岁	125～135
3 岁	100～140
6 岁	90～110
9 岁	70～90
12 岁	50～60

四、水的生理调节

水的代谢调节基本上与体液的调节相似,主要受神经——内分泌机制的调节,其中以口渴感觉、抗利尿激素和醛固酮对水的调控最为主要(参考第二章第五节)。

(一)口渴感觉调节

口渴感觉(渴感)是保护生命、调节渗透压的重要生理机制。口渴感中枢位于下丘脑,在渗透压感受器的附近。血浆晶体渗透压(Posm)的变化是有效刺激,当 Posm↑,刺激传入大脑产生渴感→饮水;相反 Posm↓,则抑制渴感中枢而不思饮水。

(二)抗利尿激素(ADH)调节

ADH 是肾脏排泄水的主要因素,ADH 由下丘脑视上核和视旁核神经细胞合成,储存于神经末梢处。ADH 的分泌主要受血浆渗透压(Posm)高低和有效血容量多少(容量感受器)的影响。当 Posm 升高或/和血容量下降,ADH 分泌增加,ADH 促进肾小管对水的重吸收,从而增加血容量,降低Posm。

(三)肾脏调节

每日由肾小球滤过的水高达 180～200 L,99% 由肾小管重吸收,其中

$60\%\sim70\%$由近曲小管重吸收,最后仅有 1500 mL 左右的尿液排出,可见肾脏对水的代谢起着十分重要的调节作用。肾脏通过丘脑—神经垂体—ADH系统和肾素—血管紧张素—醛固酮系统(RAAS)对水的重吸收进行主动和被动的调节,以维持机体水的代谢平衡。

第二节　钠的代谢与调节

钠(Na^+)是体液中重要的四种阳离子(Na^+、K^+、Ca^{2+}、Mg^{2+})之一,是维持晶体渗透压、细胞外液容量、神经—肌肉兴奋性和调节水、酸碱平衡的重要阳离子。

一、Na^+的含量与分布

钠在体内以 Na^+ 的形式存在。

总量 4000 mmol（约 60 mmol/kg）
- 可交换的 Na^+ 占 $68\%\sim74\%$,流动性大,参与代谢
  - 细胞内液占 $9\%\sim10\%$——在慢性低 Na^+ 血症中发挥作用
  - 细胞外液占 $44\%\sim50\%$——细胞外液主要的阳离子,调节体液渗透压和容量的主要阳离子
  - 骨骼中占 47%,其中的 45% 为可交换的 Na^+,约为 21%
- 非交换的 Na^+ 占 26%,流动性小,代谢慢,即骨骼 47% 中的 55% 为不易交换的 Na^+

血清 Na^+ 的正常值为 $135\sim145$ mmol/L,平均为 142 mmol/L(占总体 Na^+ 的 11.2%)。组织间液和淋巴液的 Na^+ 为 140 mmol/L,占总体 Na^+ 的 29%,这两部分细胞外液的 Na^+ 在生理和临床上均具有极其重要的意义。

二、Na^+的生理作用

(一)参与维持细胞外液的晶体渗透压,调节血容量

细胞外液、血浆晶体渗透压的形成主要取决于其中所含电解质和非电解质的微粒数,细胞外液中主要的阳离子为 Na^+ 和 K^+。可交换的 Na^+ 和可交换的 K^+ 的总和大致可代表渗透压方面起主要作用的阳离子。而 Na^+ 又是含

量最多的阳离子,其含量为 135～145 mmol/L,所产生的晶体渗透压占总渗透压的 90%左右,故细胞外液晶体渗透压的高低主要取决于 Na^+ 浓度,而渗透压的变化可直接影响水在细胞内、外液间的移动,在很大程度上决定着总体水的容量,因此,Na^+ 的主要功能是参与维持和调节渗透压与血容量。

(二)参与体液的缓冲系统,调节体液的酸碱平衡

体液的缓冲系统中的碳酸氢酸与碳酸所组成的缓冲对含量最多,作用最大,因此,钠盐($NaHCO_3$)的浓度直接影响体液 pH 的调节作用。

(三)维持神经—肌肉的动作电位、兴奋性和肌肉的收缩功能

神经—肌肉的兴奋性与各种离子的浓度相关,其关系用分子式表达如下:

$$神经—肌肉的兴奋性 \propto \frac{[Na^+][K^+][OH^-]}{[Ca^{2+}][Mg^{2+}][H^+]}$$

$$心肌兴奋性 \propto \frac{[Na^+][Ca^{2+}][OH^-]}{[K^+][Mg^{2+}][H^+]}$$

从上述分子式中可以看出兴奋性与分式中分子上的离子呈正相关,与分母中的离子呈负相关。Na^+ 在两个分式中均在分子上,就是说,神经—肌肉的兴奋性和心肌兴奋性与 Na^+ 浓度均呈正相关,Na^+ 浓度的增加可增加神经肌肉和心肌的兴奋性,提高心肌自律细胞的自律性;反之,低 Na^+ 血症可降低神经—肌肉和心肌的兴奋性。

三、Na^+ 的生理需要量

(一)摄入

1. 饮食——正常成人每日需 Na^+ 100～170 mmol(6～12 g),主要以 NaCl 的形式在胃肠道内吸收。每克 NaCl 中含 Na^+ 和 Cl^- 各为 17 mmol,维持内环境稳定仅需 Na^+ 10～20 mmol,故有人推荐无高血压家族史的成人每天摄入 NaCl 5 g,而有高血压家族史者每天饮食中的 NaCl 以 1 g 为宜。

2. Na^+ 在消化道内的重吸收——Na^+ 主要在空肠吸收,其次为回肠和结肠,在肠道内约有 25～35 g NaCl 被重吸收。

Na^+ 的吸收因人而异,与食物种类、生活习惯、活动量、汗液分泌有关。正常人 Na^+ 的摄入量超过维持机体内环境稳定的需要量,一般约 100～200 mmol/d,多余的 Na^+ 通过肾脏的调节,经尿液排出体外。

表 3-4 正常人每日钠的平均交换量

	摄入量		尿	
	Na$^+$(mmol)	NaCl(g)	Na$^+$(mmol)	NaCl(g)
婴儿	17	1	17	1
儿童	32~50	3	45	2.5
成人	100~170	6~12	111	6~8

(二)排出

1. 尿液——肾脏对 Na$^+$ 的排出有很强的调节作用,由于 NaCl 的摄入变化很大,如正常人可耐受 NaCl 3~10 g/d(51~170 mmol)入量的变化。特殊情况下,NaCl 摄入量可达 60 g/d($\approx$Na$^+$ 1020 mmol),而无盐饮食的病人摄入 NaCl 可降低至 5 g/d($\approx$Na$^+$ 85 mmol)。这种情况下,细胞外液中 Na$^+$ 含量和体重可基本无明显变化。这是因为肾脏对 Na$^+$ 具有迅速的适应能力和强大的调节能力。故肾脏排 Na$^+$ 的特点为多吃多排,少吃少排,不吃不排。正常情况下每日约 100~250 mmol 的 Na$^+$ 从尿液中排出。

2. 汗液——不显性出汗,汗液中含 Na$^+$ 甚微;显性汗液 Na$^+$ 含量约为 10~17 mmol/L,最高可达 100 mmol/L,相当于含 NaCl 约 0.2%,并含有少量 K$^+$。

3. 粪便——仅排出 Na$^+$ 1 mmol/d。

四、Na$^+$ 代谢的调节

(一)肾脏

是调节 Na$^+$ 代谢的主要器官,并有一套完整的平衡调节机制。

每天经肾小球滤过的 Na$^+$ 有 99.9% 被重吸收,这种肾小球滤过 Na$^+$ 与肾小管成比例重吸收 Na$^+$,称肾小球—肾小管平衡。其余的 Na$^+$ 在肾小管髓质肾小管分泌 H$^+$ 时的离子交换过程中及远曲小管分泌 K$^+$ 过程中被重吸收,集合管是调节 Na$^+$ 的最终部位。

(二)肾素—血管紧张素—醛固酮系统(RAAS)

RAAS 是调节水与电解质代谢,特别是 Na$^+$、K$^+$ 代谢的重要因素(参考第二章)。

肾上腺皮质球状带分泌盐皮质激素 $\begin{cases} 脱氧皮质酮 \\ 醛固酮 \end{cases}$

醛固酮对血压、水、电解质的变化极为敏感,是人类最重要、最强的盐皮质激素,作用强度比脱氧皮质酮大 15 倍。

$$\text{刺激醛固酮分泌的四种血液内物质} \begin{cases} 1.\ \text{血管紧张素(主要因素):RAAS} \\ 2.\ \text{血钾}(K^+)\text{浓度}\uparrow\text{(敏感因素):当 } K^+ \uparrow 0.5\sim1.0 \text{ mmol/L 时} \\ 3.\ \text{血钠}(Na^+)\text{浓度}\downarrow\text{可刺激醛固酮分泌} \\ 4.\ \text{ACTH——调控肾上腺糖皮质分泌} \end{cases}$$

$$\text{醛固酮的作用(保 } Na^+ \text{、排 } K^+) \begin{cases} 1.\ \text{促进肾脏远曲小管和集合管对 } Na^+ \text{ 的重吸收(保 } Na^+) \\ 2.\ \text{排 } K^+\text{(血 } K^+ \downarrow \text{,尿 } K^+ \uparrow) \\ 3.\ \text{吸收唾液腺中的 } Na^+ \text{ 入血,同时促进 } K^+ \text{ 的排出} \\ 4.\ \text{吸收汗液中的 } Na^+ \text{ 入血,同时促进 } K^+ \text{ 的排出} \end{cases}$$

(三)心钠素(ANF)及其他因素

心钠素(ANF)是一种循环激素,主要存在于心房细胞、血管平滑肌细胞内,具有强大的利尿、排 Na^+ 和扩血管作用。当血容量$\uparrow$,心房被扩张,心房内压力增高时可刺激 ANF 分泌增加;当心房跳动增加时,也可刺激 ANF 的释放。

其他因素如皮质醇有轻度保 Na^+ 排 K^+ 的作用。

五、水、钠代谢调节小结

$$\text{当机体内水分不足或摄入 NaCl 过多时}(Posm\uparrow) \begin{cases} 1.\ \text{细胞外液的渗透压}(Posm)\uparrow\text{,刺激渗透压感受器} \\ \quad \text{和口渴中枢兴奋}\rightarrow\text{渴感}\rightarrow\text{机体主动饮水}\rightarrow\text{补充水} \\ \quad \text{的不足,降低 } Posm \\ 2.\ \text{ADH 分泌}\uparrow\rightarrow\text{肾脏远曲小管和集合管加强对水的} \\ \quad \text{重吸收,水排出}\downarrow \\ 3.\ \text{醛固酮分泌}\downarrow\text{,减少肾小管对 } Na^+ \text{ 的重吸收,增加} \\ \quad Na^+ \text{ 的排出,降低 } Na^+ \text{ 在细胞外液中的浓度}(Posm\downarrow) \end{cases}$$

$$\text{当机体内水分过多或摄入 NaCl 不足时}(Posm\downarrow) \begin{cases} 1.\ \text{ADH 分泌}\downarrow\rightarrow\text{肾脏远曲小管和集合管减弱对水的} \\ \quad \text{重吸收}\rightarrow\text{水排出}\uparrow \\ 2.\ \text{醛固酮分泌}\uparrow\rightarrow\text{肾小管加强对 } Na^+ \text{ 的重吸收,减少} \\ \quad Na^+ \text{ 的排出(保 } Na^+)\rightarrow\text{增加细胞外液中 } Na^+ \text{ 浓度} \\ \quad \rightarrow Posm\uparrow \end{cases}$$

第三节　水、钠代谢紊乱

由于体液中细胞外液的流动性大,体内没有单纯的水,故水的代谢紊乱主要指细胞外液的异常变化。由于 Na^+ 是细胞外液中数量最多的阳离子,决定着细胞外液的晶体渗透压,水的移动与渗透压又密切相关,故水、Na^+ 代谢紊乱常相伴而行。

一、水、Na^+ 代谢紊乱的分类

(一)按水的多少来分

{
脱水(缺水、失水)
水过多(水中毒)
水肿(组织间液水增加)

(二)按体液的渗透压来分

{
1. 低渗性脱水
2. 高渗性脱水
3. 等渗性脱水
4. 低渗性水过多(水中毒)
5. 高渗性水过多(盐中毒)
6. 等渗性水过多(水肿)

(三)按血 Na^+ 浓度和体液容量来分

{
1. 低 Na^+ 血症 {
低 Na^+ 伴低容量(低渗性脱水)
低 Na^+ 伴高容量(低渗性水过多、水中毒)
低 Na^+ 等容量

2. 高 Na^+ 血症 {
高 Na^+ 伴低容量(高渗性脱水)
高 Na^+ 伴高容量(高渗性水过多、盐中毒)
高 Na^+ 等容量

3. 正常血 Na^+ {
等渗性脱水
水肿(等渗性水过多)

二、脱水(缺水、失水)

脱水是指体液总量,尤其是细胞外液量和有效循环量的减少。

　　成人患者失水量达体重的 2％时即可出现脱水症状,婴幼儿体液占总量的百分比较成人大,故患儿脱水症状出现较晚,失水量达体重的 5％时才出现症状。

(一)脱水程度

成人 {
　轻度——失水量占体重的 2％~3％(1000~2000 mL),细胞外容量↓,渗透压↑,口渴,ADH↑,尿少

　中度——失水量占体重的 4％~6％(2000~4000 mL),细胞外容量↓,Na^+↑,渗透压↑↑,口渴明显,皮肤干燥,血容量↓↓,HR↑,尿少→无尿,头晕→谵妄

　重度——失水量占体重的 7％~9％(4000~6000 mL)或更多,血容量↓↓,渗透压↑↑,BP↓,HR↑→休克昏迷→细胞内脱水,肾衰无尿。失水量≥15％体重有生命危险,昏迷→死亡
}

婴幼儿 {
　轻度——失水量<体重的 5％,精神稍差,眼窝、前囟稍凹陷,口唇略干,尿量↓

　中度——失水量占体重的 5％~10％,精神萎靡或烦躁不安,皮肤苍白干燥,眼窝、前囟明显凹陷,哭时泪少,HR↑

　重度——失水量>10％体重,呈重病容,精神极度萎靡,表情淡漠→昏睡→昏迷,眼窝、前囟深陷,哭时无泪,HR↑,BP↓,无尿
}

(二)脱水性质

失水≈失 Na^+——等渗性脱水;

失水<失 Na^+——低渗性脱水(低 Na^+血症伴低容量);

失水>失 Na^+——高渗性脱水(高 Na^+血症伴低容量)。

1. 等渗性脱水(失水≈失 Na^+)

等渗性脱水 {
　特点:失水量与电解质(主要为 Na^+)的丢失量比例相近,血 Na^+ 和 Posm 基本正常。细胞外液容量↓,血容量↓→RAAS 兴奋→水、Na^+重吸收↑,临床最常见 HR↑、BP↓和尿↓

　原因:消化液丢失如呕吐、腹泻、肠胃引流、小肠梗阻
　　　　经皮肤大面积烧伤渗出
　　　　组织间液丢失,胸腹腔大量渗出液
　　　　手术、外伤、大出血

　治疗:病因治疗,补液以平衡液为主,如乐加、勃脉力 A、5％葡萄糖盐水等
}

2. 低渗性脱水（失水＜失 Na^+）

低渗性脱水

特点：失 Na^+ 多于失水，当血 Na^+ ↓＜135 mmol/L，Posm＜280 mOsmol/L 时，水向细胞内移动，细胞外液↓，血容量↓，易发生休克，实质与低 Na^+ 血症伴低容量相同

原因：多见于腹泻患者，尤其是营养不良患儿、胃肠引流者

肾功损伤——肾脏保 Na^+ 功能↓，Na^+ 排出过多

医源性——大量使用利尿剂，Na^+、Cl^-、K^+ 丢失过多

高渗性或等渗性脱水治疗不当，补水过多

治疗：纠正脱水，补液，适当补高渗液（见低 Na^+ 血症）

3. 高渗性脱水（失水＞失 Na^+）

高渗性脱水

特点：失水多于失 Na^+，当血 Na^+ ↑＞145 mmol/L，Posm↑＞320 mOsmol/L 时，水从细胞内向细胞外移动，细胞外液↓，血容量↓，与高 Na^+ 血症伴低容量相同，口渴明显

原因：水摄入不足：昏迷者，拒食者，吞咽困难者，沙漠、海难、地震等条件下致供水不足者，脑外伤、脑卒中不能进饮，无渴感者

水丢失过多：尿崩症、高渗性利尿剂、高温出汗、烧伤、气管切开等

治疗：补水为主，如 5% GS（见高 Na^+ 血症）

三、水过多（水中毒）与水肿

（一）水过多（水中毒）

水过多

特点：机体入水总量＞排水量，水在体内潴留。有效血容量↑↑，稀释性血 Na^+ ↓，Posm↓，水→细胞内液移动→细胞内水↑→脑细胞水肿，脑肿胀→脑压↑→昏迷→严重者死亡（以全身弥漫性细胞内液增多为特点）

原因：①饮入或输入过多不含电解质的饮料或液体，如可乐、5%～10% 葡萄糖液

②体腔灌注液或冲洗液的吸收，如前列腺电切术、宫腔镜检查

③肾功不全排水障碍

治疗：病因治疗：限水或停止水的摄入，利尿排水，减轻血容量，呋塞米 20～60 mg iv.；纠正低 Na^+ 低渗——适当输入高渗 NaCl 溶液，如 7.5%～10% NaCl 1～2 mL/kg 加入 0.9% NaCl 内配成 3% NaCl 溶液静滴，速度：1.5～2 g/h（50～70 mL/h）

(二)水肿

水肿

(1) 特点:水肿是常见的一种临床症状,毛细血管内、外体液平衡失调
水→组织间隙移动,即组织间液水分↑或体腔内水↑(积液)

(2) 性质

漏出液
- 水肿液的比重低,低于 1.015
- 蛋白质的含量低,低于 2.5 g%
- 细胞数少于 500 个/100 mL

渗出液
- 水肿液的比重高,高于 1.018
- 蛋白质含量可达 3~5 g%
- 可见多数的白细胞
- 渗出液为毛细血管通透性增高所致,多见于炎性水肿

(3) 表现
① 皮下组织积液时,皮肤肿胀,弹性差,皱纹变浅,手指按压时可出现凹陷,称为凹陷性水肿(又称显性水肿)
② 体重增加,全身性水肿时组织间液增多,称为隐性水肿。在组织间液已有积液而不出现凹陷,是因为组织间隙中的胶体网状物对液体有强大的吸附能力和膨胀性(网状物主要成分为透明质酸、胶原及黏多糖等)

(4) 发病机制

血管内外体液交换平衡失调
① 毛细血管静水压↑,如心功↓或心排量↓,循环瘀滞
② 血浆 COP↓,如白蛋白合成排出↑,或摄入↓→白蛋白↓
③ 淋巴回流障碍→组织静水压↑
④ 毛细血管通透性↑→组织 COP↑

水→组织间隙移动→水肿
水→体腔移动→积液(腹水、胸水、心包积液)
机体内外体液交换平衡失调→水、Na^+ 潴留

(5) 原因
① 心血管疾病→心功能障碍
② 肾脏疾病→肾小球滤过率下降,近曲小管重吸收水、Na^+ 过多,远曲小管集合管重吸收 Na^+、水过多(醛固酮↑,ADH↑)
③ 肝功能障碍→白蛋白↓
④ 内分泌功能障碍
⑤ 营养不良——低蛋白血症
⑥ 创伤——缺血、缺 O_2,心、肺、肝、肾功能↓,毛细血管通透性↑,低蛋白等
⑦ 药物——过敏或毒性反应

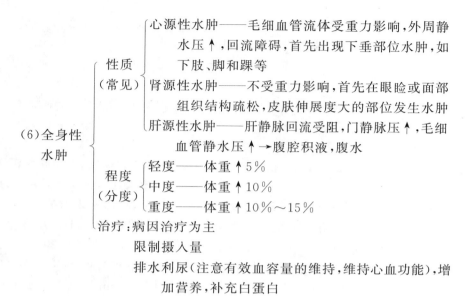

治疗:病因治疗为主

限制摄入量

排水利尿(注意有效血容量的维持,维持心血功能),增加营养,补充白蛋白

第四节　水、代谢紊乱的病例讨论

病例 1　男,48 岁,60 kg,入院诊断为结肠癌,拟在全麻下行右半结肠切除结肠癌根治术。术前一般情况良好,ASA Ⅱ 级,心、肺、肝、肾功能正常,BP 125/80 mmHg,HR 75 bpm,呼吸 19 次/min,Hb 140 g/L,Hct 45%。肠道准备三天,术前一晚服泻药,夜间水泻便 10 次。

患者入室,常规监测 BP、HR、ECG、SpO₂,均在正常范围,建立外周静脉,麻醉诱导气管内插管,静吸麻醉维持,锁骨下静脉穿刺输液并监测 CVP。左桡动脉穿刺置管监测 MAP。

9:30 手术开始,10:00 血气 PO₂ 380 mmHg,PCO₂ 40 mmHg,BE −4 mmol/L,HCO₃⁻ 23 mmol/L,K⁺ 3.8 mmol/L,Na⁺ 148 mmol/L,Ca²⁺(离子钙)1.03 mmol/L,Hb 150 g/L,Hct 50%。此时 BP 120/96 mmHg,HR 96 bpm,CVP 4 cmH₂O,尿量:尿袋中无尿(仅在导管中有尿)。

12:00 再次监测上述项目,所有指标与第一次监测结果相近,唯一不正常的是尿袋中仅有 5 mL 尿,查尿管无异常,患者手术及麻醉过程均无异常。CVP 5 cmH₂O,此时已输入胶体 1000 mL、晶体 500 mL,加快输注平衡液 1000 mL。

12:40 输入晶体 2000 mL、胶体 1000 mL 时,来尿,呈深黄色。

13:00 手术结束,术中出血 350 mL,不显失水 800 mL,尿 150 mL。术中共输人工胶体液 1000 mL、晶体液 2500 mL,送入 PACU。

13:30 患者清醒,血气正常。

13:45 拔除气管导管,BP、HR 呼吸正常,入 PACU 后尿 200 mL。

14:00 送回病房。

分析尿少的原因:

1. 术前已存在脱水。术前肠道准备三天,其间进食受限,术前晚腹泻 10 次,加之术前禁食,术前失水量 3000~4000 mL,占体重 60 kg 的 6% 左右,脱水程度为中度脱水。麻醉后 Hb 150 g/L,Hct 50%,均高于术前的 140 g/L 与 45%,说明有血液浓缩,也证明脱水的存在。从 Na^+、K^+、HCO_3^- 含量分析,渗透压不低,脱水性质为等渗性脱水。

2. 麻醉诱导所用药物多可使血管扩张,使血容量相对更为不足,从 HR 96 bpm(偏快)、舒张压 96 mmHg(偏高)、脉压 29 mmHg(偏窄)、CVP 4 cmH_2O(偏低),尿少仅 5 mL,均可以说明麻醉后仍存在容量不足。

3. 输液开始使用的是胶体液,虽可扩容,BP、HR 维持良好,但术前患者的脱水是以细胞外液的丢失为主,当机体血容量减少时,体内自身调节使组织间液的水分进入血管内进行补充,这部分功能性细胞外液的减少应以晶体液来补充,本例患者在补充平衡液 2000 mL 后排尿即可说明。故手术开始在没有明显低血容量症状时补液应先晶后胶,若有两条通路以晶胶结合输注为宜。

提示:消化道手术的患者,术前往往进食欠佳,常存在营养不良或/和轻度脱水状态,术前的胃肠道准备包括禁食、腹泻药等因素,可加重患者的脱水程度,例 1 即是典型。作者曾对 20 例食道癌患者入室常规监测后先进行锁骨下静脉穿刺置管测 CVP,结果 0~3 cmH_2O 10 例,4~5 cmH_2O 8 例,6 cmH_2O 2 例。说明 20 例中有 18 例患者术前已有明显的脱水,呈容量不足状态。

故对消化道手术患者,入室建立静脉通路,麻醉诱导前应适当输注晶体液如钠钾镁钙葡萄糖注射液,补充血容量和功能性细胞外液。有明显容量不足者可给予胶体液扩容,以预防麻醉诱导时出现低血容量性低血压。

尿量是判断机体体液量是否充足的最常用的指标,也是脏器灌注是否良好的唯一可直观的指标。当机体容量不足时,呼吸道和皮肤强制性不显失水不受容量多少的限制,机体必须满足,而以分泌 ADH 增加肾脏对水分的重吸收以减少尿量来代偿。故术中在患者无肾损伤的情况下,尿量的多少、比重的高低及颜色的深浅可较准确判断容量是否充足,并且非常直观、简便,临床上应予以足够的重视。一般患者术中最少以 1 mL/(kg·h)的尿量,休克患者0.5 mL/(kg·h)的尿量来判断容量是否充足。

病例 2 男,6 岁,21 kg,入院诊断,右肱骨中段骨折,拟在全麻下行肱骨骨折钢板内固定术。术前患儿一般情况良好,ASA Ⅰ 级,心、肺、肝、肾功能正常,入室 BP、HR、ECG、SpO_2 正常。开放静脉,麻醉诱导,气管内插管全凭静脉维持。

9:40 手术,术中出血 200 mL,小便 200 mL,不显失水 60 mL,出量 460 mL,未输血。术中输液:万汶 300 mL,乳酸林格氏溶液 500 mL,总共入量 800 mL。术毕 Hb 105 g/L,Hct 32%,手术历时 2 h,麻醉 2 h 40 min,入 PACU 待清醒,血气正常,拔管观察 20 min,生命体征平稳,清醒,于 13:00 送回病房。

第二天晨 7 时(术后 18 h),患儿呼之不应,立即请麻醉科会诊。

查体:BP 100/70 mmHg,HR 102 bpm,呼吸 24 bpm,SpO_2 99%,瞳孔 2 mm 双侧等大,对光反射存在,心肺听诊无异常。

查术后长期医嘱发现 5% 葡萄糖 500 mL+抗菌素静滴,10% 葡萄糖液 500 mL 正在静滴,共输入 900 mL。

急查血气结果:pH 7.36,PO_2 92 mmHg(FiO_2 30%),PCO_2 45 mmHg,HCO_3^- 21 mmol/L,BE -4 mmol/L,K^+ 3.6 mmol/L,Na^+ 120 mmol/L,Ca^{2+} 1.0 mmol/L,Hb 89 g/L,Hct 27%。

初步诊断:急性低 Na^+ 血症伴水过多(水中毒)。

治疗:停止输注 10% 葡萄糖液,改为生理盐水 100 mL 缓慢静滴。速尿 10 mg 静注,排出小便 300 mL,后继续排尿 300 mL,30 min 后患儿呼之睁眼,复查血气正常,K^+ 3.5 mmol/L,Na^+ 135 mmol/L,Ca^{2+} 1.1 mmol/L,Hb 100 g/L,Hct 30%,2 h 后患儿恢复正常。

分析患儿术后昏睡的原因:

患儿手术、麻醉经过顺利,术毕清醒回病房,术后 18 h 患儿呼之不应,出现昏睡,从治疗的过程结果可以看出诊断是正确的,急性低 Na^+ 血症伴容量过多(水中毒),经利尿排出水分,患儿清醒。

发生水中毒的原因:患儿 6 岁,21 kg,日需量:第一个 10 公斤为 100 mL/kg 即 $10 \times 100 = 1000$ mL+第二个 10 kg 为 50 mL/kg 即 $10 \times 50 = 500$ mL+第三个 10 kg 为 20 mL/kg 即 $1 \times 20 = 20$ mL,共为 $1000 + 500 + 20 = 1520$ mL。

术中输入工胶体液 300 mL、晶体液 500 mL 共 800 mL，约占日需量的 1/2，出血 200 mL，尿 200 mL，不显失水 60 mL，出量共 460 mL，禁食 8 h 应补液 8×62 mL＝500 mL，24 h 该患儿可补液 2000 mL 左右，术中补液 800 mL，术后尚有 1000～1200 mL 补液的余地。术后的补液量约在 1000 mL 以内，但所输注的液体均为 5％和 10％葡萄糖液，虽然补液量不多，但 5％与 10％葡萄糖液输入后葡萄糖迅速分解被机体利用，剩下的为纯水，900 mL 的纯水输注后使细胞外液的 Na^+ 被稀释呈稀释性低 Na^+，渗透压下降，水向细胞内移动，脑细胞内水肿→脑肿胀→昏迷。

小结：患儿发生昏迷的原因是输注了大量的"水"造成稀释性低 Na^+ 血症，细胞外渗透压降低。水向渗透压较高的细胞内移动，引起细胞内水肿，脑细胞肿胀而昏迷，为典型的水中毒。

提示：5％葡萄糖液和 10％葡萄糖液是临床上常用的注射用液，但葡萄糖在体内分解产能而被利用后剩下的是纯水，因此，除考虑补能量所需的葡萄糖外，应将 5％和 10％葡萄糖液视为"补水"。除患者体内存在 NaCl 过多，高渗性脱水需要补水时应给予补水外，不宜过多以 5％、10％葡萄糖液作为基础溶液加以补充，以避发生医源性水中毒。

第五节　低钠血症及病例分析

血清 Na^+ 正常值 135～145 mmol/L。

低 Na^+ 血症：血清 Na^+ <135 mmol/L。

一、分类

以缺 Na^+ 程度来分 {
轻度：Na^+ 135～120 mmol/L，缺 Na^+ <0.5 g/kg（恶心，呕吐，乏力）

中度：Na^+ 119～110 mmol/L，缺 Na^+ 0.5～0.75 g/kg（凝视，惊厥）

重度：Na^+ <110 mmol/L，缺 Na^+ 0.75～1.25 g/kg（昏睡，抽搐，昏迷）
}

以渗透压高低与容量多少分 {
低渗性低 Na^+ 血症（最常见）{ 低 Na^+ 伴脱水（低渗性脱水）
低 Na^+ 伴容量↑（稀释性多水、水中毒）}

高渗性低 Na^+ 血症（尿毒症，高血糖）
}

围术期　急性低渗性低 Na^+ 伴脱水（低渗性脱水）

最常见　急性稀释性低 Na^+ 血症（低渗、低 Na^+ 伴水过多，水中毒）

二、急性低渗性低 Na^+ 伴脱水（低渗性脱水）

也称急性低容量性低 Na^+ 血症、急性缺钠性低 Na^+ 血症、低渗性脱水等。

（一）特点

失 Na^+ ＞失水，血清 Na^+ ＜130 mmol/L，血浆 Posm＜280 mOsmol/L，以细胞外液丢失和缺 Na^+ 为主，常伴有血浆 K^+、Cl^- 的丢失。

一般丢失的体液中其含 Na^+ 量不会是高渗的，故不会直接引起低渗性脱水，但失液后处理不当，如只补水不补 Na^+，可导致低渗性脱水。

（二）原因

摄入不足　禁食、禁盐或少盐饮食
吸收减少　小肠大部分切除术后

原因
　丢失太多
　　1. 经消化道（最常见）——呕吐，腹泻，胃肠道引流，Na^+ 随大量消化液丢失而丢失（消化液除胃液 Na^+ 含量较低外，其他各消化液 Na^+ 含量均与血浆相近）
　　2. 经皮肤——大量出汗，大面积烧伤或创伤面体液渗出
　　3. 体液在第三间隙积聚——大量胸水、腹水
　　4. 经肾 Na^+ 排出过多
　　　大量长期利尿
　　　肾上腺皮质功能不良，醛固酮分泌不足，Na^+ 排出↑
　　　肾实质疾病，肾功受损，Na^+ 随尿排出↑
　　　肾小管酸中毒——肾泌 H^+↓，H^+-Na^+ 交换↓，Na^+ 随尿排出

水潴留与 Na^+ 不呈比例（ADH 分泌异常综合征）
水盐转运不良（充血性心衰）

(三)病理生理改变

病理生理改变

血浆渗透压↓
- Na^+↓,Posm↓,无口渴感,机体虽缺水但不思饮
- Posm↓→ADH↓→水重吸收↓(以代偿 Posm↓使 Posm↑)→多尿和低比重尿
- 晚期血容量↓↓→ADH↑→水重吸收↑(以增加血容量)

细胞外液尤其是组织间液减少明显
- 特点:以组织间液明显减少为主,同时有血容量↓
- 细胞外液↓,低渗,水→细胞内转移→细胞外液↓↓,同时血容量↓,细胞外液转移至血管内进行代偿→组织间液(功能性细胞外液)↓↓
- 血容量↓,组织间液↓↓,细胞内液↑

低 Na^+ 性失水体征明显,循环功能不良
- 直立性眩晕,BP↓,HR↑,脉细,皮肤苍白、湿冷
- 皮肤弹性减弱,眼窝或/和囟门凹陷
- 表情淡漠,恶心呕吐→昏睡→抽搐→昏迷
- 尿多→尿少

尿 Na^+ 变化
- 肾外丢失 Na^+ 者,尿 Na^+↓
- 经肾丢失 Na^+ 者,尿 Na^+↑

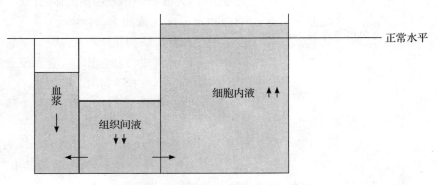

图 3-1 低渗性脱水体液变动示意图

(四)治疗

治疗 ⎰
　　病因治疗——外科疾病,如大面积烧伤应及时处理创面等,避免各种失液后的不恰当处理

　　纠正脱水失 Na^+ ⎰
　　　　补液 ⎰
　　　　　　轻中度:0.9% NaCl 500 mL 快滴,平衡液 500～1000 mL VD 维持
　　　　　　重度:平衡液 1000 mL 快输,胶体液 500～1000 mL VD,血浆必要时

　　　　补 Na^+(mmol)=(142－实测量)×体重(kg)×0.2,先给 1/2～2/3 量,观察疗效、监测后再进行补充(1 g NaCl 相当于 17 mmol Na^+)

　　　　低 Na^+ 同时伴低 K^+,需优先补 K^+,避免低 Na^+ 血症纠正后 K^+ 进入细胞内进一步加重低 K^+ 血症

　　缺 Na^+ 性休克的抢救(血 Na^+ <110 mmol/L) ⎰
　　　　首先扩容:胶体液 500 mL 快速静滴,平衡液 500 mL 快速静滴
　　　　补 Na^+:7.5%～10% NaCl 1～2 mL/kg 加入生理盐水稀释至 3%,VD

(五)监测

监测 ⎰
　　CVP:应建立深静脉穿刺置管,既便于输液速度的调节,又便于高渗 NaCl 的输入,同时监测 CVP 以助于容量的判断

　　血 Na^+、K^+、Ca^{2+}、Cl^- 的监测:重症者输液补 Na^+、K^+ 后一小时监测,根据监测结果及时调整输液量和 Na^+、K^+、Cl^- 的补给量

　　生命体征常规监测(BP、HR、RR、SpO_2、ECG 及体温)

三、急性稀释性低钠血症(高容量性低钠血症、水中毒)

特点:体内水过多,血容量↑↑,细胞外液↑↑,低 Na^+、低渗,细胞内液↑↑。

(一)原因

原因
- 水摄入过多
  - 食用大量不含电解质的饮料如可乐、蒸馏水,精神性饮水过量,静脉输注大量不含 NaCl 的液体,如 $5\%\sim10\%$ 葡萄糖液
  - 体腔内灌注大量不含盐的液体,如前列腺电切术中以 5% 葡萄糖液作冲洗液
  - 不含盐的水灌肠,肠道吸收水分过多
- 水排出过少
  - 急性肾功不全患者输液过多,肾脏无能力排出水
  - 急性肾衰,ADH 分泌过多

(二)病理生理改变

病理生理改变
- 细胞外液水 ↑↑→血液、血 Na^+ 被稀释→低 Na^+、低渗
- 细胞内水肿
  - 低 Na^+、低渗→水向细胞内转移
  - 细胞内容量 ↑↑,渗透压 ↓→细胞水肿
- 中枢神经系统症状明显
  - 脑细胞水肿→颅内压 ↑→头痛,呕吐,躁动,抽搐→嗜睡→昏迷→脑疝→心跳呼吸停止
  - 潜在性癫痫患者诱发惊厥或癫痫发作
- 血容量 ↑↑→急性左心衰→肺水肿
- 水利尿调节作用消失→正常人当细胞外液 ↑,Posm ↓→ADH ↓,醛固酮 ↓→水重吸收 ↓,尿排出 ↑↑→Posm ↑,但这种调节作用消失后水排出 ↓
- 血液被稀释→Na^+ ↓,同时伴有血浆蛋白 ↓,Hb ↓,Hct ↓,尿 ↑,尿比重 ↓(肾衰者例外)

(三)治疗

治疗
1. 围术期发生的水中毒多为医源性,应以预防为主,如术中避免大量使用不含盐的溶液($5\%\sim10\%$ 葡萄糖或 5% 葡萄糖液作为电切的冲洗液)
2. 病因治疗——如停止静注不含电解质的溶液,更换内镜手术所用的冲洗液等
3. 轻者
   - 停止或限制水分摄入
   - 利尿——呋塞米 20 mg iv
   - 补 Na^+ ——按补 Na^+ 公式:(142 mmol/L—测得 Na^+)×体重 kg×0.2 所得补 Na^+ 量,先补 $1/2\sim2/3$

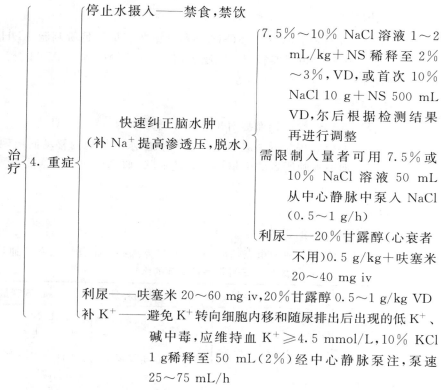

治疗 4. 重症 {
　停止水摄入——禁食,禁饮

　快速纠正脑水肿
　(补 Na^+ 提高渗透压,脱水) {
　　7.5%～10% NaCl 溶液 1～2 mL/kg＋NS 稀释至 2%～3%,VD,或首次 10% NaCl 10 g＋NS 500 mL VD,尔后根据检测结果再进行调整
　　需限制入量者可用 7.5% 或 10% NaCl 溶液 50 mL 从中心静脉中泵入 NaCl (0.5～1 g/h)
　　利尿——20% 甘露醇(心衰者不用)0.5 g/kg＋呋塞米 20～40 mg iv
　}

　利尿——呋塞米 20～60 mg iv,20% 甘露醇 0.5～1 g/kg VD
　补 K^+——避免 K^+ 转向细胞内移和随尿排出后出现的低 K^+、碱中毒,应维持血 K^+ ≥4.5 mmol/L,10% KCl 1 g 稀释至 50 mL(2%)经中心静脉泵注,泵速 25～75 mL/h
}

补 Na^+ 速度不宜过快,血 Na^+ 浓度升高 1～2 mmol/h 为宜(急性低 Na^+ 性脑水肿时可略快),加强血 Na^+ 监测,根据结果及时调整补 Na^+ 量及速度。病情危重者可建立人工肾进行超滤或透析。

(四)监测

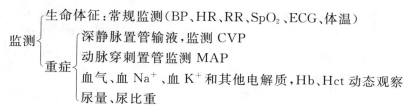

监测 {
　生命体征:常规监测(BP、HR、RR、SpO_2、ECG、体温)

　重症 {
　　深静脉置管输液,监测 CVP
　　动脉穿刺置管监测 MAP
　　血气、血 Na^+、血 K^+ 和其他电解质,Hb、Hct 动态观察
　　尿量、尿比重
　}
}

四、低 Na^+ 血症等容量

(一)特点

低 Na^+、低渗、血容量改变不明显或仅有轻度增高,Na^+ 总量正常。

(二)原因

多见于 ADH 分泌异常综合征(SIADH)——非容量不足所刺激 ADH 的释放,而是某些疾病如肺部疾病、脑炎、脑肿瘤、某些药物引起的 ADH 分泌过多,出现水潴留、尿 Na^+ 排出增加等。

(三)病理生理

病理生理 $\begin{cases} 轻度等容量性低钠血症对机体无显著影响,症状也不明显 \\ 重症主要表现为低 Na^+ 加重,低渗明显,水向细胞内移动而出现脑 \\ \quad 细胞水肿所致的中枢神经系统症状,如恶心、呕吐、抽搐、昏迷 \end{cases}$

(四)治疗

治疗 $\begin{cases} 病因治疗 \\ 轻度者限制水的摄入 \\ 重症以纠正脑水肿为重点,补 Na^+、利尿(方法参考稀释性低 Na^+ 血症) \end{cases}$

表 3-5 三种低 Na^+ 血症的比较

项目	低 Na^+ 伴低容量	低 Na^+ 伴高容量	低 Na^+ 等容量
习惯名称	低渗性脱水 (失水<Na^+)	水中毒↑(水过多)	等渗性脱水 (失水≈失 Na^+)
常见原因	呕吐、腹泻、利尿	输水、吸收水过多	ADH 分泌异常
血清 Na^+(mmol/L)	<135	<130	130~150
Posm(mOsmol/L)	<280	<280	280~320
体液失衡	细胞外液↓↓ 细胞内液↑	细胞外液↑ 细胞内液↑↑	细胞外液 1/3 细胞内液 2/3
口渴感	早期无,重度脱水有	无	有时有
主要表现	循环衰竭为主→休克	CNS 症状,烦躁不安,昏迷,死亡	早期症状不明显,晚期 CSN 症状
BP、HR、CV Hb、Hct	BP↓,HR↑,CVP↓↓ Hb↑,Hct↑	BP↑,HR↑,CVP↑↑ Hb↓,Hct↓	BP↓,HR↓,CVP↓, Hb↑,Hct↑
尿	尿量↑→少尿→无尿	尿量↑,比重↓	尿量↓
治疗原则	补生理盐水、平衡液,重者高渗盐	病因治疗为主,补高渗盐水、脱水、利尿、补 K^+	补生理盐水、平衡液

小结:各种因素造成的体液丢失,其中含 Na^+ 量等于或接近血浆的含

Na$^+$量,体液不会是高渗液体,故不会直接引起低 Na$^+$性脱水(失 Na$^+$>失水),只有在失液后处理不当——只补水而不补或少补 NaCl 才导致低渗性脱水(ADH↑↑,水重吸收↑↑例外)。由于细胞外液的晶体渗透压主要取决于 Na$^+$的浓度,而细胞内液的容量又取决于细胞外液的渗透压,因此,不论病因如何,低 Na$^+$血症意味着细胞外液渗透压降低,水向渗透压较高的细胞内液移动,以取得新的渗透平衡,从而造成细胞外液进一步减少(低渗性脱水以丢失细胞外液为主)和细胞内液容量增加。围术期急性低 Na$^+$血症,血 Na$^+$明显降低时,应积极处理。

在严重急性稀释性低 Na$^+$血症时,随着机体三个区域——血管内、组织间、细胞内水分的急骤增加,脑水肿,脑细胞肿胀,出现中枢神经系统症状,颅内压可迅速增高,可造成脑疝,甚至心跳、呼吸骤停。

治疗原则,除病因治疗外,重点应迅速纠正脑水肿,在进行脱水利尿并补 K$^+$的同时输注高渗 NaCl 溶液,提高血浆渗透压,必要时采用人工肾进行超滤或透析挽救患者。另外应加强监测,动态观察病情,及时调整治疗方案。补 Na$^+$量(mmol)=(142-实测值)×体重 kg×0.2。

1 g NaCl=Na$^+$ 17 mmol。任何低 Na$^+$血症,只要 K$^+$<4.5 mmol/L 必须补 K$^+$。重症低 Na$^+$血症首日 NaCl 20 g,次日 10 g。中心静脉 10% NaCl 泵入生理日需量。

纠正脑水肿补 Na$^+$方案:3% NaCl 溶液 500 mL,前 100 mL 于 10~15 min 内滴入,或单次静推 3% NaCl 2 mL/kg(10 min),尔后静滴维持,30 min 复查血 Na$^+$,1~2 h 内提升血 Na$^+$5~6 mmol/L,5 h 内提升 10 mmol/L,24 h 提升 7~10 mmol/L。

五、运动型低 Na$^+$血症

运动型低 Na$^+$血症系由大量出汗而补液不当所引起的低 Na$^+$血症。

NaaKes 于 1981 年首次报道 2 名超马拉松跑者(长跑 90 km)赛后血 Na$^+$为 130 mmol/L,1985 年又报告 2 例。1985—1986 年,相继报告超马拉松跑者中低 Na$^+$血症发生率高达 65%。Hilher 等报道发生率为 13%~29%。经调查,在赛中 57 个饮水站供应 1720000 L 饮料,其中 70000 L 是可口可乐,其含 NaCl 仅 6.8 mmol/L,其余 98000 L 为水,仅 3000 L 含电解质饮料,当时还禁止在竞赛中供应 NaCl,食品主要是甜食和巧克力。分析结果认为,出现低 Na$^+$血症的主要原因是比赛时大量出汗丢失 Na$^+$与水,同时饮用不含 NaCl 的水和饮料过多而造成低 Na$^+$血症。赛后运动员体重增加,出现恶心、呕吐、极度疲劳、头痛、水肿、痉挛、呼吸急促和意识障碍等,为典型的运动型低 Na^+ 血症,血清 Na^+ <130 mmol/L,严重者血 Na^+ <110 mmol/L,甚至出现肺水肿、昏迷等严重症状,危及运动员生命。

汗液中正常 Na^+ 浓度为 10~20 mmol/L,即汗液是低 Na^+ 溶液,在大量出汗时可高达 100 mmol/L,汗中的 Na^+ 不再被吸收。大量出汗不仅失水,同时失 Na^+,若仅补充不含盐的可乐饮料或水必然造成低 Na^+ 血症伴脱水,补充过多的水即造成稀释性低 Na^+ 血症伴水过多。

2009—2010 年中国人民解放军 174 医院在马拉松比赛现场实地监测业余马拉松运动员到达终点时内环境改变,共检测 78 人,全部大量出汗,体重减少 2~3 kg 为绝大多数,减少 4 kg 者有 6 人,最多 1 人减少 6 kg。运动员皮肤上可见一层白色的结晶体,而血 Na^+ 与本人赛前比较基本正常或略低或略高,多在 132~148 mmol/L 范围内。赛中饮料为含盐的饮料,无 1 例体重增加者,也未发生 1 例低 Na^+ 血症,均为等渗性轻至中度的脱水。体重减少 6 kg 的运动员,失水达体重的 7%,为重度脱水,表现为赛后无尿,给予 2000 mL 饮料经 2 h 后才有尿 100 mL。

六、低 Na^+ 血症的病例分析

病例 1 男,20 岁,52 kg,学生,急性阑尾炎,既往健康,无慢性病史,心肺功能正常,拟在腰硬联合麻醉(CSEA)下行阑尾切除术。入室 BP 120/100 mmHg,HR 120 bpm,SpO_2 97%。患者大汗淋漓,急查血气,pH 7.36,PO_2 92 mmHg,PCO_2 31 mmHg,BE −5 mmol/L,Na^+ 129 mmol/L,K^+ 3.8 mmol/L,Ca^{2+}(离子钙)1.1 mmol/L,Hb 160 g/L,Hct 48%。

诊断低 Na^+ 血症伴脱水。

治疗:开通静脉,生理盐水 500 mL 静滴后再以人工胶体液 500 mL 静滴维持。患者 HR 逐渐下降至 90~85 bpm,BP 120/100→120/90 mmHg。复查血气示:Na^+ 135 mmol/L,Hb 152 g/L,Hct 46%,其余与第一次结果相似,CSEA 后手术顺利,术毕送回病房。

追问病史,由于天气炎热加之患者腹痛剧烈,手术前已有大量出汗,接病人时,病号服上衣和裤子已湿透,更换衣裤后入手术室,估计出汗 2000 多毫升。患者自己饮入白开水两杯(500~600 mL),致使患者出现低 Na^+ 血症伴脱水。

由于及时发现并处理,避免了腰麻后的血压急骤下降,以及病情的恶化。

病例 2 男,72 岁,68 kg,前列腺增生肥大,拟在腰硬联合麻醉下行前列腺电切术。术前患者一般情况尚好,心、肺、肝、肾功能正常,无手术及麻醉禁

忌。患者入手术室,开放静脉,腰麻用药1％丁卡因10 mg,硬膜外麻醉用药为2％利多卡因与0.75％布比卡因各10 mL稀释为1％利多卡因与0.375％布比卡因混合液。手术开始顺利,麻醉效果满意,患者无不适。手术开始近2 h时,患者出现烦躁不安,呼吸急促,静注咪达唑仑2 mg。同时急查血气示:pH 7.30,PO_2 85 mmHg,PCO_2 31 mmHg,BE －6 mmol/L,K^+ 3.5 mmol/L,Na^+ 120 mmol/L,Ca^{2+} 0.98 mmol/L,Hb 83 g/L,Hct 25％。

诊断:低Na^+血症伴容量增多(水中毒),立即告知术者停用冲洗液。

治疗:10％NaCl 100 mL(10 g)加入生理盐水500 mL静滴,并静注呋塞米(速尿)20 mg,面罩加压给氧,30 min后患者病情好转,安静、配合、呼吸平稳,后续手术冲洗液改为甘露醇。复查血气Na^+ 130 mmol/L,其他指标无明显变化,2 h后Na^+ 138 mmol/L,Hb 100 g/L,Hct 29％,pH 7.35,PO_2 253 mmHg,FiO_2 40％,PCO_2 35 mmHg,BE －3 mmol/L,K^+ 3.5 mmol/L,Ca^{2+} 1.0 mmol/L。术毕患者清醒、配合,生命体征正常送回病房。

从20世纪80年代国内各医院相继开展前列腺电切术以来,术中或术后出现低Na^+血症伴容量增加即急性水中毒(TURP综合征)的病例时有报道,严重者甚至引起患者的死亡。分析原因,由于前列腺电切当时用的是单极电切刀头,灌洗液必须是不导电的液体,而且用量相当大,一般需上万毫升,手术时间长者需3万～4万毫升,如此大量的冲洗液若用甘露醇则成本太高,故有的医院采用5％葡萄糖液作为冲洗液。由于前列腺电切时创面处于相对高的压力下,大量的冲洗液可由创面吸收入血,5％葡萄糖液吸收后葡萄糖分解留下的为纯水,体内水过多,造成稀释性低Na^+血症水中毒(低Na^+、低渗、容量过多)。当细胞外液低渗时,水向细胞内移动,造成细胞内液增多,脑细胞水肿,从而出现神经系统症状,如恶心呕吐、烦躁不安、头痛等。另外,前列腺创面的渗血虽然量不大,但长时间刮除与冲洗,其渗血量有时也很可观。作者曾监测冲洗液中的血红蛋白含量来计算手术中的出血量,如测得冲洗液含Hb 0.4 g/dL,冲洗液为20000 mL,患者术前Hb为12 g/dL,丢失Hb=0.4 g×20000/100=80 g,失血量80 g÷12 g×100 mL=667 mL,故前列腺电切术不仅有水中毒的风险,同时还有失血过多的可能。

目前前列腺电切早已改用双极电凝,冲洗液为生理盐水,虽然不会发生纯水水中毒,但生理盐水含Na^+、Cl^-各154 mmol,Cl^-含量明显高于血浆,被创面大量吸收后可导致高血容量、心衰、高Cl^-性酸中毒,因此术中必须加强监测和利尿,最好当冲洗液达到6000～10000 mL时常规给予速尿20 mg iv,并监测血气、电解质、Hb以防水中毒或容量超负荷、高Cl^-性酸中毒的发生。

提示:稀释性低 Na^+ 血症(水中毒)不论是急性还是慢性(围术期发生的多是急性),其治疗首先是严格控制水的进入和促进水的排出即脱水,而不是补 Na^+。利尿脱水用呋塞米 20～40 mg iv,作用快,效果好,不增加容量负荷。

第六节　高钠血症及病例分析

血清 $Na^+>145$ mmol/L 为高 Na^+ 血症,血 $Na^+>160$ mmol/L 为严重高 Na^+ 血症。

一、分类

$$分类\begin{cases} 高\ Na^+、高渗伴脱水(高渗性脱水)最常见 \\ 高容量性高钠血症(高渗性水过多、盐中毒、钠中毒) \end{cases}$$

二、高 Na^+ 高渗伴脱水(高渗性脱水)

(一)特点

失水>失 Na^+,血 $Na^+>145$ mmol/L,Posm>320 mOsml/L。

(二)原因

原因
- 水摄入↓（正常人最少摄入水 1500 mL/d）
  - 不能饮水——频繁呕吐,昏迷,吞咽困难
  - 水源断绝——沙漠、灾区
- 水丢失过多
  - 呼吸道失水过多——气管造口,过度呼吸等丢失水分为纯水
  - 经皮肤丢失过多——高烧,大量出汗,体温↑1 ℃,皮肤不显失水增加 500 mL/d。烧伤渗出又未得到水的补充
  - 经肾失水——中枢性尿崩症时 ADH 产生和释放不足,肾型尿崩症时肾远曲小管和集合管对 ADH 反应不敏感
  - 失水>失 Na^+
    - 胃肠道失液——呕吐,婴儿腹泻,失水>失 Na^+
    - 大量出汗——汗为低 Na^+ 液体
    - 渗透性利尿——甘露醇、尿素、高渗葡萄糖利尿

三、急性高 Na^+ 血症伴脱水（急性高渗性脱水）

（一）特点

细胞外液↓↓，尿↓，血 Na^+ ↑，Posm↑。

（二）原因

多见于短时间内高热，大量出汗，呼吸道水分丢失或/和进饮过少。

（三）病理生理改变

病理生理改变
{
原发性脱水
细胞外液减少
} 血容量↓ {
Posm↑→ADH↑→水重吸收↑→尿↓
肾血流↓→激活 RAAS→醛固酮↑，Na^+ 水重吸收↑
}

机体最低每日排出水 1300～1500 mL 使血容量进一步↓ {
皮肤 300～500 mL，电解质含量少
呼吸道 350 mL，不含电解质
} 不受血容量影响，为强制性失水
尿 500 mL，最低尿量，否则不能排出体内废物
大便 100～150 mL

细胞外液↓，Posm↑→细胞内液水向细胞外移动→细胞内液↓

细胞内、外液容量均减少，而以细胞内液减少为主

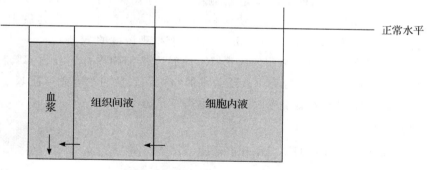

图 3-2 高渗性脱水体液变动示意图

正常水平

血浆　组织间液　细胞内液

(四)临床表现

临床表现

1. 口渴是高渗性脱水的重要特点,与脱水程度呈正相关,也是区别低渗性脱水的重要特点
2. 尿量↓,尿比重↑
3. 细胞外液↓,血容量↓,BP↓,HR↑→严重时出现休克
4. 细胞内液中的水向细胞外液转移→细胞内脱水明显
5. 严重患者脑细胞脱水→CNS功能障碍→嗜睡、肌肉抽搐→昏迷→死亡
6. 脑细胞脱水→大脑体积缩水→静脉牵拉破裂→脑出血和蛛网膜下腔出血
7. 血液浓缩→Hb↑,Hct↑
8. 皮肤蒸发水分↓→散热受限→体温↑(脱水热,严重患儿易发生)

(五)治疗

治疗

病因治疗

纠正脱水和高 Na^+、高渗状态:视脱水程度,严重者快速人工补胶体液 500 mL 后给 5% GS 500~1000 mL,再根据血 Na^+、BP、HR、Hb、Hct 及尿量监测结果进行调整,第一小时一般补液 1000~2000 mL,先快后慢,HR↓、尿量↑时可减慢速度,再以平衡液 500~1000 mL 维持(含有生理浓度的 Na^+)

适当补 K^+:由于细胞内脱水,K^+ 同时也从细胞内释出→血 K^+↑→K^+ 从尿中排出↑,故随脱水的纠正和尿量的↑应适当补 K^+

避免使用高渗葡萄糖液以防加重高渗状态

(六)监测

监测

常规监测:BP、HR、RR、SpO_2、ECG

血气、电解质

Hb、Hct

尿量、尿比重

CVP

四、高 Na$^+$ 高渗伴容量过多(高渗性水过多、盐中毒、Na$^+$ 过多)

(一)特点

血 Na$^+$ > 145 mmol/L, Posm > 390 mOsmol/L, 细胞外液 ↑↑。

(二)原因

原因 { 医源性盐摄入过多,如大量输注 NaHCO$_3$、高渗 NaCl
原发性钠潴留,如原发性醛固酮增多症

(三)病理、生理改变与临床表现

病理、生理改变与临床表现 {
原发性 Na$^+$ 增多
细胞外液 ↑ 为主→细胞外液 Posm ↑→细胞内水向组织外移动→细胞内脱水→CNS 功能障碍→躁动不安、嗜睡→昏迷→死亡
细胞外液 ↑↑→血容量 ↑↑, BP ↑, 脉压增大, HR 有力, 静脉充盈, 肺水 ↑→肺水肿, 稀释性 Hb ↓, Hct ↓, 血浆蛋白 ↓, 伴随血 Cl$^-$ ↑
口渴
体重 ↑

(四)治疗

治疗 {
原发病治疗,停止钠、水的摄入
肾功能正常者可用强效利尿剂呋塞米 20～40 mg iv, 排出水分和 Na$^+$
严重高 Na$^+$ 高渗容量过多者可用血透,在严密监测条件下排水排 Na$^+$

五、高 Na$^+$ 血症病例分析

病例 1 女,32 岁,45 kg,诊断为慢性盆腔炎、不孕症,拟在全麻下施行宫腹腔镜腹盆腔探查＋输卵管通液术。术前一般情况尚可,偏瘦,轻度贫血,Hb 10 g/dL, Hct 30%, 心、肺、肝、肾功能正常,入室后常规监测 BP、HR、SpO$_2$、ECG。开通静脉,输注平衡液(乐加)500 mL, 开始麻醉诱导:咪达唑仑 2 mg、依托咪酯 16 mg、顺式阿曲库铵 10 mg、舒芬太尼 25 μg 等顺序静脉推注,顺利置入喉罩,全凭静脉麻醉维持。手术中发现盆腔炎症严重,有大量的积液、积脓,使用大量的生理盐水(约 1 万毫升)进行反复冲洗;双侧输卵管有曲折粘连,进行粘连分离,最后行宫腔镜检查并行输卵管通液,手术历时 2 h 55 min,

麻醉时间 3 h 20 min。术中 BP、HR、SpO_2 正常，查血气监测示：pH 7.36，PaO_2 350 mmHg，FiO_2 68%，$PaCO_2$ 41 mmHg，HCO_3^- 23 mmol/l，BE -3 mmol/L，K^+ 3.8 mmol/L，Na^+ 145 mmol/L，Ca^{2+} 1.0 mmol/L，Hb 15 g/dL，Hct 45%。术中出入量：乐加 500 mL，万汶 500 mL，尿 200 mL，术毕送 PACU。

入 PACU 后，BP 120/90→100/80→80/60（mmHg）；HR 98→100→120→140（bpm），患者清醒；血气 pH 7.38，PaO_2 135 mmHg，FiO_2 30%，$PaCO_2$ 35 mmHg，HCO_3^- 24 mmol/L，BE 2 mmol/L，K^+ 3.7 mmol/L，Na^+ 150 mmol/L，Ca^{2+} 1.01 mmol/L，Hb 17 g/dL，Hct 50%。腹部软，无压痛，由于患者已不能耐受喉罩，即将喉罩拔除，同时加快输液。

诊断：高 Na^+ 高渗性脱水。

处理：乐加 500 mL 和万汶 500 mL 快速静滴后 BP 逐渐提升并稳定于 120/90 mmHg 左右，HR 由 140 bpm 逐步下降至 100 bpm，随后又输注 5% 葡萄糖 500 mL 和乐加 500 mL，BP、HR 稳定于正常范围。复查血气、电解质均在正常范围，Hb 12.3 g/dL，Hct 38%。

此时患者主动向医生讲述术前一晚后半夜发热，早上出了一身大汗，近一个月来每天均有低烧、食欲差等现象，结合术中盆腔炎症明显，有大量的脓液，并用盐水冲洗等病史不难判断符合高 Na^+ 高渗伴脱水的诊断。

分析：

1. 患者患慢性盆腔炎、不孕症，近一月低烧，进食不佳，术前一晚发烧出汗，以失水为主，术前已存在脱水。

2. 盆腔内有大量的脓液被冲洗吸出，有体液丧失，粘连分离创面有一定的出血。

3. 麻醉 3 h 20 min，手术 2 h 55 min，期间小便 200 mL，术中 Hb 15 g/dL，Hct 45%，比术前 Hb 10 g/dL、Hct 30% 已有明显提高，血 Na^+ 145 mmol/L 为正常上限，与术前 142 mmol/L 相比略高，这些变化已说明血容量↓，血液浓缩，血 Na^+ 开始↑。

4. 入 PACU 后患者主要变现为 BP 下降和 HR 增快，血液浓缩，血 Na^+、Hb、Hct 进一步上升，由于术中仅输液 1000 mL，显然不足，故脱水症状明显并加重。

5. 诊断明确后处理及时，患者病情迅速好转并稳定。

提示：

1. 术前病史需仔细了解，尤其是术前一天的情况，麻醉前应提前预防。

2. 术中化验结果应与术前进行比较。一般情况下,术前病房采血是在清晨禁食状态下,血液会有一定的浓缩,而麻醉前后会有一定的扩容,Hb 通常会比术前略低 1~2 g/dL,而出现 Hb 比术前增高的情况较少见,应引起麻醉医生的重视。

3. 术后入 PACU 后 Hb、Hct 进一步上升,BP↓、HR↑则更应意识到脱水的可能性。

目前手术间和 PACU 都有血气、电解质的床边监测,为及时诊断提供了方便,也为及时正确处理病情,为提高麻醉的安全性创造了良好的条件。

病例 2　男,58 岁,62 kg,车祸致重症颅脑损伤。患者深昏迷,在某院急诊室内留观,气管内插管呼吸机维持呼吸 BP 70/50 mmHg,HR 110~132 bpm。血气示:pH 6.82,PaO_2 58 mmHg,FiO_2 100%,$PaCO_2$ 110 mmHg,HCO_3^- 10 mmol/L,BE −25 mmol/L,K^+ 2.8 mmol/L,Na^+ 162 mmol/L,Cl^- 123 mmol/L,Ca^{2+} 1.98 mmol/L,Hb 6.7 g/dL,Hct 21%,多巴胺维持血压,急请会诊。

会诊所见:患者深昏迷,各种反射消失,双侧瞳孔散大到边,球结膜严重水肿,肺部听诊,满肺湿啰音,仅在两肺尖可闻及呼吸音,BP 70~80/50~60 mmHg,HR 120~140 bpm,急查化验结果与上述接近。查病历发现患者入急诊室至会诊时约 2 h,共输注 5% 葡萄糖盐水 500 mL、706 代血浆 500 mL、50% 葡萄糖注射液 50 mL×3,静推 25% 葡萄糖注射液 50 mL×3,静滴 20% 甘露醇 250 mL,5%$NaHCO_3$ 250 mL×3 瓶(750 mL),共计入量 2300 mL,尿不到 50 mL。

诊断:重症颅脑外伤、深昏迷,严重高 Na^+ 性水过多,高氯性酸中毒＋呼酸,多器官功能衰竭,濒死期。

处理:

1. 调整呼吸机参数,增加分钟通气量(提高潮气量和呼吸次数),加用 PEEP 10 cmH_2O,吸痰保持呼吸道通畅。

2. 调整多巴胺用量至 15 μg/(kg·min),加用肾上腺素 0.1~0.2 μg/(kg·min)静滴,提升血压。

3. 利尿排水,速尿 80 mg 静推。

4. 补 K^+,10% KCl 10 mL 稀释至 50 mL,中心静脉静滴 1 h 滴完。

5.5% $NaHCO_3$ 50 mL 静推。

6.10% $CaCl_2$ 1 g 静脉 15 min 推注,病情仍无明显好转。30 min 后血气结果:pH 7.03,PaO_2 62 mmHg,FiO_2 100%,$PaCO_2$ 90 mmHg,HCO_3^- 12 mmol/L，BE -21 mmol/L，K^+ 3.0 mmol/L，Na^+ 160 mmol/L，Cl^- 120 mmol/L，Ca^{2+} 2.0 mmol/L，Hb 6.8 g/dL，Hct 22%，BP 70～80 mmHg，HR 120～130 bpm。1 h 后心跳停止，死亡。

分析：

1. 患者重症颅脑外伤，病情危重，已不宜手术治疗，病因不能消除。

2. 为了降低颅内压，使用了大量的高渗葡萄糖液。高渗葡萄糖液具有高渗性利尿作用，利用高渗葡萄糖利尿脱水来降低颅内压，不仅效果有限而且作用时间短暂。葡萄糖分解利用后剩下的为纯水，患者输注高渗葡萄糖液 300 mL、5% GS 500 mL 共计 800 mL，相当于输水 800 mL，即可造成细胞外液渗透压↓，水向细胞内移动，引起脑细胞水肿，加重颅内高压，这种处理显然不妥。

3. pH 6.80～7.80 是机体可以生存的最大限度，患者 pH 6.83 已接近可以生存的最低限度。该患者造成严重酸中毒的原因是多方面的，其中主要为重症颅脑损伤、中枢性呼吸抑制，加之水过多致肺水肿造成缺 O_2 和 CO_2 蓄积的Ⅱ型呼衰，循环衰竭、低血压组织灌注不良所致的代酸，以及高 Cl^- 性酸中毒等综合因素。

为了纠正酸中毒使用了大剂量的 5% $NaHCO_3$（共 750 mL）。5% $NaHCO_3$ 为高渗含 Na^+ 溶液，其渗透压为血浆渗透压的 4 倍，大量使用（>2 mmol/kg）可造成医源性高 Na^+ 高渗，使细胞内的水向细胞外液转移，细胞外液容量明显增多，引起高 Na^+ 高渗水过多；$NaHCO_3$ 进入体内分解出的 CO_2（$HCO_3^- + H^+ \rightarrow H_2CO_3 \rightarrow H_2O + CO_2$）经肺排出以达到纠酸的目的。因此，输注$NaHCO_3$应加强通气才能排出 CO_2，否则会加重 CO_2 的蓄积。该患者肺水肿，呼吸功能衰竭，CO_2 进入心肌细胞，可加重心肌酸中毒，抑制心肌收缩，对该患者更为不利。

4. 患者多器官功能衰竭，严重内环境紊乱，在酸中毒不能改善的条件下，心血管系统对升压药的反应极差，尽管使用了大量的升压药物，血压仍不能提升并维持，脏器与组织灌注不能改善，酸中毒加重，形成恶性循环。该患者除上述呼吸、循环因素所致的酸中毒外，还有高 Cl^- 性酸中毒和低血 K^+，应该补 KCl 纠正低 K^+，但又增加了 Cl^- 的含量，补 $NaHCO_3$ 纠正高 Cl^- 性酸中毒又增加了 Na^+ 和 CO_2，加重高 Na^+ 高渗，故在治疗上矛盾重重。早期临床处理若有不当，后期更难处理。该患者由于原发病危重，多器官功能衰竭，加之医源性高 Na^+ 高渗水过多，终使病情无法改善。

提示：

1. 降颅内压不宜大量使用高渗葡萄糖液，常用的是 20％甘露醇 0.5～1 g/kg，必要时加用利尿药呋塞米。用高渗葡萄糖液降颅内压不仅效果短暂，而且有反跳，大量使用时有发生水中毒的风险。

2. 纠酸首先要分析酸中毒的原因，对症处理方能有效。$NaHCO_3$ 不宜大量盲目静滴，应在严密监测下分次静滴。pH≤7.25，HCO_3^-≤15 mmol/L，BE≤−10 mmol/L 时可用 5％ $NaHCO_3$ 治疗，首次 5％ $NaHCO_3$ 2 mL/kg（5％ $NaHCO_3$ 1 mL＝0.6 mmol），查血气后决定再进一步用药。

呼吸性酸中毒应以改善呼吸的通气功能为主。酸中毒时因离子交换机制，H^+ 进入细胞内，K^+ 被置换出细胞外，一般常伴有高血 K^+。但当酸中毒同时伴有低血 K^+ 时，应先补 K^+ 后纠酸，以防纠酸后血 K^+ 更低。

3. 高 Na^+ 水过多伴高 Cl^- 性酸中毒一般处理比较困难。高 Na^+ 可通过补水来稀释，但水过多必须限水；Cl^- 与 HCO_3^- 呈负相关，高 Cl^-，HCO_3^- 必然少，形成高 Cl^- 性酸中毒，应适当补 $NaHCO_3$，但补 $NaHCO_3$ 患者又导致高 Na^+ 血症，故矛盾多，处理困难，可采用血液透析的方法将水分与高 Na^+、高 Cl^- 排出（该患者不适用）。

第四章
围术期常见的水与钠代谢紊乱

围术期多种外科疾病、创伤、手术、麻醉均可引起水、Na^+代谢紊乱,列举以下几种最易发生水、Na^+代谢紊乱的围术期疾病,临床医生应引起重视。

第一节 腹部外科

一、急性腹膜炎

因各种原因(空腔脏器穿孔、腹部创伤、手术、器官破裂、脏器缺血、继发细菌感染等)引起腹腔脏层、壁层的腹膜发生急性炎症。

腹膜不仅覆盖于腹腔内面,而且覆盖于腹腔各脏器的表面,其面积约 2 m^2,相当于全身皮肤的面积。腹膜含有丰富的血管、淋巴、结缔组织、脂肪细胞、巨噬细胞和胶原纤维。腹膜是双向的半透膜,水、电解质、尿素、细菌毒素均可透过而被吸收。腹膜具有强大的渗出和吸收功能,正常腹膜腔内有 $50\sim100$ mL 液体,起滑润作用,并保持动态循环状态。

急性腹膜炎时,腹膜分泌大量渗出液,起到稀释和减轻炎症刺激作用,但大量渗出时可造成水、电解质代谢紊乱。

腹膜炎症时,血管扩张,通透性增强,大量血浆样液体由细胞外液渗入腹腔,形成急性扩张的第三间隙,有统计表明 24 h 内丧失液体可高达 $4000\sim6000$ mL。

临床上引起急性腹膜炎的原因以急性化脓性阑尾穿孔、胃穿孔、急性出血性坏死性胰腺炎为最多见。

二、急性出血性坏死性胰腺炎的水、Na^+代谢紊乱

急性出血性坏死性胰腺炎为胰腺炎的重症型,病死率高达 50%。早期主要死亡原因为休克、感染或多器官功能衰竭,后期为胰腺脓肿、出血、胰瘘和营

养不良等并发症。

体液与电解质的丢失:胰腺炎时大量活化酶和酚的分解产物的刺激使胰腺周围、腹膜后间隙、腹膜腔大量炎性物质渗出→低血容量休克。

腹膜面积约等于全身体表面积,胰腺炎的渗出相当于100%体表面积"化学烧伤",最初 6 h 内可丢失体液20%～30%,同时渗液中的血管活性物质可引起毛细血管扩张,通透性↑,心排量↓,外周阻力↓和低血压→休克→器官(包括胰腺)组织灌注不足,加重组织缺血、缺 O_2。

在体液丢失的同时有大量蛋白质、Na^+、K^+、Cl^- 的丢失,出现低蛋白血症、低 Na^+、低 K^+、低 Cl^-、低 Mg^{2+}、低 Ca^{2+}、低磷以及代谢性酸中毒等严重情况。

经腹膜还可吸收大量毒素→机体中毒→感染性休克→多器官功能不良(MODS),其中最早最常见累及的器官是肺。胰腺释放的活性物质刺激肺脏发生 ARDS,渗出增加可加重体液的丢失和缺氧程度→MOF→死亡。

早期救
治重点
{
1. 建立良好的输液通路,深静脉穿刺置管监测 CVP
2. 补充血容量抗休克——第一个 24 h 输注量 5000～10000 mL
3. 纠正循环功能衰竭——维持心血管功能稳定
4. 维持呼吸道通畅,充分给氧——密切观察氧合指数的变化
5. 纠正酸中毒
6. 加强监测
}

三、肠梗阻的水、电解质紊乱

肠内容物不能正常经肛门排出为肠梗阻。肠梗阻可因机械因素如粪石、蛔虫、肿瘤、炎症狭窄使肠腔堵塞,动力因素——肠麻痹,以及血运因素——肠系膜血管栓塞,血栓形成而发生。

肠梗阻对机体的影响与以下因素有关:早期还是晚期,完全性还是不完全性,持续时间长短,血运是否阻断或绞窄,肠管是否坏死和穿孔,有无继发性腹膜炎等情况。

肠梗阻时肠腔内压增高,肠壁静脉血流受阻,肠壁充血水肿,渗出,大量血浆和血液成分进入肠腔、肠壁和腹腔内→低血容量→休克。

肠黏膜对缺血非常敏感,血供停止数分钟,肠黏膜绒毛损害已达顶点,表皮细胞脱落。缺血 30～60 min,绒毛几乎全部脱落,向肠腔内渗出和出血,肠黏膜的保护性屏障作用丧失,为肠道细菌及其毒素侵入机体打开了门户。

(一)肠梗阻引起水、电解质紊乱的类型取决于梗阻部位的高低

正常消化道每日分泌液的量可高达 5000～10000 mL,包括唾液、胃液、胆汁、胰液及肠液,并富含各种电解质、酶和多肽类物质。各种消化液的电解质成分虽然不同,但其渗透压则几乎相同,与细胞外液类似。分泌的消化液大部分沿小肠吸收,有 1000～2000 mL 由回肠进入结肠,在右半结肠再吸收,最后由粪便排出的仅 100～200 mL。各种消化液的电解成分和分泌量见表 4-1。

表 4-1　胃肠液分泌量与电解质含量(24 h 平均值和波动范围)

	Na^+ (mmol/L)	K^+ (mmol/L)	Cl^- (mmol/L)	HCO_3^- (mmol/L)	分泌量 (mL)
胃液高酸	20(10～30)	10(5～40)	120(80～150)	0	1000～9000
胃液低酸	80(70～140)	15(5～40)	90(40～120)	5～25	1000～2500
胰液	140(115～180)	5(3～8)	75(55～95)	80(60～110)	500～1000
胆汁	148(130～160)	5(3～12)	100(90～120)	35(30～40)	300～1000

(二)不同部位肠梗阻对水、电解质的影响

1. 幽门梗阻:反复呕吐损失大量胃液(含盐酸和氯化钾),导致脱水、代谢性碱中毒合并低 K^+、低 Cl^- 血症,补液中以生理盐水或平衡液为主,并适当补 K^+。

2. 远端十二指肠或近端空肠梗阻:丧失碱性胆、胰液多于胃液→代谢性酸中毒,肠内积液→脱水→低容量休克,补液中注意纠正酸中毒。

3. 低位肠梗阻(回肠末端):水分丢失多于电解质的丢失。大量肠道渗出液积聚在肠腔内,形成被隔离的第三间隙体液,有时可达 5000～10000 mL→低血容量→血液浓缩→细胞内脱水→循环衰竭→肾衰→死亡。

4. 绞窄性肠梗阻:肠系膜血管性梗阻,大部分小肠扭转→小肠坏死→严重脱水,电解质紊乱＋大量血液丢失＋毒素吸收→休克→严重感染→MOF→死亡。

5. 小肠瘘:创伤、疾病或手术后的高位小肠瘘(十二指肠、空肠)是一种严重的外科并发症,每天流失消化道液可达数千毫升,不仅造成脱水、电解质紊乱,酸碱失衡,低血容量,而且丢失酶和各种多肽类蛋白,病情复杂,死亡率高达 50%。

（三）肠梗阻手术前应尽可能纠正低血容量

术中除需要补充 24 h 日需量、出血量、禁食丢失的体液外，还要特别注意两点：①腹膜炎造成的腹腔渗出液；②肠腔内渗出的积液量。这两部分的渗出量必须给予充分评估（如术中吸引量、纱布沾湿的含液量），并给予补充。肠管暴露较长时间的手术，不显失水量的计算，从开腹至关腹可按 4～6 mL/(kg·h) 计算，晶胶比一般可按 2∶1 计算，并在严密监测下补充电解质及血制品。

第二节　烧伤患者的水、电解质紊乱

火焰、热液、蒸汽、电流、射线、化疗物品通过直接接触或介导作用于局部组织（主要是皮肤组织，严重者可伤及皮下组织、肌肉、骨骼、神经、血管、内脏），加热至超过组织细胞耐受的温度，使细胞内的蛋白质酶发生变性而引起的热损伤称为烧伤。

皮肤是人体最大的器官，占体重的 14%～17%。皮肤由表皮和真皮组成，表皮为上皮组织，真皮为致密结缔组织。皮肤是人体的天然屏障，具有保护体内组织，排泄废物，调节体温，维持水、电解质平衡，感受冷、热、痛、触等刺激以及免疫功能，但不具储备和代谢能力，其再生能力有限。

一、烧伤程度

热损伤的严重程度取决于致热源的温度和接触时间，对机体的影响取决于损伤面积、深度、部位和有无感染及个体因素（年龄、健康状况）。

烧伤程度与温度、时间的关系 $\begin{cases} \text{表皮组织坏死 70 ℃ 1 s 或 50 ℃ 3 min} \\ \text{皮肤全层坏死 42 ℃ 6 h} \\ \text{局部组织温度＜58 ℃，液化坏死；＞65 ℃，凝固性坏死} \end{cases}$

烧伤深度分法

Ⅰ°（红斑性烧伤）：伤及表皮角质层、透明层、颗粒层，生发层健在。局部似红斑，红、肿、热、痛，无水泡，3～5天脱屑痊愈，不留瘢痕

Ⅱ°

浅Ⅱ°：整个表皮直至生发层或真皮乳突层的损伤，有水泡，内含淡黄色澄清液体或蛋白胶状物，水泡下为红润潮湿创面，疼痛，1～2周愈合，不留瘢痕

深Ⅱ°：包括乳突层的真皮，但仍残留部分真皮，可再生上皮，不需要植皮，可自行愈合。局部肿胀，表皮较白或棕黄，间有小水泡，感觉迟钝，温度下降，3～4周愈合，多遗留瘢痕，其坏死组织为痂皮

Ⅲ°（焦痂性烧伤）：全层皮肤以下的损伤（表皮、真皮及附件毛囊、汗腺全部），有时可达皮下脂肪、肌肉、骨骼、内脏，局部苍白、黄褐或焦黄，严重者呈焦灼或炭化，无水泡，无知觉，发凉，其坏死组织为焦痂

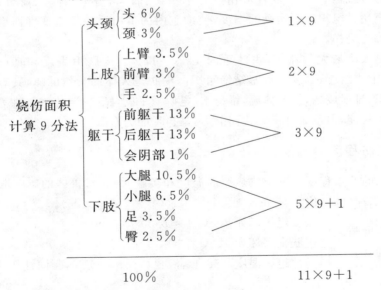

烧伤面积计算9分法

头颈 {头 6%，颈 3%} 1×9

上肢 {上臂 3.5%，前臂 3%，手 2.5%} 2×9

躯干 {前躯干 13%，后躯干 13%，会阴部 1%} 3×9

下肢 {大腿 10.5%，小腿 6.5%，足 3.5%，臀 2.5%} 5×9+1

100%　　　　11×9+1

手掌法：手掌五指并齐，一个手掌为1%。

轻度：总面积＜10％（小儿总面积＜5％）

中度：总面积11％～30％或Ⅲ°＜10％（小儿总面积5％～15％或Ⅲ°＜5％）

烧伤临床分类 重度：总面积31％～50％或Ⅲ° 11％～20％（小儿总面积16％～25％或Ⅲ°＜10％）

特重：总面积＞50％或Ⅲ°＞20％（小儿总面积＞25％或Ⅲ°＞10％）

二、烧伤临床过程

烧伤临床过程分三期（三期互相重叠又互相影响）：

1. 体液渗出期（休克期）

伤后36～48 h（严重者达72 h），毛细血管扩张，通透性↑→血浆渗出：①皮肤形成水泡，②组织间液水肿→水分、盐、蛋白质丧失→血容量↓→休克。

大面积热损伤 {
Ⅱ°＞20％
Ⅲ°＞10％
面部烧伤
两手烧伤
两足烧伤
会阴部烧伤
＜2岁（头部烧伤＞5％）
＞60岁
合并有其他创伤或原有疾病的热损伤
}

头部血循环丰富，组织疏松，水肿较剧，组织坏死，水肿压迫，血栓形成→缺血、缺氧，K^+移出细胞，Na^+进入细胞→细胞内水肿，低血容量、低蛋白、低Na^+血症。代酸低灌注所致的组织细胞缺氧是休克的基本病理生理改变。

代偿：血管收缩，回心血量↑，HR↑→CO↑；醛固酮分泌↑→排Na^+↓；ADH↑→吸水↑；饮水↑→细胞外液↑，最终血容量↑。

水肿回收期（48～72 h）：毛细血管通透性逐渐恢复，水肿液开始回收，组织水肿逐渐消退，创面变干，血液被稀释，若大量输液可造成容量超负荷→心衰、肺水肿、脑水肿。

2. 急性感染期（最早伤后6～8 h开始→3～4周，以预防为主）

创面的坏死组织及大量含蛋白质的渗出液是细菌良好的培养基，易被感染，细菌来自伤口污染、外部环境、自身呼吸道、消化道。最早伤后6～8 h开始→炎症→化脓→败血症。急性感染在水肿回收期为高潮,焦痂或痂皮"自溶脱痂",富含蛋白质的溶解组织又是细菌生长的良好条件,故感染期可延期至伤后3～4周。

3. 修复期(促使创面早期愈合)

(1)创面修复:Ⅰ°:3～5 d痊愈,无瘢痕;浅Ⅱ°:1～2周,不留瘢痕;深Ⅱ°:无感染3～4周,留瘢痕;Ⅲ°:不能自愈,经切痂、植皮后愈合,留瘢痕。

(2)功能修复:深Ⅱ°、Ⅲ°烧伤遗留瘢痕影响功能,需功能锻炼和整形矫正修复功能。

三、治疗

1. 抗休克(容量复苏):(1)补液早期<6 h,>6 h已发生休克为休克延迟复苏;(2)有效:量和质。

2. 抗感染。

3. 创面处理(手术治疗)。

4. 功能康复。

四、烧伤后水代谢紊乱

成人Ⅱ°、Ⅲ°烧伤>20%,小儿>10%均可发生休克。

(一)低血容量性休克是烧伤后水、Na^+代谢紊乱的主要表现

1. 体液丧失原因

(1)皮肤蒸发水分每天可高达4～6 L,不显性失水较正常增加10～20倍。其量的多少与以下因素有关:

因素 {

与烧伤面积有关 {

Ⅱ°、Ⅲ°面积<40%,每1%面积蒸发水量1.8(1.25～2.63)mL/(kg・d)

Ⅱ°、Ⅲ°面积>40%,每1%面积蒸发水量1.2(0.8～1.7)mL/(kg・d)
}

不同材料的创面皮肤覆盖物,失水量占真皮百分比 {

一般人工皮、羊膜占60%,失水最多

冻干猪皮占33%

深低温保存猪皮占13%

新鲜猪皮占6%,失水最少
}

48 h的蒸发水来自创面渗出的血浆;Ⅲ°烧伤2周左右痂皮溶解时蒸发水量↑;肉芽暴露;创面植皮后蒸发的水仍大于正常皮肤
}

（2）组织间隙水潴留（组织水肿）

原因 $\begin{cases} 毛细血管通透性↑ \\ 体液渗出血管外→烧伤周围组织内（水肿） \\ 水肿程度与烧伤抗休克期补液量呈直线关系（烧伤早期补液量不 \\ \qquad 宜过多） \end{cases}$

（3）吸入性损伤或气管造口

原因 $\begin{cases} 重度烟雾吸入后其体液丧失≈30\%的体表烧伤 \\ 早期气道黏膜血管通透性↑→充血水肿分泌物↑→肺水肿 \\ 全身补液不足→休克→缺 O_2 性损伤→加重肺水肿 \\ 早期补液不宜过于限制 \end{cases}$

（4）发烧：体温每升高 1 ℃，丧失水↑500 mL/d。

（5）环境因素，诸如室温高、光疗仪照射、热风吹干、气流飘浮床等都可造成创面水分蒸发增加。

2. 临床主要表现

表现 $\begin{cases} 组织水肿：伤后 24～48 h 达高峰，体重↑↑ \\ 有效循环量不足：BP↓，MAP↓，HR↑↑，CVP↓，CO↓，尿量↓↓ \\ 血液浓缩：Hb↑，Hct↑，Posm↑，口渴 \\ 微循环障碍：面色苍白，四肢湿冷 \end{cases}$

3. 治疗

治疗 $\begin{cases} 早期处理 \begin{cases} 不论有无休克应尽早开通静脉通路 \\ 快速有效补充血容量 \begin{cases} 晶体——平衡液为主 \\ 胶体——人工胶体或血浆 \end{cases} \end{cases} \\ 输液原则 \begin{cases} 先晶后胶 \\ 先快后慢 \\ 晶胶结合 \\ 先盐后糖 \end{cases} \\ 补液公式（24 h 补液量计算）： \\ \qquad 国内通用公式：成人 1.5 mL×烧伤面积（\%）×体重（kg），晶胶 \\ \qquad\qquad 比 2∶1 \\ \qquad\qquad 基础需要量=5\% GS，成人 2000 mL \\ \qquad\qquad 烧伤面积＞50\%者按 50\%计算 \\ \qquad 南京公式：TBSA×100±1000－2000，晶胶比 2∶1，基础水分 2000 mL \\ \qquad\qquad （适用于战时或成批伤员） \end{cases}$

治
疗

有吸入性损伤的患者在常规公式的基础上另加 1～2
mL/(％TBSA·kg)

小儿：2 mL/(％TBSA·kg)＋基础水分 70～100 mL/kg

婴儿：2 mL(％TBSA·kg)＋基础水分 100～150 mL/kg

补血浆：0.3～0.5 mL/(％TBSA·kg)

补白蛋白：1 g/kg

补液速度：第一个 24 h 的第一个 8 h 输入计算量的 1/2

第二个 8 h 输入计算量的 1/4

第三个 8 h 输入计算量的 1/4

第二个 24 h 输第一个 24 h 计算量的 1/2

第三个 24 h 仅输基础量

已发生休克(休克延迟复苏者)在入院 1～2 h 内补足按公式计算应
该补充的液体量,尽快纠正休克

(二)水过多

早期体液丧失,血容量减少→口渴→大量饮入不含 Na^+ 的水→低 Na^+→
水中毒;抗休克治疗不当→水中毒。

治疗:1. 限水;2. 利尿。

(三)烧伤手术治疗中的体液平衡

Ⅲ°烧伤创面不能自愈,其创面必须要求永久性覆盖才能愈合,只要有
5％Ⅲ°创面未愈合,患者生命仍有潜在危险,移植自体皮是唯一Ⅲ°创面达到
永久修复的方法,故手术切除Ⅲ°焦痂是提高生存率、减少并发症和缩短疗程
的有效方法,特别对死亡率极高的大面积Ⅲ°患者疗效显著。深Ⅱ°创面手术
可显著减少瘢痕增生的程度,因此手术治疗是处理深度烧伤创面的最佳治疗
方法。

1. 手术时机:伤后 3～5 d,渗出期过后 48 h 为宜。过早,坏死组织与有
活力的组织界面不清,处于渗出期,削痂后创面渗出多;过迟,感染机会增加→
手术失败,焦痂变硬不易削除,易过深。

2. 切痂植皮术:烧伤皮肤和皮下组织一并切除至深筋膜平面,一般在伤
后 4 d 内,早期切痂 48 h 内;Ⅲ°<5％,烧伤总面积<20％无休克者可急诊手
术;Ⅲ°>60％一般应分次做,首次伤后 4 d,第二次隔 3 d。

3. 术中体液丢失

$$
体液丢失
\begin{cases}
失液
\begin{cases}
尿液——与烧伤面积、切痂面积成比例 \\
不显失水——与室温、暴露时间有关
\end{cases} \\[2mm]
失血
\begin{cases}
切痂区——1\%烧伤面积出血 50～100\ mL \\
供皮区
\begin{cases}
与面积、厚度有关 \\
与暴露时间,是否用止血水、止血带有关
\end{cases}
\end{cases} \\[2mm]
血管扩张——多种麻醉药品均可致血管扩张而使有效循环血容量↓
\end{cases}
$$

4. 术中补液量估计

$$
补液
\begin{cases}
日需量:2000～2500\ mL(每小时 100\ mL) \\
禁食 8～12\ h 补液量[100×(8～12)h＝800～1200\ mL,1/2 量于 \\
\quad 4\ h 内输入] \\
失血量(监测、估计、计算或按切痂区、供皮区出血量估计) \\
不显失水
\begin{cases}
切痂面积＜20\%,4～6\ mL/(kg·h)按中等手术计算 \\
切痂面积 20\%～40\%,6～8\ mL/(kg·h)按大手术计算 \\
切痂面积＞40\%,8～15\ mL/(kg·h)按特大手术计算
\end{cases}
\end{cases}
$$

5. 补液种类

$$
补液种类
\begin{cases}
晶体
\begin{cases}
生理盐水——不宜过多,防高氯性酸中毒 \\
平衡液——电解质含量与血浆中的含量相近,是基础液体,如 \\
\quad 乐加、勃脉力 A \\
乳酸林格液——含乳酸根,多用于防止与治疗酸中毒 \\
5\%\ NaHCO_3——用于纠正酸中毒
\end{cases} \\[2mm]
水分——5\%～10\%\ GS,补充蒸发的失水(术中血 Na^+ 正常时一般不用) \\[2mm]
胶体
\begin{cases}
人工胶体——佳乐施、万汶、万衡、右旋糖酐等主要用于扩容 \\
\quad 抗休克 \\
自然胶体 \\
与凝血因子
\begin{cases}
新鲜冰冻血浆——提高 COP,补凝血因子 \\
白蛋白——纠正低蛋白血症 \\
冷沉淀——补凝血因子Ⅷ、纤维蛋白原 \\
血小板——纠正血小板过低 \\
纤维蛋白原——纠正纤维蛋白原过低 \\
浓缩红细胞——补充或纠正贫血 \\
全血
\end{cases}
\end{cases} \\[2mm]
晶胶比 2：1→1：1
\end{cases}
$$

6. 术中治疗目标

生命体征平稳 $\begin{cases} \text{BP 波动} < 20 \text{ mmHg,HR 波动} < 20 \text{ bpm} \\ \text{CVP 波动} < 3 \text{ cmH}_2\text{O,尿量 } 1 \sim 1.5 \text{ mL/(kg·h)} \\ \text{凝血指标:血小板} > 80 \times 10^9/\text{L,APTT 正常,纤维蛋白} \\ \qquad \text{原} > 1.5 \text{ g/L} \\ \text{血糖 } 6 \sim 11 \text{ mmol/L} \\ \text{血气正常范围,电解质基本正常} \\ \text{术毕清醒} \end{cases}$

五、烧伤患者电解质及酸碱失衡

(一)低 Na^+ 血症

血 $Na^+ < 135$ mmol/L。

原因 $\begin{cases} \text{补 } Na^+ \text{ 不足} \\ \text{而补水过多} \\ \text{失 } Na^+ \text{ 或 } Na^+ \\ \text{转入细胞内} \end{cases} \begin{cases} \text{早期创面渗出丧失水与 } Na^+, \text{Posm}\uparrow, \text{口渴,饮入不} \\ \qquad \text{含 } Na^+ \text{ 的水} \\ \text{输入大量不含 } Na^+ \text{ 或低 } Na^+ \text{ 溶液,如 } 5\%\text{GS} \\ \text{创面已覆盖,蒸发水}\downarrow, \text{但入量未减少} \\ \text{创面丢失——创面用低渗抗菌剂、低渗盐水、清水浸泡} \\ \text{长期使用有肾毒性的抗菌素——肾小管受损对 } Na^+ \text{ 的} \\ \qquad \text{重吸收障碍,烧伤后细胞内 } Na^+\text{、水潴留,原因有} \\ \qquad \text{待研究} \end{cases}$

(二)高 Na^+ 血症

血 $Na^+ > 150$ mmol/L。

原因 $\begin{cases} \text{补充蒸发水分不足——大面积烧伤创面失水量可高达 } 4 \sim 6 \text{ L/d,而补} \\ \qquad \text{充不足。如发热、气管切开、热风吹、烤灯烤,创面蒸发水}\uparrow\uparrow \\ \text{渗透性利尿——注射高渗葡萄糖,应激性高血糖,使用利尿剂等} \\ \text{输 } Na^+ \text{ 过多——抗休克液体复苏时输大量的含 } Na^+ \text{ 溶液如 } NaCl、 \\ \qquad NaHCO_3 \text{ 或乳酸钠等,烧伤后血容量}\downarrow, \text{醛固酮}\uparrow, \text{肾上腺皮质} \\ \qquad \text{激素}\uparrow, \text{排 } Na^+\downarrow \end{cases}$

(三)低 K^+ 血症

血 $K^+ < 3.5$ mmol/L。

原因 {
摄入↓——消化道功能紊乱、食欲不佳,消化道黏膜水肿,影响摄入
丢失 {
组织坏死,K$^+$自细胞内释出随尿排出
利尿
创面丢失
}
需要↑——伤后进入合成代谢期,糖原合成、蛋白质合成均需 K$^+$ 参与
异常转移——注入葡萄糖液、碱性药物过多过快,K$^+$→细胞内
}

(四)高 K$^+$ 血症

血 K$^+$>5.5 mmol/L。

原因 {
Ⅲ°或深度烧伤组织破坏、溶血→血 K$^+$↑
输库存血过多、过快(库血 2~3 周者血 K$^+$↑5~10 倍)
}

(五)低 Mg^{2+} 血症

血 Mg^{2+}<0.8 mmol/L。

原因 {
早期大量渗液,创面丢失
多次手术切痂
食欲不佳,摄入不足
静脉营养含 Mg^{2+} 不足
肾功能不全
}

烧伤后低 Mg^{2+} 发生率有报道高达 40%,成人每日静脉补充 MgSO$_4$1~2 g 予以预防。

(六)低 Ca^{2+} 血症和低磷血症

由于胃肠功能障碍,吸收↓,长期临床输入大量含枸橼酸盐的血液、血浆制品,可引起血 Ca^{2+}↓,尿 Ca^{2+} 排出↑,而引起低 Ca^{2+} 血症。伤后一周内易发生低磷血症。

(七)酸碱紊乱

分类与原因 {
1. 代谢性酸中毒 {
休克期——容量↓,BP↓,组织灌注不足,乳酸↑ →代酸
早期补 NaCl 过多→高氯性酸中毒
早期尿↓→无尿→酸性代谢产物不能排出
}
2. 呼吸性酸中毒——吸入性损伤→呼吸道梗阻,肺部并发症→通气不足,PCO$_2$↑
3. 呼吸性碱中毒——疼痛时呼吸过快,呼吸机参数不当,气管造口
4. 混合性酸碱失衡 {
代酸+呼酸——严重烧伤+吸入性损伤
代酸+呼碱——严重烧伤+高烧,呼吸↑
}
}

治疗:参考电解质、酸碱平衡紊乱章节。

六、烧伤患者电解质及酸碱失衡病例报告

2013年6月7日收治烧伤患者18人,其中重度6人,特重度3人。

病例1 男,42岁,火焰烧伤总面积80%(Ⅲ°65%,深Ⅱ°15%);

病例2 男,40岁,烧伤总面积65%(Ⅲ°43%,深Ⅱ°22%);

病例3 男35岁,烧伤总面积63%(Ⅲ°31%,深Ⅱ°32%)。

以上3例均有面、颈、双手、四肢等特殊部位烧伤及重度呼吸道损伤。18名伤员抵达医院,第一时间内麻醉科医生与烧伤科医生分工合作,首先进行了四项工作:①对有呼吸道损伤的伤员进行呼吸道维护,吸O_2,重者立即行气管内插管或气管切开置管接呼吸机治疗(5例);②有四肢烧伤的伤员行锁骨下静脉穿刺置管,进行输液(11例);③对无法行无创监测血压者,进行动脉穿刺置管行有创动脉监测(9例);④采血样进行各种生化检查(18人)。

以上措施均在患者出现水肿和发生休克前完成,有利于早期液体复苏,了解与判断病情,提高治疗效果。由于早期处理得当,9例重症无一例发生休克,经48 h治疗后7例病情稳定,决定手术治疗,另2例72 h后进行,即在三天内完成9例重症的手术切痂植皮手术。

围术期体液的平衡以最重的一例为例,第一个24 h入量为9295 mL,第二个24 h 9085 mL,第三个24 h 11488 mL,手术日为10823 mL,第五天8305 mL,虽然每日的出入量进出都很大,由于监测、调整及时,患者生命体征,内环境及肝、肾功能均在正常范围内,经3次手术,患者基本痊愈。

第三节 泌尿系统手术中的水、Na⁺代谢紊乱

泌尿系统 {
肾:形成和分泌尿液,是调节体液、电解质和酸碱平衡的重要器官,通过调节渗透压、血浆和组织间液容量、电解质成分以维持机体内环境的平衡

膀胱 } 运输、储存和排出尿液
输尿管
尿道
}

正因为肾脏在维持内环境平衡中起着重要的作用,肾脏疾病、肾损伤、手术或肾移植术,患者可处于水、Na⁺代谢紊乱的状态,尤其目前开展的多种微创手术所引发的某些并发症与水、Na⁺代谢密切相关。因此,了解这些手术围术期中患者水、电解质和酸碱平衡的变化,给予及时的预防,对保证安全渡过

手术、麻醉以及术后的康复十分重要。

以下论述肾移植患者的水、电解质与酸碱平衡。

肾移植患者均为晚期尿毒症,患者靠血液或腹膜透析维持生命,等待肾源进行肾移植。

术前情况评估与处理
- 体内水含量(原则上应使机体处于水的负平衡)
  - (1)24 h 尿量>1000 mL 者,术前体内水潴留较轻,可行短期血透
  - (2)肺水含量:若氧合指数低于正常(<300),提示肺水增多,有胸水、腹水、心包积液者提示体内水含量较多,术前一天血透
  - (3)CVP 反映回心血量与右室舒张末期压力的相关性,CVP>15 cmH$_2$O,应加强术前血透
- 电解质与酸碱平衡
  - (1)高血 K$^+$ 是肾衰的主要表现之一,尽管术前血透,但仍有患者血 K$^+$>5.5 mmol/L
  - (2)高磷、高 Mg^{2+}、低 Na$^+$、低 Ca^{2+} 为肾衰患者所具有,血透后仍有不正常者
  - (3)代酸——血透后应基本纠正
- 高血压:与高血容量、肾素分泌↑多种因素有关,术前不可能完全纠正
- 贫血:所有患者均有贫血,Hb<60 g/L,Hct<15% 应输血纠正。术前输血不是禁忌,术前纠正贫血使 Hb>80 g/L,Hct≥25% 有利渡过手术关,还可延长移植肾的生存周期
- 低蛋白血症:术前应予纠正

术中处理
- 常规面罩吸氧
- 麻醉选择:腰硬联合(CSEA)、连续硬膜外、硬膜外+全麻联合、全麻均可选用。以 CSEA 多用,术中血管有适当的扩张,有利于高血压的控制,但麻醉平面不宜过高,防止血压过低而影响心脑灌注
- 输液输血:麻醉前后,移植肾血管开放前以人工胶体维持血压,当移植肾排尿时适当输入晶体液,术中 Hb<7 g/dL,Hct<20% 应及时输血
- 血流动力血的维持:患者术中血压除非 SBP>180 mmHg 或 DBP>110 mmHg 可不必急于降压,待麻醉平稳后酌情适当降压,移植肾开放动脉前应适当提升血压至 150～140/90～80 mmHg,MAP≥110 mmHg,有利于移植肾的灌注
- 移植肾排尿后注意补足出量
- 加强监测电解质、血气、Hb、Hct、尿量等指标,及时酌情处理

对于某些恶性高血压、心衰、肺水肿、ARDS，甚至脑水肿的高危病人，当有肾源时仍应该积极采用肾移植手术以挽救患者生命。

病例 1 男，32岁，晚期尿毒症，血压 $210\sim190/120\sim110$ mmHg，HR 100 bpm，血肌酐 1086 μmol/L，尿素氮 42.1 mmol/L，Hb 5 g/dL，Hct 16%。心衰，肺水肿，呼吸困难，PaO_2 52 mmHg，$PaCO_2$ 60 mmHg，SO_2 85%。胸腔和心包积液。虽经血透维持，病情仍然很凶险，等待肾源。术前一天脑水肿昏迷，急行气管插管，机械呼吸。第二天在全麻下行肾移植术，入室 BP 190/135 mmHg，HR 120 bpm，控制入量，用佩尔地平控制血压至 $150\sim160/90\sim100$ mmHg，手术顺利。移植肾血管吻合完毕，开放肾血流 4 min 排尿，2 h 20 min 排出尿量达 2100 mL，BP 逐渐下降至稳定于 $140\sim130/90\sim100$ mmHg，输血 400 mL。术毕 Hb 10 g/dL，Hct 31%，PaO_2 90 mmHg，PCO_2 40 mmHg，pH 7.38，HCO_3^- 21 mmol/L，BE -4 mmol/L，术后第二天患者清醒，心、肺功能基本正常，拔除气管内导管，术后一周患者恢复良好。由此可见肾移植是根治肾衰晚期尿毒症最有效的措施。

其他有关泌尿外科水、Na^+代谢紊乱的病例在下节中讨论。

第四节　内镜手术中水、Na^+代谢紊乱

近代微创外科迅速发展，减少了组织损伤，有利于患者术后功能的恢复。目前，让患者在心理和生理上最大限度康复已成为外科治疗的终极目标，这是外科手术治疗在理念上的进步。微创外科的成熟也得益于内镜技术的发展和内镜手术的成功。

内镜手术必须借助于一定的空间才能施展内镜技术。胸腔、腹腔、盆腔通过充气形成空间，而宫腔、关节腔、膀胱、输尿管、肾内等则通过充液形成空间。气和液进入机体则可产生一定的并发症或风险。由液体进入机体所引发的水、Na^+代谢紊乱时有发生，应引起临床重视。以下举例说明。

一、经尿道前列腺切除术综合征（TURP 综合征）

TURP 治疗前列腺良性肥大具有痛苦小、恢复快的优点。TURP 需要在一定压力、不断灌洗的条件下进行。当灌注的液体经创面或膀胱周围和腹膜后间隙吸收入血时可引起水、Na^+代谢紊乱，称 TURP 综合征。每个 TURP 病人几乎都会发生这种情况，但由于采用的灌洗液种类和电刀种类、创面大小、手术时间长短以及患者的代偿能力不同，所引起的水、Na^+代谢紊乱的程

度和性质也有所不同。当进入的液量少,自身调节好,病人可不出现临床症状。反之,若进入液量大而快速,则可引起严重的低 Na^+ 血症,水中毒或容量负荷过大发生心衰、肺水肿、酸中毒,严重者救治不及时或处理不当也可造成死亡。

TURP 综合征的发生率和死亡率各家报告不一,其中用蒸馏水作灌洗液的发生率最高,约为 35%～75%,死亡率为 4%。其次为 5%GS,所造成的为水中毒。若用生理盐水为灌洗液的所发生的为容量超负荷及酸中毒。

治疗:参考低 Na^+ 血症。

病理生理 {

低 Na^+ 血症:
(低 Na^+、低渗水中毒) { 由蒸馏水或 5% GS 为灌洗液被大量吸收入血所致。液体不含电解质,血液呈稀释性低 Na^+、低 K^+、Hb↓、Hct↓、渗透压↓→水向渗透压高的细胞内移动→脑细胞肿胀→颅内压↑→恶心、呕吐→烦躁不安→昏迷

血容量过多:由以生理盐水为灌洗液所致,循环血容量超负荷→BP↑,CVP↑,HR↑→左心衰,肺水肿。Hb、Hct 稀释性↓,Cl^-↑,酸中毒,pH↓,HCO_3^-

血浆渗透压降低 { 晶体渗透压↓——以低 Na^+ 血症、水中毒为主,总渗透压↓
胶体渗透压↓——以 NS 灌洗液吸收血容量超负荷稀释而引起→肺水肿

血糖升高:可见于以 5% GS 为灌洗液的病人和应激性高血糖

血 K^+↓,Cl^-↑,HCO_3^-↓,Hb↓,Hct↓,pH↓,酸中毒 { 高 Cl^- 性
缺 O_2

临床表现 {

术中或接近术毕或术后发生(与灌注液用量及被吸收入血的量呈正比)

不安、烦躁、呼吸困难、头痛、恶心、呕吐→昏迷

BP↑或↓,HR↑或↓

面色苍白,浮肿

由溶血引起的 TURP 综合征——发绀、惊厥,血红蛋白尿,少尿,轻度黄疸

预防 {

提高对 TURP 综合征的认识与警惕

采用低压灌洗,经常排空膀胱,避免穿破前列腺囊及切开囊外静脉窦

应用双极电刀,等渗灌洗液,缩短手术时间

灌洗液达 6000 mL,常规给呋塞米 20 mg iv,监测血气电解质

密切观察病情变化,一旦患者自诉不适、烦躁,应停止手术,加强监测,及时诊断处理

前列腺囊一旦穿破,静脉出血不止,应尽早终止手术

病例 1 男,68 岁,前列腺肥大,术前一般情况良好,ASA Ⅱ级,在腰硬联合麻醉下行 TURP。麻醉操作顺利,平面 T10,手术开始顺利,生命体征正常,手术进行 1 h 左右,患者出现不安、烦躁,上身扭动,呼吸困难,5% GS 灌洗液达 5000 mL,立即给予速尿 20 mg iv。查血气,pH 7.30,PaO₂ 85 mmHg(FiO₂ 30%),PaCO₂ 55 mmHg,HCO₃⁻ 19 mmol/L,BE −9 mmol/L,血 Na⁺ 125 mmol/L,血 K⁺ 3.5 mmol/L。

诊断:低 Na⁺ 血症,水中毒,代酸+呼酸。暂停手术,将灌洗液更换为生理盐水,加强利尿,再给予呋塞米 20 mg iv,面罩加压辅助呼吸,咪达唑仑 1 mg iv,患者情绪逐渐平静,呼吸平衡,SpO₂ 99%。再次查血气,pH 7.34,PaO₂ 210 mmHg(FiO₂ 50%),PaCO₂ 40 mmHg,HCO₃⁻ 21 mmol/L,BE −5 mmol/L,血 Na⁺ 135 mmol/L,血 K⁺ 3.6 mmol/L。双肺呼吸音清晰,继续手术,术毕再次查血气基本正常:血 Na⁺ 138 mmol/L,血 K⁺ 3.8 mmol/L。观察 30 min 送回病房。

分析:灌洗液选用 5%GS 是引起水中毒的重要原因之一,5%GS 不含电解质,通过创面进入血管,葡萄糖分解后剩下的为纯水,体内水过多,血液呈稀释性低 Na⁺ 血症,低渗,水向细胞内移动引起脑细胞水肿,出现神经系统症状——不安、烦躁等。肺水肿影响通气与气体交换,出现 PaCO₂ ↑、PaO₂ ↓、氧合指数降低(PaO₂ 85/FiO₂ 0.3=283)。

由于诊断处理及时,呋塞米 40 mg iv,排出水分,使患者病情迅速好转,尔后的手术灌洗改为生理盐水,虽然还可能会有液体的吸收,但不是纯水,而且可以补充部分 NaCl,避免水中毒。

病例 2 男,62 岁,70 kg,前列腺肥大,术前 ASA Ⅱ级,PaO₂ 80 mmHg,PaCO₂ 38 mmHg,BP 152/94 mmHg,HR 64 bpm,其他化验结果均在正常范围内。在 CSEA 下行 TURP,麻醉手术顺利,灌洗液为生理盐水。冲洗达 6000 mL 时,给予呋塞米 5 mg iv。查血气、电解质:pH 7.20,PaO₂ 82 mmHg(FiO₂ 30%),PaCO₂ 32 mmHg,HCO₃⁻ 17 mmol/L,BE −12 mmol/L,Na⁺ 142 mmol/L,K⁺ 3.8 mmol/L,Cl⁻ 115 mmol/L,Ca²⁺ 1.01 mmol/L,Hb 7 g/dL,Hct 21%。当时患者尚无明显不适,立即给予呋塞米 20 mg iv,提醒术者,排空膀胱,减少灌洗液冲洗,加快手术速度。诊断为高氯性酸中毒,血容量过多。40 min 后手术结束再查血气:pH 7.34,PaO₂ 100 mmHg(FiO₂ 30%),PaCO₂ 35 mmHg,HCO₃⁻ 22 mmol/L,BE −6 mmol/L,Na⁺ 141 mmol/L,K⁺ 4.0 mmol/L,Cl⁻ 109 mmol/L,Ca²⁺ 1.03 mmol/L,Hb 9 g/dL,Hct 28%,术毕患者入 PACU 观察 30 min,生命体征稳定;再查血气:pH 7.36,Cl⁻ 103 mmol/L,Hb 10 g/dL,Hct 30%,其他均正常,送回病房。

分析:本例灌洗液为生理盐水,经创面吸收入血,使血容量明显增加,Hb、Hct呈稀释性下降。由于生理盐水含 Na^+、Cl^- 各为 154 mmol/L,Cl^- 的含量明显高于血浆中 Cl^- 的含量,大量吸收后造成高氯性酸中毒。

本例麻醉医师对 TURP 综合征有所警惕,中途给速尿 5 mg iv,并查血气监测,能较早发现问题,诊断正确,处理及时,使病情得到控制,患者尚未出现明显的临床症状。但第一次给呋塞米 5 mg 用量偏少。由于手术进行中灌洗液用量很大,吸收入血的量难以估计。作者认为呋塞米用量每次 20 mg iv,并在血气电解质监测结果的指导下可重复给药。

本例与 5%GS 为灌洗液发生的水中毒不同,用 0.9% NaCl 为灌洗液吸收入血所致的为高血容量及高氯性酸中毒,严重时可发生心衰、肺水肿。

二、经皮肾镜取石术中的水、Na^+ 代谢紊乱

经皮肾镜取石术(PNL)是治疗上段尿路结石常用的方法,术中最关键的问题之一是建立皮肾通道,如果建立的皮肾通道不合适,会导致手术失败或出现并发症,如出血,水、Na^+ 代谢紊乱。

文献报道大出血发生率约在 1.2%,主要为穿刺损伤肋间血管、肾实质血管或肾门血管。若术中造成肝脾损伤则可引起腹腔内出血。为此术者应立即与麻醉医生沟通以便能及时处理。

水、电解质紊乱仍是大量灌洗液吸收所致,尤其是肾盂穿孔未及时发现,液体大量外渗造成水中毒及低 Na^+ 血症,或血容量超负荷。

输尿管镜造成输尿管穿孔,大量灌洗液进入后腹膜同样可以发生水中毒或容量过多。

病例 1　男,46 岁,73 kg,左肾结石,术前一般情况良好,ASA I 级。在全麻下经皮肾镜取石术。常规监测,麻醉诱导插管顺利,全麻后 30 min,查血气其结果均正常。手术历时 3 h 50 min,麻醉时间 4 h 20 min,期间 BP、HR、SpO_2、$EtCO_2$ 基本正常,术中未再监测血气。术毕送 PACU,发现患者腹部隆起明显,腹壁硬,BP 90/60 mmHg,HR 120 bpm,立即查血气:pH 7.25,PaO_2 110 mmHg(FiO$_2$ 50%),$PaCO_2$ 48 mmHg,HCO_3^- 19 mmol/L,BE -11 mmol/L,Na^+ 145 mmol/L,K^+ 3.6 mmol/L,Ca^{2+} 1.10 mmol/L,Cl^- 115 mmol/L,Hb 9 g/dL,Hct 27%,诊断为高氯性酸中毒,腹腔内或后腹膜出血或积水,经床边 B 超和术者共同讨论,认为肾盂损伤后腹膜大量积水的可能性大。经利尿、限水,用少量多巴胺 5~6 $\mu g/(kg \cdot min)$,维持循环系统稳定,给患者适当镇静,延迟拔管,经 4 h 治疗监测,腹腔隆起未见增加且腹壁变软,膈肌下降,患者清醒。血气示 pH 7.37,PaO_2 150 mmHg(FiO$_2$ 40%),$PaCO_2$

38 mmHg,HCO_3^- 22 mmol/L,BE －5 mmol/L,Na^+ 139 mmol/L,K^+ 3.8 mmol/L,Cl^- 108 mmol/L,拔除气管导管再观察 30 min 送回病房。

分析:患者出现的问题仍是肾镜术中肾受损后大量灌洗液进入后腹膜引起的水、Na^+代谢紊乱,但症状出现并发现较晚,可能与①术中侧俯卧位,腹部隆起不易发现;②后腹膜积水吸收速度比创面吸收入血要慢;③术中监测不够及时;④何时损伤,术者未发现也未与麻醉医师沟通;⑤患者体质好,自我调节能力强等因素有关。患者进入 PACU 后转平卧位,后腹膜大量积水使腹腔隆起,腹壁僵硬,影响呼吸、循环和内环境平衡,症状明显才被发现。灌洗液为 0.9% NaCl,以高氯性酸中毒和血容量增多为主要改变。

BP↓,HR↑,呼吸改变,主要与膈肌上抬、腹压增加、回心血量减少有关,经利尿、限水,后腹膜积水减轻,腹压↓,腹部变软,其症状也随之好转。术后一周患者已能起床行走。

输尿管镜致输尿管穿孔,大量灌洗液进入后腹膜,引起的水、Na^+代谢紊乱与经皮肾镜损伤肾盂、肾实质,大量灌洗液进入后腹膜相似。

病例 2 男,72 岁,60 kg,输尿管上段狭窄,患者术前一般情况尚好,ASA Ⅲ级,在 CSEA 下行输尿管镜检查术。麻醉、手术开始均顺利,约术中 1 h 50 min,术者主动告知麻醉医师"输尿管穿孔,灌洗液进入腹膜后",查血气基本正常,立即给呋塞米 20 mg iv,术者报告上级医师,将输尿管导管放入穿孔上端至肾盂,结束手术,再查血气基本正常,送回病房。术后随访,患者未出现不适。

提示:临床上术中出现操作失误或意外损伤是不可能完全避免的,但需及时发现和弥补才能将对患者的伤害减至最小。本例术者能及时发现并与麻醉医生沟通,采取措施,又及时请示上级医师来进行弥补,则体现了对患者的责任心,最终获得对患者损伤小,避免了医患纠纷的较好结局。

三、妇科宫腔镜检查治疗术中所引发的水、Na^+代谢紊乱

宫腔镜电切术是近代妇科疾病治疗领域的一门新技术,具有无切口、创伤小、恢复快、保留子宫等优点,但也带来某些并发症,水、Na^+代谢紊乱便是其中之一。与其他内镜手术一样,宫腔镜电切手术需要有灌洗液送到膀胱、冲洗和降温的作用。膨宫、冲洗均需要一定的压力,一般为 0～150 mmHg。灌洗液通过术中开放的血窦、创面血管、子宫内膜被吸收入血,尤其当压力高,手术时间长(>90 min),血管损伤,子宫穿孔时,风险更大,应提高认识,严密观察病情,防患于未然。

病例 1 女,27 岁,48 kg,不孕症,宫腔纵隔粘连。在腰硬联合麻醉下行宫腔镜内隔膜粘连分离术,术前患者情况尚好,ASA Ⅰ级,各项化验均在正常

范围。麻醉顺利,平面 T8,术中生命体征平稳,膨宫液为 0.9% NaCl。手术 1 h 后当膨宫液用量达近 8000 mL 时,患者自诉不适、恶心,发现患者面色苍白、肿胀,立即告之术者暂停手术,并采血查血气:pH 7.21,PaO_2 80 mmHg (FiO_2 40%),$PaCO_2$ 54 mmHg,HCO_3^- 16 mmol/L,BE $-$ 19 mmol/L,Na^+ 148 mmol/L,Cl^- 122 mmol/L,Ca^{2+} 1.0 mmol/L,Hb 6.5 g/dL,Hct 20%,颈静脉怒张。诊断容量过多,高氯性酸中毒,立即给予呋塞米 20 mg iv,加强生命体征的维护监测,尽快结束手术,进入 PACU 行深静脉和动脉穿刺继续监测治疗。排出小便 2000 mL 后,患者面部明显消肿,查血气示:pH 7.34,PaO_2 100 mmHg(FiO_2 30%),$PaCO_2$ 45 mmHg,HCO_3^- 20 mmol/L,BE $-$ 9 mmol/L,Na^+ 145 mmol/L,K^+ 3.5 mmol/L,Cl^- 110 mmol/L,Hb 8.5 g/dL,Hct 26%,KCl 1 g 经中心静脉泵入,呋塞米 20 mg iv,继续吸氧治疗,2 h 后排尿 1500 mL;再查血气:pH 7.38,PaO_2 120 mmHg(FiO_2 30%),$PaCO_2$ 40 mmHg,HCO_3^- 23 mmol/L,BE $-$ 3 mmol/L,Cl^- 100 mmol/L,Hb 10.8 g/dL,Hct 31%,CVP 5 cmH_2O,其他均正常。患者神志清楚,面色与面貌已完全恢复正常,患者自觉良好,送回病房。

分析:本例为宫腔镜下灌洗液吸收入血所致的水代谢紊乱的典型病例,为容量过多,高氯性酸中毒。宫腔镜膨宫泵压力 0~150 mmHg,应从低压力、低流量开始,达 100 mmHg 后应根据患者血压设定,不宜超过动脉收缩压。本例膨宫压达 150 mmHg,超过当时患者的收缩压,而且期间术者还要求膨宫压达 170 mmHg,加之手术时间长,创面出血较多,引起膨宫液的吸收显然与此有关。本次宫腔镜手术在 CSEA 下进行,未行深静脉穿刺和动脉监测,由于患者清醒,有自诉能力,病情变化由患者自诉,麻醉医生才得以及时处理。

本例诊断明确,处理迅速,疗效明显,经近 4 h 的监测治疗,病情好转并稳定。

提示:单纯宫腔镜电切术,选择 CSEA,保持患者清醒有一定的优势。但应加强监测,常规监测 CVP 及动脉有创血压监测,便于及时诊断与处理。

病例 2 女,25 岁,46 kg,不孕症,宫腔镜下粘连分离术。患者一般情况良好,ASA I 级,在 CSEA 下行宫内粘连分离术。入室行锁骨下静脉穿刺置管,监测 CVP,桡动脉穿刺监测 MAP 并采血样,麻醉顺利。膨宫液为 0.9% NaCl,压力 150 mmHg,术中密切观察 CVP 与血气的变化。结果发现当手术进行 30~40 min 时 CVP 由原来的 7 cmH_2O 上升至 21 cmH_2O,立即给予呋塞米 20 mg iv,排出小便后下降至 15 cmH_2O,血气结果基本正常,至手术结束患者一般情况良好。又给予呋塞米 10 mg iv,术毕 CVP 8 cmH_2O,血气正常,送回病房。

提示：吸取前者的教训，除一般常规监测外，加强了 CVP 和动脉直接监测，可动态、连续、适时严密观察病情变化，及时发现，对症处理。

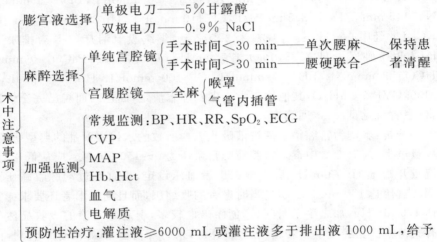

术中注意事项

预防措施
- 提高对并发症的防范意识
- 术前必要的预处理，如刮宫
- 尽可能缩短手术时间
- 膨宫液压力不宜＞150 mmHg，只要视野清楚，尽可能采用低压灌注，压力应从低到高，流量应从小到大
- 凡是行宫腔镜治疗的患者，均应在手术室内麻醉下实施；常规行深静脉穿刺测 CVP 及动脉直接血压监测，以防不测

膨宫液选择
- 单极电刀——5％甘露醇
- 双极电刀——0.9％ NaCl

麻醉选择
- 单纯宫腔镜
  - 手术时间＜30 min——单次腰麻
  - 手术时间＞30 min——腰硬联合
  - 保持患者清醒
- 宫腹腔镜——全麻
  - 喉罩
  - 气管内插管

加强监测
- 常规监测：BP、HR、RR、SpO_2、ECG
- CVP
- MAP
- Hb、Hct
- 血气
- 电解质

预防性治疗：灌注液≥6000 mL 或灌注液多于排出液 1000 mL，给予呋塞米 20 mg iv，查血气、电解质

四、胆道镜取石手术水、Na^+ 代谢紊乱

胆道镜取石术根据结石的多少以及结石位置不同，手术时间长短不一，术中需不断用灌注液冲洗。虽然胆道内创面有限，一般情况下不会引起水、Na^+ 代谢紊乱。但遇到创面血管损伤或肝内胆道结石肝叶切除具有较大创面时，也可经创面血管吸收大量灌洗液而发生水、Na^+ 代谢紊乱，应提高警惕。

病例 1 男，48 岁，72 kg，肝内胆管结石。术前患者一般情况良好，ASA Ⅱ级，在全麻下行左半肝切除肝内胆管结石取出术。麻醉与手术进展顺利，左半肝切除后，在胆道镜辅助下取肝内胆管结石，由于结石多手术时间长，反复用 0.9％ NaCl 冲洗，术中冲洗液达 7000 mL 时查血气发现：pH 7.25，PaO_2 150 mmHg（FiO_2 50％），$PaCO_2$ 50 mmHg，HCO_3^- 17 mmol/L，BE —13 mmol/L，Na^+ 148 mmol/L，K^+ 3.9 mmol/L，Cl^- 117 mmol/L，Ca^{2+} 0.98

mmol/L,Hb 8.2 g/L,Hct 25%。

诊断:容量超负荷,高氯性酸中毒。立即给呋塞米 40 mg iv,与术者沟通,减少冲洗量,尽快结束手术。30 min 后排出小便 2000 mL,复查血气上述指标基本正常:pH 7.35,HCO$_3^-$ 20 mmol/L,BE −5 mmol/L,Cl$^-$ 108 mmol/L。术后入 PACU 继续监测,30 min 后患者清醒,复查血气基本正常,拔除气管导管(共利尿 3800 mL)再观察 30 min,情况良好,送回病房。

分析:该患者主要因左半肝切除后,胆道镜经右半肝的胆道进入而取石。因肝内胆道结石极多,取石时间长,大量的灌洗液长时间经肝叶切除创面和肝内胆管创面吸收和入血。

五、其他

内镜手术中尚有关节镜,关节镜创面血管较少,对灌洗液的吸收影响较小。其中肩关节镜手术时间较长,灌洗液用量较大,若遇有血管损伤,仍应注意。

小结:

1. 内镜下手术均需灌洗液冲洗。

2. 根据所用电刀种类的不同而选用不同的灌洗液。

单极电刀——电流需通过人体经负极板回路,灌洗液需用非导电液,如 5%甘露醇、5%葡萄糖、蒸馏水等。

双极电刀、超脉冲等离子电刀(PK 刀)——自身拥有正负电极,不经过人体,灌洗液可用电解质溶液,如 0.9% NaCl。

3. 灌洗液需经一定压力才能进入体腔内,高度(势能)+泵压,其中以宫腔镜压力最高,为 0~150 mmHg。

4. 内镜手术均会有一定创面,灌注液在一定压力的作用下经创面血管或开放的血管或内膜、腹膜被吸收入血。大量被吸收入血的灌注液依其溶液的特点而对机体产生影响。

5. 非电解质溶液如蒸馏水为纯水,5% GS 溶液中葡萄糖在体内迅速氧化分解被利用,剩下的也是纯水。当大量不含电解质的水吸收入血(有报告每分钟可吸收 10~80 mL 不等),细胞外液容量显著增加,血液被稀释,低 Na$^+$、低渗,水过多→水中毒。水向渗透压较高的细胞内转移→脑细胞水肿→出现 CNS 的症状,如恶心、呕吐、头痛、烦躁→谵妄→抽搐→昏迷→死亡,即稀释性低 Na$^+$ 血症综合征(TURP 综合征)。化验:血 Na$^+$↓,K$^+$↓,Hb↓,Hct↓;容量过多,CVP↑,BP↑,严重时脑水肿→脑疝,心衰→肺水肿。

$$治疗 \begin{cases} (1)\ 停止水的摄入 \\ (2)\ 脱水利尿——呋塞米\ 20\sim60\ mg\ iv \\ (3)\ 纠正低\ Na^+低渗——补\ Na^+,3\%\ NaCl\ 500\ mL\ VD \\ (4)\ 脑水肿明显者在利尿的基础上用\ 20\%甘露醇脱水(心衰时不宜用) \\ (5)\ 维持生命体征平稳:氧治疗(必要时呼吸机支持)+强心(必要\\ \quad\ 时)+内环境平衡 \\ (6)\ 加强监测 \end{cases}$$

6. 电解质溶液——0.9% NaCl 3 升袋为灌洗液。

当体内大量进入生理盐水后,细胞外容量↑↑,血容量↑,CVP↑,BP↑。生理盐水含 Na^+ 及 Cl^- 各 154 mmol/L,其 Na^+ 含量与血浆 142 mmol/L 相近(略高),而 Cl^- 含量比血浆 103 mmol/L 高出 1/3。大量入血后可使血 Cl^- 增高,发生高氯性酸中毒,pH↓,HCO_3^-↓,Cl^-↑,K^+↓,Hb↓,Hct↓,严重时出现心衰,肺水肿。

$$治疗 \begin{cases} ①停止摄入 \\ ②脱水利尿——呋塞米\ 20\sim40\ mg\ iv \\ ③纠酸——补充\ NaHCO_3 \\ ④强心扩血管——减轻心脏前、后负荷,增加心肌收缩力 \\ ⑤呼吸支持——氧治疗,气管内插管\rightarrow呼吸机支持 \\ ⑥内环境平衡——利尿后补\ K^+ \\ ⑦加强监测(CVP、MAP\ 和血气监测应定为常规监测) \end{cases}$$

$$预防 \begin{cases} ①加强和提高预防意识 \\ ②建立动、静脉监测(CVP、MAP) \\ ③控制灌洗液的压力,能满足手术要求时取最低压力 \\ ④尽可能缩短手术时间,控制灌洗液 \\ ⑤灌洗液\geqslant5000\ mL,给呋塞米\ 10\sim20\ mg\ iv \\ ⑥灌洗液\ 6000\sim9000\ mL\ 或计算灌洗量的进、出量>1000\sim1500 \\ \quad\ mL,查血气 \\ ⑦麻醉方法:单纯宫腔镜、膀胱镜、输尿管镜均可选择腰硬联合,术\\ \quad\ 中保持患者清醒,宫腹腔镜、肩关节镜适用全麻 \\ ⑧严密观察病情,重视患者的自我感觉和自述 \\ ⑨加强监测,及时掌握手术进程及病情变化 \\ ⑩发现问题及时与术者沟通,及时处理 \\ ⑪手术中发生意外需及时与麻醉医生沟通,及时采取补救措施 \end{cases}$$

第五节 产科手术中的水、Na⁺代谢紊乱

女性从青春期后出现卵巢功能到绝经期卵巢功能衰退,女性内分泌和生理经历着很大的变化,其中以妊娠期为主,在妊娠期水和电解质及酸碱平衡紊乱多见,严重时可危及生命。

一、孕妇的水、Na^+代谢

孕妇的水、Na^+代谢从妊娠开始变化一直至产后才能完全恢复,总体液量比妊娠前可增加 20%,循环血容量从妊娠 6~8 周开始增加至妊娠 32~34 周达高峰,增加 40%~45%,平均增加 1450 mL;血浆平均增加 1000 mL,红细胞增加 450 mL,呈现血液稀释,Hb 110~120 g/L,Hct 33~38%。血浆胶体渗透压下降 20%(有报告称妊娠晚期血浆容量增加 50%~65%,红细胞量增加 10%~15%),心排量随妊娠时间的增加而增加,32~34 周达高峰,可增加 30%~35%,每搏量平均达 80 mL。产后 3~4 天产妇血浆容量开始下降,4 周后恢复至孕前水平。

血 Na^+ 的变化:由于细胞外液的增加,孕妇体重增加并常有水肿出现,与 Na^+、Cl^- 和水的潴留有关。妊娠期女性激素增加,醛固酮↑、皮质醇↑,均可造成 Na^+↑。妊娠期 Na^+、水潴留是等渗性,Na^+代谢呈正平衡,妊娠晚期水的潴留大于 Na^+ 的潴留,故 1/3 孕妇妊娠晚期出现全身性轻度水肿,包括内脏也有水肿,尤以足背、踝部为甚。

妊娠晚期,膈肌上抬,胸腔容积减少,呼吸增快,可出现过度换气,$PaCO_2$↓,呈轻度呼吸性碱中毒的表现。

二、妊娠高血压综合征的水、Na^+代谢

妊娠高血压综合征(PIH)简称妊高征,是人类妊娠期特有的疾病,分娩后随之转好。妊娠 24 周后,孕妇出现高血压、水肿、蛋白质,严重时出现抽搐、昏迷。

高血压 $\begin{cases} \left.\begin{array}{l}\text{收缩压超过原有水平的 30%} \\ \text{舒张压超过原有水平的 15%}\end{array}\right\} \text{但低于 140/90 mmHg,严密观察} \\ \text{血压}\geq 140/90 \text{ mmHg} \\ \text{BP}\geq 160/110 \text{ mmHg 为重度} \\ \text{MAP}\geq 140 \text{ mmHg 易发生脑血管意外} \end{cases}$

水肿 {
体重异常增加——突然增加≥0.9 kg/周,或 2.7 kg/4 周
踝部逐渐向上延伸的凹陷性水肿,经 12 h 休息不缓解
小腿以下(＋)、大腿(＋＋)、外阴和腹壁(＋＋＋)、全身加腹水(＋＋＋＋)
}

蛋白尿 {
24 h 尿蛋白≥0.3 g
浓缩尿中蛋白＞1 g/L
24 h 尿蛋白≥5 g,随机尿蛋白(＋＋＋)为重度
}

高血压＋蛋白尿
高血压＋水肿 } 子痫前期→头痛、恶心、呕吐、抽搐→子痫

(一)分类

1. 妊娠期高血压,SBP≥140 mmHg 或 DBP≥90 mmHg,蛋白尿(＋)。

2. 子痫前期 {
轻度——SBP≥140 mmHg 或 DBP≥90 mmHg
蛋白尿≥0.3 g/24 h(约占 75%)
重度——高血压 SBP≥160 mmHg 或 DBP≥110 mmHg
蛋白尿≥5.0 g/24 h(约占 25%)
}

3. 子痫——在子痫前期基础上有头痛或视觉障碍加抽搐,尿少,＜400 mL/24 h。

(二)病理生理

病理生理 {
全身小动脉痉挛,内皮损伤及局部缺血(血管床容量↓,BP↑) {
全身脏器血流↓,灌注不足
周围血管阻力↑→BP↑,心脏后负荷↑,CO↓,低排高阻
脑血管痉挛,通透性↑→脑水肿→CNS 症状:头痛、恶心、呕吐
肾小球血管痉挛 {
肾小球滤过率↓ } 尿酸↑,肌酐↑,
肾血流↓ } 少尿→肾衰
毛细血管缺血,通透性↑→血浆蛋白被滤出→蛋白尿→低蛋白→水肿
}
肝——门静脉周围出血,肝功能异常,转氨酶↑
}
}

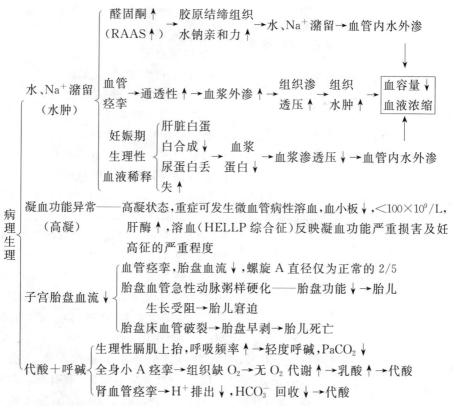

(三)治疗原则

　　妊高征病因尚不十分清楚,治疗以对症处理为主——解痉、扩容、降压、镇静及终止妊娠。

1. 解痉
- 目的:血管舒张,解除痉挛
  - 改善脑细胞缺 O_2,降颅压,消水肿,防抽搐
  - 增加肾血流
  - 缓解子宫痉挛,胎盘血流↑
- 用药——硫酸镁
  - 作用
    - 抑制血管运动神经冲动
    - 减少乙酰胆碱的释放
    - 降低神经细胞的兴奋性
    - 刺激血管内皮细胞合成前列环素
    - 降低对血管紧张素 Ⅱ 的反应
  - 用法:负荷量,25% $MgSO_4$ 20 mL(5 g)/10% GS 20 mL,5～10 min 静推;继之 25% $MgSO_4$ 60 mL(15 g)/5% GS 500 mL VD 1～2 g/h
  - 注意
    - 不宜过快静推——BP↓
    - 用量不宜过大→心肌抑制→心跳骤停
    - 备用 10% 葡萄糖酸钙,以 Ca^{2+} 拮抗 Mg^{2+} 的副作用

2. 扩容
- 指征——Hct＞35%,全血黏度比值＞3.6,血浆黏度比值＞1.6,尿量＜30 mL/L,尿比重＞1.020。若有脑水肿症状,如呕吐、头痛、视力模糊,尿＜25 mL/h,应先脱水后扩容,以 20% 甘露醇 250 mL 快滴,尿量不增加表示容量不足,可继续扩容
- 禁忌——全身性水肿肾功能不全,肺水肿心衰者应利尿脱水
- 扩容剂
  - 天然胶体——白蛋白、血浆、全血
  - 人工胶体——万衡、万汶、右旋糖酐、佳乐施等
  - 晶体液——平衡液,纠酸可用碱性溶液
- 原则——解痉基础上扩容,扩容基础上脱水,胶体优于晶体

3. 降压
- 指征——用 $MgSO_4$ 治疗后舒张压仍＞110 mmHg,可降压治疗,防脑出血
- 目标——130～155/80～105 mmHg
- 用药——拉贝洛尔(α-β 受体阻滞药,外周阻力↓,冠脉血流↑,减慢 HR 降 BP),100 mg,2 次/d,口服,最大量 240 mg/d
  - 尼莫地平(钙通道阻滞药),20 mg,2～3 次/d,口服或 20～40 mg＋5% GS 250 mL VD
  - 尼卡地平(佩尔地平)(钙通道阻滞药),40～80 mg/d,10～20 μg/kg iv 负荷量,1～10 μg/(kg·min)泵注维持
  - 硝普钠,强效。分娩或产后血压不易控制可用,需有创动脉监测,单独静脉通路泵入,0.5～5 μg/(kg·min)
- 一般不用利尿剂——由于妊高征血容量↓,血液浓缩,故一般不用利尿剂,避免加重病情。但有心衰,肾衰严重浮肿者必要时可用利尿剂,选用呋塞米 20 mg iv,可排水、利尿、消肿、减轻心脏负担

4. 镇静——咪达唑仑 2～5 mg/次,静注。

5. 终止妊娠——是治疗妊高征的有效措施。
- 适应证
  - 子痫前期患者积极治疗 24～48 h 仍无明显好转
  - 孕期＞34 周或不足 34 周但胎盘功能减退,胎儿已成熟者
  - 孕龄＜34 周胎儿尚未成熟,用地塞米松促进胎肺成熟后终止
  - 子痫控制 2 h 可考虑终止妊娠
- 方法
  - 引产
  - 剖腹产

(四)病例分析

病例 1　女,34 岁,妊娠 35 周,重症子痫前期,急诊剖宫产,入室 BP 185/120 mmHg,HR 118 bpm,嗜睡(在病房用硫酸镁解痉降压),呼吸 28 bpm,有鼾声。SpO_2 95%。全身浮肿明显,背部双下肢、大腿、会阴直至下腹部、双手、面部、颈部均可见明显的肿胀,准备在全麻下行剖宫产。面罩加压给 O_2,咪达唑仑 2 mg iv,呼吸道出现梗阻,麻醉医生轻轻用喉镜检查口腔,见口

腔咽部黏膜水肿,立即退出喉镜,托起下颌面罩加压给 O_2 尚能通气,SpO_2 95%～97%,立即报告上级医师。作者建议术者局麻下剖宫娩出胎儿。胎儿娩出后,用纤支镜观察,咽、喉、会厌黏膜水肿明显,插入 6♯气管导管,接呼吸机,全麻下完成手术。术中 BP 160～150/110～90 mmHg,HR 100～90 bpm,血气基本正常,Hb 80 g/L,Hct 25%,术后送入 ICU,经镇痛、镇静、利尿、呼吸机支持治疗 4 天,第五天撤离呼吸机,第六天拔除气管内导管,第七天返回病房。

分析:患者术前 BP 180～200/120～110 mmHg,低蛋白、蛋白尿、全身浮肿急诊入院,经镇静、解痉处理后,决定终止妊娠。由于术前使用较大剂量的镇静药,入室时呈嗜睡状并鼾声不断。重症子痫前期患者出现全身性水肿虽然常见,但会厌、咽喉部的重度水肿则不多见。当时对产妇生命造成威胁的是咽、喉、会厌水肿所致的通气困难,在托起下颌面罩加压给氧的情况下尚能维持通气,SpO_2 95%～97%。作者选择局麻下尽快将胎儿取出,以保证胎儿的存活,这是非常正确的选择。若此时给产妇全麻插管,在操作过程中极有可能出现缺氧,则必然影响到母子两者的生命安全。取出胎儿后,再处理母体,不论药物、操作方法的选择和使用均比较方便。本例选择纤支镜引导下插入较细的导管,保证了插管的成功和呼吸道通畅,以及机械通气的实施,避免了插管困难及缺氧的风险。

产妇低蛋白不仅全身水肿,心、肺等主要脏器也有水肿,机械通气后氧合指数仅 200～250,经呼吸机支持,终止妊娠后继治疗近一周,患者终于转危为安。

病例 2 女,38 岁,妊娠 28^{+5} 周,高血压(180～170/110～100 mmHg),HR 100～110 bpm,尿少(400～500 mL/24 h),尿蛋白 3+,低蛋白血症,全身浮肿,双下肢、会阴、下腹肿胀,Hb 80 g/L,Hct 26%。孕妇有胸水、腹水、心包少量积液,为重症子痫前期,急诊入院。急查肝、肾、凝血功能,发现肝酶升高,血小板下降,急诊剖宫产终止妊娠。

入室神清,BP 160～170/110～100 mmHg,HR 100～110 bpm,鼻导管吸氧 SpO_2 98%,血气:pH 7.32,PaO_2 68 mmHg,$PaCO_2$ 30 mmHg,HCO_3^- 20 mmol/L,BE −4 mmol/L。在腰硬联合麻醉下行剖宫产,麻醉手术顺利,胎儿取出仅 1000 g,Apgar 评分 5 分,立即气管内插管人工呼吸送新生儿 ICU。术后产妇入 ICU,经镇静镇痛、降压利尿、吸氧等治疗 5 天好转。

分析:重症子痫前期所造成的水、Na^+ 代谢紊乱及低蛋白血症不仅造成全身浮肿,而且胸腔、腹腔、心包腔均有积水,可影响呼吸和循环功能,肺水增多影响肺的弥散功能,表现为低氧血症,或氧合指数下降,术中应特别注意。本例虽然 PaO_2 68 mmHg,但 FiO_2 35%,氧合指数仅 198。这种患者虽然未上呼吸机治疗,术中、术后需充分吸氧并给予利尿脱水,氧合指数方能逐步上升。

妊娠期高血压是妊娠期特有的疾病,重症妊高征子痫前期病情变化快,处理不当往往影响到母婴两条生命,终止妊娠是治疗妊高征有效措施,行剖宫产时麻醉医生需全面评估病情,选择不同的麻醉方法维持呼吸循环功能,做好各种急救准备,加强监测,保障母婴安全。

重症妊高征病情危重时终止妊娠常合并早产。本例孕期仅 28^{+5} 周,但因孕妇出现血小板进行性下降,为预防 HELLP 综合征的发生,而终止妊娠。由于妊高征胎盘供血减少,胎儿生长发育受阻,胎儿娩出时 Apgar 评分仅 5 分,体重仅 1000 g,经积极抢救,新生儿复苏成功后送新生儿 ICU。

提示:积极做好新生儿的复苏工作才能提高胎儿的存活率。

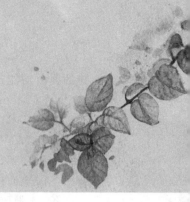

第五章

围术期液体治疗

围术期液体治疗包括各专科的择期手术和急诊手术中的液体治疗与液体复苏。病情复杂,应用广泛,也包括多年来对液体复苏中的各种理念与争论。本节中,作者对液体治疗中的基本原则与作者的经验加以叙述。

第一节　创伤后机体的应激反应与体液紊乱

一、创伤后应激反应

创伤包括损伤、手术、疼痛、感染、恐惧、出血、脱水等。

神经—内分泌系统

1. 交感—肾上腺髓质系统兴奋,儿茶酚胺↑(NA↑)
　　调节心血管功能
　　　　心肌收缩力↑
　　　　BP↑,HR↑,CO↑
　　　　RR↑,O₂供
　　　　血液重分配:皮肤、骨骼肌、肾血管收缩,血流量↓,心脑血流量↑
　　调动能源
　　　　糖分解↑
　　　　胰岛素抑制
　　　　胰高血糖素↑　}血糖↑
　　　　分解氨基酸
　　　　促进脂肪水解

2. 下丘脑—垂体—肾上腺皮质系统
　　CRH↑　参与能源的动用——血糖↑
　　ACTH↑　促进蛋白、脂肪分解——产能
　　GH↑　参与血管功能的调节,毛细血管通透性下降,稳定溶酶体膜
　　ADH↑,水、Na⁺水重吸收↑,维持血容量,血管收缩↑——维持BP

3. 肾素—血管紧张素—醛固酮系统
　　水——重吸收↑
　　Na⁺、HCO₃⁻——重吸收↑　}维持水、电解质平衡
　　K⁺、H⁺——排出↑

脏器功能变化
{
心血管 {
心脑血流量↑,CO↑,HR↑,心肌耗 O_2↑,室颤阈值↓
皮肤、肾、内脏血流↓
}

肺 {
通气↑(RR↑,潮气量↑),支气管扩张,$PaCO_2$↓;通气↓,CO_2 蓄积
换气——氧供或换气障碍→低氧血症→ARDS
}

肾——血流量↓,RAAS 活性↑,ADH↑,尿量↓,尿中 Na^+、HCO_3^-↓而 K^+、H^+、HCO_3^-、Cl^-↑,尿比重↑→急性肾衰

肝——能量产生↑,蛋白质分解和合成↑,糖原异生↑,脂肪代谢↑,凝血系统激活→高凝状态,减少出血,因此,消耗大量凝血因子和血小板并纤溶系统激活→低凝状态→DIC

脑——应激性↑,体液↑或↓,脑水肿→躁动不安→嗜睡→昏迷

胃肠——血流↓→胃应激性溃疡,胃蠕动功能↓,排空能力↓

其他 {
早期易发生碱中毒(呼吸性碱中毒+代碱)
2,3-二磷酸甘油酸缺乏,氧离曲线左移,释放 O_2 困难
精神过度紧张,失眠
高代谢状态——基础代谢↑,体温↑,耗氧↑,代谢↑,蛋白脂肪消耗↑→消瘦
}
}

低血容量病理生理
{
CO↓,BP↓,HR↑,RR↑,肺功能受损
全身/局部血供↓
微循环功能障碍→组织缺血、缺氧→毛细血管渗漏→水肿
氧供、氧耗失衡→细胞功能受损→无氧酵解↑→代酸
多器官功能不良→MODS
}

二、创伤后体液紊乱

创伤、手术可直接导致体液量与质的变化,主要为低血容量。

容量↓
{
额外丢失 {
失血——内出血,外出血
血浆渗出——创面渗出、组织渗出、体腔渗出
胃肠液丢失——呕吐、腹泻、引流
不显性失水 {
呼吸道丢失↑——RR↑,VT↑,通气量↑ 发热→通气蒸发↑
皮肤蒸发↑——体温↑,散热↑,蒸发↑,出汗↑
}
}
摄入↓——禁食、禁饮
}

$$
\left\{
\begin{array}{l}
\text{临床表现}
\left\{
\begin{array}{l}
\text{尿量↓——肾血量↓,ADH↑,醛固酮↑,水、}Na^+\text{重吸收↑,以维持} \\
\qquad\text{细胞外液量。<1000 mL/24 h,提示体内细胞外液量↓;} \\
\qquad\text{<500 mL/24 h,为少尿;1000 ～1500 mL/24 h 较合适。} \\
\qquad\text{术中最少应有 0.5 mL/(kg·h)的尿量} \\
\text{HR↑——血容量↓,每搏量↓→代偿性 HR↑,以维持 CO。此项为} \\
\qquad\text{敏感指标} \\
CO↓,BP↓\text{——有效循环血量↓,}SBP↓,DBP↑\text{,脉压变窄(<25} \\
\qquad\text{mmHg)} \\
CVP↓\text{——血容量↓,回心血量↓,右心前负荷↓,右心充盈压↓(排} \\
\qquad\text{除机械通气时正、负压的影响,及三尖瓣反流、急性肺栓} \\
\qquad\text{塞的影响)} \\
\text{碱中毒——早期血容量不足,为维持血容量,肾加强对 }Na^+\text{、}HCO_3^- \\
\qquad\text{重吸收,而 }K^+\text{、}H^+\text{ 排出↑→代碱} \\
\qquad\text{呼吸增加,通气量↑,}CO_2\text{ 排出↑→呼碱} \\
\text{代谢性酸中毒——血容量↓,}BP↓\text{,组织低灌注→组织} \\
\qquad\text{缺血} \\
\qquad\text{耗 }O_2↑\text{,供 }O_2↓\text{,}Hb↓\text{→组织缺 }O_2 \\
\text{呼吸性酸中毒——肺部手术,肺、胸部、脑部损伤→呼吸抑制,通气、} \\
\qquad\text{换气功能↓,}PaO_2↓\text{,低氧血症→}PaCO_2↑\text{,高碳} \\
\qquad\text{酸血症→呼衰、ARDS}
\end{array}
\right. \\[2pt]
\text{低蛋白、低 Hb、低凝血因子} \\[2pt]
\text{电解质改变}
\left\{
\begin{array}{l}
Na^+\text{——高容量性、高 }Na^+\text{ 血症,稀释性低 }Na^+\text{ 血症} \\
K^+\text{——低 }K^+\text{ 血症碱中毒,高 }K^+\text{ 血症(组织分解、医源性、酸中毒)} \\
Mg^{2+}\text{——一过性低 }Mg^{2+}\text{ 血症} \\
Ca^{2+}\text{——低 }Ca^{2+}\text{ 血症(骨折、骨质疏松、输血、凝血障碍)} \\
Cl^-\text{——低 }Cl^-\text{ 性碱中毒、高低 }Cl^-\text{ 性酸中毒}
\end{array}
\right.
\end{array}
\right.
$$

无氧代谢↑
→乳酸↑

第二节　围术期液体治疗

一、基本输液量计算

(一)日需量

$$24\ h\ 成人日耗量 \begin{cases} 不显失水 \begin{cases} 皮肤蒸发\ 500\ mL \\ 呼吸道蒸发\ 300\sim350\ mL \end{cases} \\ 尿\qquad 1500\ mL \\ 粪便\qquad 150\ mL \end{cases} 2500\ mL\ 左右$$

表 5-1　24 h 成人日需量

体重	液体容量	输入速度"4-2-1"法则
第一个 10 kg	100 mL/kg	4 mL/(kg · h)
第二个 10 kg	50 mL/kg	2 mL/(kg · h)
以后每 10 kg	20~25 mL/kg	1 mL/(kg · h)

如:患者 65 kg＝10 kg＋10 kg＋45 kg。

24 h 的日需量:

$$\left. \begin{array}{l} 10\times100＝1000\ mL \\ 10\times50＝500\ mL \\ 45\times20＝900\ mL \end{array} \right\} ＝2400\ mL(100\ mL/h)$$

又如:患者 15 kg＝10 kg＋5 kg。

24 h 的日需量:

$$\left. \begin{array}{l} 10\times100＝1000\ mL \\ 10\times50＝500\ mL \end{array} \right\} ＝1500\ mL(62\ mL/h)$$

再如:患儿 8 kg

24 h 的日需量为:8×100＝800 mL(33 mL/h)

(二)术前累计丢失量

术前丢失包含禁食、出汗、发热、呕吐、腹泻、气切、失血、引流等。

1. 禁食补液量

成人 8 h,日需量 2400~2500 mL/24 h,即 100~104 mL/h,则 8×(100~

104)＝800～832 mL；

儿童 6 h,日需量/24 h×禁食时间,如患儿 21 kg,则需补充量 1520/24×6＝380 mL；

婴儿 4 h,1.5～2 mL/kg×禁食时间,如婴儿 12 kg,则需(18～24)×4＝72～96 mL。

2. 出汗补液量

正常不显失水,成人 10 mL/kg(已包括在日需量内)；

微汗,11～17 mL/kg(另加 1～7 mL/kg)；

大汗,＞35 mL/kg,如 60 kg×35＝2100 mL(需另加补液)。

3. 发热补液量:体温每升高 1 ℃需补水 2 mL/kg,如 60 kg 患者体温 38 ℃,则补液 60×(1×2)＝120 mL；患者体温 40 ℃,则 60×(3×2)＝360 mL。

4. 呕吐、腹泻:应按出量加以补充。

5. 失血:如严重创伤、肝脾破裂、宫外孕、便血、呕吐、咯血,应根据当时患者 BP、HR、Hb、Hct、尿量以及当时的记录资料加以综合评估,在术前进行适当补充。

(三)麻醉药物和麻醉方法导致的血管扩张或体液再分布

一般需补液(晶体)300～500 mL 或 5～10 mL/kg。

术中丢失量 {

创面蒸发:与室温和暴露面积及时间有关

　　　　大手术 8～10 mL/(kg·h)

　　　　中手术 4～6 mL/(kg·h)

　　　　小手术 2～4 mL/(kg·h)

失血量:按 Hb、Hct、纱布、吸引瓶、敷料等因素综合分析出血量

尿量:受利尿药、尿崩症等情况的影响,应正确评估

急性扩大的第三间隙:如肠梗阻渗出液、胸水、腹水及肿胀的创面、烧伤的渗出等

特殊手术方式——TURP、CPB

(四)术后继续丢失量

引流量、出血量、蒸发量、24 h 日需量。

二、关于第三间隙与急性扩大的第三间隙

1.体液分布

体液分布 {
第一间隙——细胞内液
第二间隙——细胞外液
第三间隙——指体内某些腔隙中存在的少量被隔离的基本不参与循环的体液。如胸膜腔、腹膜腔、关节腔、心包腔中以及房水等起润滑作用的少量体液

2.急性扩大的第三间隙

在非生理状态下（炎症、应激、创伤、手术），由于渗透压或静水压的改变，组织液或/和血浆向组织间隙或上述体腔内、肠腔中渗出或漏出，造成细胞外液、血容量的减少或锐减，称为急性扩大的第三间隙。

围术期第三间隙液体丢失的量变数较大，不易准确估评。一般围术期第三间隙液体丢失 10 mL/(kg·h)。特殊情况可显著增加，如大面积烧伤、急性胰腺炎、大面积绞窄性肠梗阻。

三、围术期基本输液种类

（一）液体种类

液体种类 {

晶体溶液 {
盐水 {
生理盐水（0.9% NaCl）
高渗盐水（3%、5%、7.5%、10% NaCl）
}
葡萄糖溶液：5% GS、5% GNS、10% GS、25% GS、50% GS 等
醋酸林格氏液：勃脉力 A、复方钾钠钙镁液（乐加）
乳酸林格氏液
1.2%乳酸钠溶液
5% NaHCO₃ 溶液
}

人工胶体 {
明胶（由牛胶原水解而成）：如琥珀明胶、尿联明胶
右旋糖酐（由蔗糖酶解合成）：如右旋糖酐 40、右旋糖酐 70
羟乙基淀粉（对支链淀粉经羟乙基化后制成）：如 706、万汶、贺斯
}

天然胶体 {
全血
新鲜冰冻血浆
人工白蛋白溶液
}

}

(二)晶体溶液生化特点与作用

表 5-2 常用的晶体液成分含量(mmol/L)与渗透压(mOsm/L)

种类	pH	Na^+	K^+	Ca^{2+}	Mg^{2+}	Cl^-	HCO_3^-	醋酸根	乳酸	糖	渗透压
血浆	7.4	142	4.2	5	3	103	27	—	1.2	—	295
0.9%NaCl	5.0	154	—	—	—	154	—	—	—	—	308
林格	5.5	148	4	45	—	156	—	—	—	—	312
乳酸林格	6.5	130	4	2.7	—	109	—	—	27.7	—	273
勃脉力 A	7.4	140	5	—	3	98	—	27	—	23	294
乐加	5.1	140	4	1.5	1	115	—	25	—	5.5	304
5% GS	4.5	—	—	—	—	—	—	—	—	50 g/L	253
5% GNS		154				154				50 g/L	586
3% NS		513				513					1026
5% NS		855				855					1710

(1)0.9% NaCl(生理盐水):是最早(1832 年)使用于液体治疗的溶液,也是第一代溶液,至今仍广泛用于临床,成为液体治疗中最常用的一种。由表 5-2 可以看出,0.9% NaCl 的电解质成分仅为 Na^+ 和 Cl^-,其含量明显高于血浆中的 Na^+ 与 Cl^-,尤其是 Cl^-,因此大量输入生理盐水,可使血浆 Cl^- 升高。Cl^- 与 HCO_3^- 共同维持血浆中的阴离子数,两者关系密切,Cl^- 升高,HCO_3^- 必然降低来代偿,故易发生高氯性酸中毒;而且 0.9% NaCl pH 为 5.0,渗透压偏高,因此生理盐水并不生理。在临床使用中尤其是婴幼儿不宜过多,并应及时监测 Cl^- 的变化。

(2)高渗盐水:为高渗溶液(渗透压见表 5-2),以 7.5% 或 10% NaCl 溶液配成 3%～5% NaCl 溶液,应用于临床。一般加入万汶或其他人工胶体中组成高渗、高胶溶液 500 mL,以较小的容量获得较好的复苏效果。利用高渗作用将组织间隙和细胞内的水分吸收入血从而增加血容量,减轻组织水肿。与胶体合用可达到较长时间扩容。在创伤抢救中应用或治疗低 Na^+ 血症疗效较好。实际应用中应加强血 Na^+ 监测,避免高 Na^+ 血症。

(3)5%、10% GS 溶液:也是临床上最常用的溶液。5% GS pH 为 4.5,低渗,由于葡萄糖入血后很快被机体利用,剩余的则为纯水,就等于补水,围术期患者多有应激性血糖升高,在无低血糖的情况下,一般不主张输注 5%～10%

GS,否则随着入量过多使血液呈稀释性低渗。水向渗透压较高的细胞内移动,造成细胞内水肿,易发生脑水肿、颅内压升高,甚至昏迷。临床上有高渗性脱水,血 Na^+ ↑,烧伤患者水分蒸发明显,颅内压高,脱水利尿后出现高 Na^+ 血症等情况下可使用 5% GS 补水。宫腔镜、膀胱镜等内镜检查与治疗中应避免使用 5% GS 液为灌洗液,以防吸收过多而出现水中毒。

(4)乳酸林格氏液:为 1930 年开始起用的临床第二代治疗的溶液,成分比 NaCl 多,不仅包括 Na^+、K^+、Cl^-、Ca^{2+},而且还有乳酸根,代谢后形成碳酸氢钠,有利于调节血液的酸碱平衡,因此被广泛应用于临床并沿用至今。然而,乳酸林格氏液的电解质含量与血浆相比,Na^+ 低、Ca^{2+} 低、pH 低、渗透压低(273 mOsm/L),当乳酸盐不能完全离子化时渗透压仅为 255 mOsm/L。这种含乳酸的低渗溶液大量输注后可造成血液低渗而影响水的移动,水向渗透压较高的细胞内移动,形成细胞内水肿和乳酸酸中毒;而且乳酸盐必须经肝脏分解才能被利用,增加肝脏负担,肝功不良时不宜使用,故乳酸林格氏液为非理想的细胞外液补充液。

(5)复方醋酸钠溶液:以勃脉力 A 和乐加为代表的复方醋酸钠溶液为第三代溶液。1949 年 HocKs 首先以醋酸盐代替乳酸盐作为手术期间碳酸氢根的来源;1964 年醋酸被用作透析液的组成成分;1979 年百特公司推出复方醋酸钠溶液——勃脉力 A。国内"乐加"为钾、钠、钙、镁醋酸钠溶液,用于临床,成为第三代生理溶液。其成分和理化性质接近于血浆(见表 5-2)。

醋酸是碳酸氢盐的前体物质,醋酸钠在体内很快被代谢后生成碳酸氢盐。醋酸大部分通过醋酸硫激酶的作用转化代谢,只有一小部分依赖肝脏代谢,机体对醋酸的代谢是乳酸的 2 倍,静脉输注血中半衰期为 10 min,不会在体内蓄积。醋酸能在大部分器官中代谢,不增加肝脏负担,故休克、感染性休克的危重病人,肝肾功能不良者及新生儿均可使用。勃脉力 A pH 7.4,渗透压 294 mOsm/L,乐加渗透压为 304 mOsm/L,为等渗溶液。勃脉力 A 与乐加的电解质成分和含量均与血浆相近,为目前较理想的细胞外液补充液。

(三)胶体溶液的生化特点与作用

表 5-3　常用胶体溶液的成分含量(mmol/L)与渗透压(mOsm/L)

	pH	Na^+	K^+	Cl^-	Ca^{2+}	G	渗透压	其他(经临床测定)
血浆	7.4	142	4.2	103	5	—	280～320	乳酸 1.2
库存血	7.2～6.84	168～158	3.9～2.1					Hct=35%～45%
浓缩 RBC	6.6	—	≈9.5			—		Hct=60%～77%

续表

	pH	Na$^+$	K$^+$	Cl$^-$	Ca^{2+}	G	渗透压	其他(经临床测定)
5%白蛋白	7.4	145±15	<2.5			0	330	COP=32~35 mmHg
血小板	7.4	145±15	<2.0			0		COP=20 mmHg
10%右旋糖酐溶液	—	—		—	50	255		
羟乙基淀粉	5.9	154	0	154		0	308	COP=33.6 mmHg
明胶	7.4	154	<0.4	154			274	COP=40.7 mmHg

(1)6%右旋糖酐溶液:由蔗糖分解而成,最后可被酶分解为葡萄糖。

按分子量分{
小分子溶液(D20)——分子量20000,用于改善微循环,以防血栓

低分子溶液(D40)——分子量40000,在血中保留时间1.5 h,用于改善微循环,降低血小板黏附力,预防血栓形成

中分子溶液(D70)——分子量70000,6% D70所产生的COP高于白蛋白与血浆,适用于扩充血容量,作用持续时间约4 h
}

主要副作用为过敏,大量使用可影响出血时间,围术期少用。

(2)明胶溶液:目前常用琥珀酰明胶,商品名佳乐施,分子量35000,浓度为4%,初始扩充效果70%,血管内保留2~3 h,对凝血影响小。主要用于低血容量时的扩容,过敏反应发生率据报道为0.345%。

(3)羟乙基淀粉:由玉米淀粉合成的高分子量支链淀粉,按分子量和取代程度(以取代级 MS 表示)来分:

低分子(分子量<100000)——MS 0.3~0.5为低取代级;

中分子(分子量100000~300000)——MS 0.3~0.5为低取代级;

高分子(分子量>300000)——MS 0.3~0.5为低取代级。

①贺斯(HAES):为中分子量取代级(MS 0.5/200000),临床常用6%贺斯,扩容效果为100%,可维持4~6 h,是较好的一种血浆代用品,目前已少用。

②万汶(HES):分子量130000,集中的分子量分布,低取代级0.4,优于贺斯,100%的初始容量效应,4~6 h的平台效应。扩容效果好,增加血容量和心输出量以及 O$_2$的转运量,有效改善组织供氧,改善微循环,预防毛细血管渗漏,对凝血功能影响小。过敏反应少,过敏反应发生率据报道为0.058%。每日最大剂量50 mL/kg,可用于儿童,但目前已少用。

③万衡(HES):130/0.4复方电解质溶液是万汶的改进型,万汶用0.9%

NaCl 配制,而万衡是用复方电解质溶液配制,电解质包含 Na^+ 137.0 mmol/L、K^+ 4.0 mmol/L、Mg^{2+} 1.5 mmol/L、Cl^- 110.0 mmol/L、CH_3COO^- 34 mmol/L,其含量组成较接近人体血浆。

由于 Cl^- 的含量明显少于生理盐水 Cl^- 的含量,大量使用可降低高氯性酸中毒的风险。万衡中不含 Ca^{2+},药物相容性较好,但不含 Ca^{2+},大量输注时,特别当同时大量输血时,应注意监测 Ca^{2+} 浓度,及时补 Ca^{2+} 剂。

与万汶相比仍具有与万汶相同的扩容效能。平衡的醋酸电解质溶液能更好地维持酸碱平衡和电解质平衡。

(4)5%白蛋白溶液:5%白蛋白溶液是从健康人血液中分离而获得一种天然胶体溶液,为等渗溶液,其 COP 为 20 mmHg,略低于正常血浆 COP(25 mmHg),有 200 mL 和 500 mL 两种包装。20%、25%白蛋白制剂为高渗溶液,使用时用生理盐水稀释至 5%的浓度输注,有 20 mL、25 mL、50 mL 和 100 mL 多种包装。

人体白蛋白溶液主要用于治疗低蛋白血症,补充血浆白蛋白。1 g 白蛋白可以带 17～18 mL 的水,用于扩容治疗,扩容效果 100%,维持 6 h。也可用于脱水治疗,过敏反应发生率据报道为 0.129%。

表 5-4 晶体溶液与胶体溶液的作用比较

晶体液	胶体液
· 以补充功能性细胞外液为主 在血管内保持时间短,仅为 20 min 左右	· 以扩容为主 在血管内停留时间长,2h、4h、6 h 不等
· 静脉输注大部分进入组织间隙 大量输注降低血浆 COP,增加组织水肿	· 扩容效果好,维持时间长 很少引起外周组织水肿
· 平衡电解质成分,具有缓冲效能	· 除万衡外多数用生理盐水配制,大量使用可发生高氯性酸中毒,降低肾小管滤过率,终末肾衰患者不宜使用
· 促进利尿	· 大量输注影响凝血功能
· 不干扰凝血系统	· 费用高
· 费用低	· 过敏反应时有报道

各有优势与不足,临床上应根据不同病情而选择,综合应用。

四、围术期液体治疗方案

(一)围术期液体(容量)治疗的目的

1. 维持患者术中有效循环血容量;

2. 补充已丢失或正丢失的血容量和各间隙的容量；

3. 维持正常血流动力学，保证重要器官和组织的灌注与氧供；

4. 维持水、电解质和酸碱平衡，使内环境稳定；

5. 维持细胞氧供、耗氧平衡；

6. 维持凝血功能正常；

7. 术中药物治疗如抗炎、止血、保肝、利尿、纠酸等药物带入；

8. 适当的血液稀释、血液保护和节约用血。

(二)容量治疗的方案

1. 中小手术出血量

预计出血量＜500 mL 者(血容量的 10%±)以输晶体液为主，补充日需量＋禁食丢失量＋血管扩张补液量；

如出血量 300～500 mL，可补充 500 mL 胶体液，体质较好的患者可用 2～3 倍于出血量的晶体补充。

晶体的选择以平衡液如乐加、勃脉力 A 为基本的输液种类。

如阑尾、疝等手术，手术时间一般在 1～2 h，麻醉采用腰硬联合，成人日需量 2400 mL，禁食 8 h 约需补 800 mL，出血 50～100 mL。患者入室前开放静脉，第一小时按 10 mL/kg 计需 500～600 mL，第二小时约需 300 mL，手术麻醉共 3 h 左右，出血 50 mL，共输入 800～1000 mL，24 h 入量约 3000 mL 即可。

2. 大手术失血

预计 1000 mL 左右的病例，补充日需量＋禁食量＋血管扩张＋失血量＋第三间隙丢失量，补液晶体＋胶体＋备血(Hb＜70 g/L 补浓缩红细胞)。

晶：胶＝2：1。

如胃癌、结肠癌、直肠癌、肝癌、肺癌根治术及关节置换等手术：

若在腹腔镜下手术，出血＜500 mL，可以晶体液＋胶体液补充；

若开腹、开胸手术，出血在 1000 mL 左右，应根据 Hb、Hct 和患者的体质对失血的耐受性决定是否输注红细胞，并补充 200～400 mL 新鲜冰冻血浆。

(三)容量复苏

对失血量超过 2000 mL，尤其是超过 3000 mL，约占患者血容量 1/3～1/2的手术，或急性失血患者如肝脾破裂、宫外孕、产后大出血、严重创伤或术中意外出血及重大的复杂手术，如肝移植、动脉瘤、复杂心血管手术或严重出血性、创伤性休克的患者，术中除常规补充日需量＋禁食量＋血管扩张＋第三间隙丢失量外，还需进行包括容量复苏在内的生命救治，而不同于一般的液体治疗。

　　容量复苏必须注意以下几个问题：

　　1. 时机(早)：对重症患者、复杂手术患者等预计需要容量复苏的病人,应有计划,从患者入室开始；对急诊严重创伤、失血、脱水所致的休克病人应在患者入院时或创伤后的 6 h 内开始。总之,应尽早开始复苏,尽早恢复血流动力学的正常,不仅效果好,而且可减少术后并发症。

　　2. 初始用量及速度(足量,先快后慢)：最初 1 h(黄金 1 h)要快速足量输液,可按 20～30 mL/kg 计算,HR 开始下降可减速；当 HR<100 bpm,进一步减慢速度并控制入量,根据 HR、SBP、Hb、Hct、尿量等病情变化调整。

　　3. 输液的选择：最初 300～500 mL 可用晶体液。由于低血容量的患者均存在功能性细胞外液不足或严重不足,此时用晶体液如乐加、乳酸林格氏液或生理盐水不仅最易获取而且快速输入后进入组织间隙,补充功能性细胞外液是非常必要的,有利于维护肾功能排尿,即先晶后胶。随后选用扩容效果好,维持时间长的人工胶体液 500～1000 mL,快速输注进行扩容治疗,以维持血流动力学的稳定和组织灌注,如万衡、万汶、佳乐施等。如果有两条静脉通路,可以一条输晶体液一条输胶体液。若出血量大,时间长,晶胶比应 1:2；若出血量大但时间短,晶胶比应 1:1；若出血量中等即晶胶结合,时间不长,晶胶比也可 2:1。合适的晶胶比可减少术后并发症。

　　Hb<70 g/L,Hct<25%,应补充浓缩红细胞和新鲜冰冻血浆；

　　纤维蛋白<1.5 g/L,补充冷沉淀或纤维蛋白原；

　　血小板<50×10^{12}/L,补充血小板。

　　4. 尽快达到复苏的最初目标

　　HR<100 bpm；

　　SBP≥90 mmHg,DBP≥60 mmHg,MAP≥70 mmHg；

　　尿量≥0.5 mL/(kg·h)；

　　PaO$_2$≥90 mmHg,PaCO$_2$<35～45 mmHg；

　　SaO$_2$>95%,SvO$_2$ 65%～70%；

　　Hb>60 g/L,Hct>18%。

(四)注意处理容量与压力的关系

　　严重创伤、大手术失血的患者,当活动性出血尚未控制或终止,或 Hb<50 g/L、血源不足的情况下,需维持一定的血压以保证重要脏器和组织的灌注。此时应加用适量的血管活性药物维持最低的 MAP(60±mmHg)以保证组织灌注,并积极外科止血或压迫或填塞止血,同时积极回收自体血液进行自体血回输,并组织血源供应,注意纠酸、保温以维持生命体征。当活动性出血

被控制,有血源时应立即先补充浓缩红细胞将 Hb 提升至≥60 g/L,再补充或同时补充凝血因子,维持容量。没有一定的血容量和一定的血管张力,血压即无法维持,当血压逐渐上升后应逐渐减少血管活性药物的用量直至停用。

血管活性药物的选择视心功和血管张力情况而定:

1. 多巴胺 20 mg/2 mL(支),1～5 mg/单次 iv,5～10 $\mu g/(kg \cdot min)$ 泵注,激动心脏 β_1 受体,强心,增加心肌收缩力和 CO;泵速大于 15 $\mu g/(kg \cdot min)$,α 受体占优势,缩血管作用加强,BP 升高。

2. 肾上腺素 1 mg/mL(支),兴奋 α、β_1 和 β_2 受体,强心、缩血管。0.01～0.02 $\mu g/(kg \cdot min)$ 泵注,强心为主;0.1～1 $\mu g/(kg \cdot min)$ 泵注,升压为主。

3. 去甲肾上腺素 2 mg/mL(支),α 受体激动药,对 β 受体作用轻微,有强烈的血管收缩作用,以升压为主。5～20 μg 单次静注。常用量:0.1～1 $\mu g/(kg \cdot min)$,泵注。

4. 去氧肾上腺素 10 mg/mL(支),纯 α 受体兴奋药,显著的缩血管作用,以升压为主。0.5 mg 单次静注;严重低血压时,1 mg 稀释 20 mL 静脉缓推;0.15～0.75 $\mu g/(kg \cdot min)$[平均 0.5 $\mu g/(kg \cdot min)$]泵注。

5. 异丙肾上腺素 1 mg/2 mL(支),β_1、β_2 受体激动药,对心脏具有正性肌力作用,心脏收缩力增强,CO 增加,HR 加快;舒张骨骼肌血管,舒张支气管平滑肌,舒张冠状动脉。用于血容量已补足的低心排、外围阻力较高的休克病人,对低血容、外围阻力低的休克患者不宜使用。对右心衰合并肺动脉高压,0.01～0.05～0.1 $\mu g/(kg \cdot min)$ 泵入。

6. 多巴酚丁胺,β_1 受体激动剂,强心,CO 增加,HR 加快。0.5～40 $\mu g/(kg \cdot min)$ 泵注。常用量:2.5～20 $\mu g/(kg \cdot min)$,泵注,用于低心排、HR 慢的患者。

注:药物稀释方法:

(1)多巴胺和多巴酚丁胺稀释方法:取体重(kg)×3 mg 的药物,稀释至 50 mL 溶液内,输液泵泵速为 1 mL/h 时相当于给药 1 $\mu g/(kg \cdot min)$。

(2)肾上腺素、去甲肾上腺素、去氧肾上腺素稀释方法:取体重(kg)×0.3 mg 的药物,稀释至 50 mL 溶液内,泵速 1 mL/h=0.1 $\mu g/(kg \cdot min)$ 的给药量。

(3)异丙肾上腺素的稀释方法:取体重(kg)×0.03 mg 的药物,稀释至 50 mL 溶液内,泵速 1 mL/h=0.01 $\mu g/(kg \cdot min)$ 的给药量

如果体重大或给药时间短,用量可减半(药物量和稀释溶液量均减半)。

如 60 kg 患者用多巴胺泵注,60 kg×3 mg/50 mL=180 mg/50 mL 给药量,8 $\mu g/(kg \cdot min)$,泵速 8 mL/h 即可,如果时间不长可配半量。取多巴胺 90 mg 稀释至 25 mL,用量不变,8 $\mu g/(kg \cdot min)$,泵速为 8 mL/h。

（五）合理输血、成分输血及自体血回输

输血是手术、创伤病人，尤其是大失血的病人一项不可缺少的、必要的措施。血液是心血管系统不断流动循环的液态组织，是机体体液的重要组成部分，占体重 6%～8%，男性 70～75 mL/kg，女性 60～65 mL/kg，婴幼儿 75～80 mL/kg。血液是人体也是人类的宝贵资源。血液、血容量、心血管功能的正常及运转是维持人体生命最基本的、必需的条件。由于血液成分复杂、功能特殊，目前尚未发明真正完全能代替血液的物质，故要特别珍惜宝贵的血资源。

对严重创伤、失血的患者，输血不仅有补充血容量的作用，同时又补充了血液成分，发挥运输功能尤其是氧的输送。目前将全血分离各种成分，输给不同需要的患者既可提高输血效果又可减少浪费，预防或避免并发症。因此，合理输血、成分输血是血容量复苏的重要组成部分。

1. 血液成分输注——将全血的成分分离为各种成分并进行纯化和浓缩。

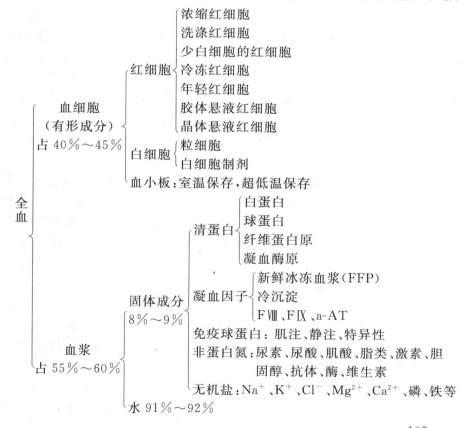

全血分离出成分血的过程：

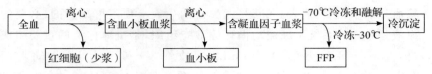

（1）红细胞

红细胞是血液中主要的有形成分，占血液总体积的 45％ 左右，占全血蛋白质总量的 80％，其主要功能是从肺中携带 O_2 到组织再从组织中带 CO_2 到肺部排出，与生命活动息息相关；同时也是血液黏度与血管内阻力的主要决定因素，红细胞生存时间为 120 天。

①浓缩红细胞：全血经 2000～2500 r/min 离心 20～30 min 分出血浆层而留下的细胞层。浓缩红细胞实际上是带少量血浆的全血，血球比积 60％～70％，基本上含有原体积的全部红细胞，适用于各类贫血的病人或失血的患者，在 3 h 内输完。这是围术期失血患者使用最多的一种血制品。

②红细胞的供氧能力：健康成年男性每 100 mL 含 Hb 14～16 g，平均 15 g，每克血红蛋白最大饱和能结合 1.34 mL O_2（即氧饱和度 100％），故 100 mL 血携氧 $1.34×15＝20.1$ mL。

当心排量（CO）为 5000 mL/min 时，每分钟携氧为：

$$CO(mL/min)×(Hb/dL×1.34 \ mL/g×SaO_2％)$$
$$＝5000×(15×1.34×100％)$$
$$＝5000×20.1％＝1005 \ mL$$

可以看出机体携氧功能取决于 Hb 的多少、血氧饱和度的高低与心排量的多少，另外还与 P_{50}、氧离曲线的正常与否有关。P_{50} 为氧饱和度为 50％ 时的氧分压，正常为 26.6 mmHg，P_{50} 小于 26.6 mmHg，曲线左移，氧亲和力大，不易释放；P_{50} 大于 26.6 mmHg，曲线右移，氧亲和力小，O_2 易释放而被组织利用。（参见第十一章）

③输血（浓缩红细胞）指征：

Hb≥100 g/L，一般不需要输血。

70～100 g/L，可输可不输，视病情如出血速度与程度，手术创伤大小，患者病情与全身状态、年龄、体重，心、肺代偿能力，终止失血的难易程度以及血资源供应能力等综合判断而定。

Hb＜70 g/L，需输注浓缩 RBC，目的是维持组织供 O_2 及心血管功能。在围术期急性出血和低血容量，尤其当失血＞3000 mL，达患者血容量 50％，生命受威胁时,Hb 是决定输注浓缩 RBC 唯一的条件,否则组织供氧不足,可迅速加重病情甚至会错过救治生命的时机,增加病死率。库存的血在体外保存中会产生乳酸,pH↓,同时 2,3-DPG↓使 O_2 不易释放。另外,随库存血时间的延长,红细胞存活率↓,血 K^+↑,故在大量输血时应考虑库存血的保存时间,给予一定比例库存 5～7 天的血。

④大量输血是指以下三种情况中的一种:

Ⅰ.一次输血超过病人血容量的 1.5 倍(7000～7500 mL);

Ⅱ.1 h 内输血相当于病人血容量的 1/2(2000～2500 mL/h);

Ⅲ.20 min 内输血速度≥1.5 mL/(kg·min)(90～100 mL/min)。

⑤输血时机:

Ⅰ.大出血时应快速补充人工胶体液和晶体液补充血容量。在短期内呈血液稀释,Hb↓至 50～60 g/dL,Hct 15％～18％,机体以增加 CO,血黏度下降,血流速度加快,冠状血流增加,氧耗下降,氧释放增加加以代偿。

Ⅱ.尽可能在出血基本控制后输血。

Ⅲ.Hb≤50 g/L 特别是达 30～40 g/L 时,尽快输注浓缩红细胞并输注凝血因子。

⑥术中预计输用 RBC 单位公式:

$$输入红细胞单位数=\frac{血容量×(期望的\ Hct\%-原测量的\ Hct\%)}{1\ 单位红细胞容积×期望的\ Hct}$$

例如,女性,60 kg,Hct 25％,要将 Hct 提高至 30％,需输用多少单位红细胞?

1 单位红细胞容积＝110 mL,患者血容量＝体重 kg×70 mL/kg＝60×70 mL/kg＝4200 mL。

$$RBC=\frac{4200×(30\%-25\%)}{110×30\%}=\frac{4200×0.05}{33}=6.4\ 单位$$

$$血容量(EBV)＝体重\ kg(WT)×70\ mL/kg(成人)$$

⑦术中允许失血量至 Hct 为 30％的预算公式:

$$出血量＝血容量×(Hct_A-Hct_B)×3$$

Hct_A 为术前 Hct,Hct_B 为 30％。

Hct 与 Hb 的关系:Hct＝Hb×3。

例如,患者,70 kg,术前 Hct 36％,术中达 Hct 30％,允许出血量多少?

出血量＝70×70×(36％－30％)×3＝4900×6％×3＝294×3＝882 mL

（2）新鲜冰冻血浆（FFP）

采血 6 h 内，从全血分离出来的血浆立即冷冻保存于－30 ℃的冰箱内。其几乎含有血浆中全部凝血因子的活性，主要用于严重失血患者、急性 DIC、肝功能不良引起的凝血功能障碍患者，心脏 CPB 手术围术期出血、重大的血管手术等补充多种凝血因子缺乏之用。

（3）冷沉淀

冷沉淀是新鲜冰冻血浆经－30 ℃以下冷冻和 3～5 ℃融化后的沉淀物。以 200～250 mL FFP 制成一袋冷沉淀，一袋的体积约 25～30 mL，即 1 U，1 U 冷沉淀含纤维蛋白原 200～300 mg。血浆中含有的 FⅧ活性几乎全部浓集在冷沉淀中，浓缩近 10 倍，－30 ℃可保存 1 年。

主要用于：

Ⅰ. 先天性凝血因子缺乏，如甲型血友病、血管性血友病；

Ⅱ. DIC 的治疗：DIC 消耗大量凝血因子、FⅤ、Ⅷ、纤维蛋白原及血小板等而引起出血，故应输入冷沉淀和血小板；

Ⅲ. 术中大量失血，同时丢失大量凝血因子，血液呈稀释性凝血因子缺乏；

Ⅳ. 肝功能不良、纤维蛋白原（FI）和 FⅫ缺乏等。

用量：纤维蛋白缺乏患者 1 U/10 kg，FⅧ的生物学半存活期仅 8～12 h，故必要时隔 12 h 再输注一次。

（4）血小板

血小板是血液中最小的有形成分之一，血小板表面具有较复杂的血型抗原，既有和红细胞、白细胞有关的非特异性抗原，又有特异性抗原。血小板在体内的寿命 8～11 天，半衰期 4 天，正常血小板计数为（100～300）×10^9/L，血小板减少小于 20×10^9/L 有自发性出血倾向，应补充血小板。当血小板减少的患者需要手术时，可预防性输注（一般不宜预防性输注），术中血小板低于 50×10^9应补充血小板。

血小板主要功能为止血。当血管破裂后暴露出的胶原组织和 ADP 引起血小板聚集，然后凝集，血小板释放 ADP、5-羟色胺和第 3 因子，继而发生次发凝集，提供凝血因子发生连锁反应的场地，血液凝固，出血停止；血小板还有另一个独特的功能——维持血管内皮的完整性。

单采血小板：从血液中分离出一个治疗量的血小板，即为单采血小板，在 20～24 ℃可保存 5 天，每个治疗量的血浆容量为 200～300 mL。

冰冻单采血小板：在单采血小板中加入血小板深低温冷冻保护剂，然后在－80 ℃冰箱中速冻保存，可保存一年。

用量：成人每次输注一个治疗量，儿童＜20 kg，按 10～15 mL/kg 计算。

以上 FFP 1000 mL、冷沉淀 10 U、血小板 1 个治疗量作为凝血物质 1 单元。

（5）抗凝血酶Ⅲ（ATⅢ）浓缩物

ATⅢ是凝血酶的主要抑制剂，也可抑制 FⅩa、FⅪa 和 FⅫa 的活性。肝素是 ATⅢ 的辅因子，它可以明显增强 ATⅢ 对凝血酶的抑制活性，并可重复使用。ATⅢ缺乏与血栓形成有密切关系，正常人 ATⅢ 为 0.8～1.2 U/mL；DIC 和严重肝病时 ATⅢ 可降低，血浆水平低于 50% 时则有血栓形成的倾向，应补充 ATⅢ。适用于先天性和获得性 ATⅢ 缺乏患者的治疗。

ATⅢ 缺乏患者对肝素不敏感，如左房黏液瘤患者行体外循环（CPB）时肝素应增加用量，约为 0.5 倍。

（6）凝血酶原复合物（PCC）

以大混合血浆为原料，以离子交换层析法制备而成，含有 FⅡ、Ⅶ、Ⅸ、Ⅹ 4 种维生素 K 依赖的凝血因子。1 U 大约相当于 1 mL 混合正常人新鲜冰冻血浆中所含 FⅨ 的量。

用于：

①血友病 B、先天性 FⅦ 和 FⅩ 缺乏；

②肝病、获得性维生素 K 依赖性凝血因子缺乏；

③抗凝药——华法林使用过量的治疗。

（7）蛋白 C（PC）

PC 是依赖维生素 K 的一种血浆蛋白，在体内被凝血酶所激活。它可抑制 FⅧa 和 FⅤa，降低血液凝固性。PC 治疗 DIC 有效。

2. 自体血回输（自身的血输给自己）

自体血回输有利于病人，有利于血液保护，有利于医疗安全，既节约血资源，又预防异体输血相关并发症；既保护患者自身利益，减少开支，又可避免和减少医疗纠纷；已逐步被患者接受，被手术医生认可，已广泛应用于临床，并被政府和社会公众所关注。

（1）适应证：预期术中失血量，成人达血容量的 20%，儿童达血容量的 15%；不愿接受异体血者；无法输注异体血者。

（2）禁忌证：患者拒绝；血液被污染；红细胞被破坏；恶性肿瘤患者（危及生命时例外）。

（3）体血回输流程

自体血回输

术前储备
自体血
- 心肺功能良好,特殊稀少血型,患者 Hb>110 g/L,Hct>33%,术前 2～3 周开始采血,5～7 天一次,连续 2～3 次,最后一次离手术日 3 天
- 每次采血 200 mL 或第一次 400 mL,第二次输回 200 mL 采 400 mL,第三次输回 200 mL 采 400 mL,一般采血 600～800 mL 放入血库保存
- 采血期间补充铁剂和维生素 C,并补液 500 mL/次
- 术中适时地将自体血输回给病人,先采的血先输

急性等容血液稀释
- 预计术中出血大于血容量的 10%(>500 mL),术前心肺肝肾功能良好 Hb>120 g/L,Hct>35%
- 患者入室开通静脉和动脉通路,经动脉缓慢采血 400～600 mL 于血液保存袋内,手术室室温保存,同时经静脉输注人工胶体 500～1000 mL
- 术中先以液体补充血容量,保持 BP、HR 稳定,Hb 维持于 70～80 g/L,Hct 25%±,手术主要步骤完毕或视病情将自体血输回给病人

术中血液回收
- 将术中或术前的失血回收,经生理盐水洗涤,离心制成浓缩红细胞(Hct 一般为 50%～60%)放入回输血袋中
- 应用于非感染、污染、恶性肿瘤手术的病人
- 回收血液≥800 mL,可回收洗涤≥400 mL 以上的浓缩红细胞可用,出血少于 500 mL 则可不洗涤回收,特殊血型或特殊情况例外
- 回收血液可以随时回输给患者,最终应在 6 h 内输完
- 注意监测回收血回输后患者的 ACT 时间,应<140 s,否则应用鱼精蛋白中和至 ACT<140 s
- 回收血应先输还给患者,若 Hb 仍<70 g/L,可再输异体血
- 回收血不宜带回病房输注

(4)典型病例

男,7 岁,21 kg,先天性心脏病,室间隔缺损(VSD)拟在全麻 CPB 下行 VSD 修补术,但患儿血型为 AB 型 Rh 阴性,血源极少,血库医生找了 1 周仅能提供 2 U 浓缩红细胞(400 mL)。当时开胸 CPB 仅有 400 mL 血是不够的。患者 21 kg,Hb 110 g/L,Hct 33%,ASA Ⅱ级,体能尚好,肝、肾功能正常,决

定术前储备自体血。术前 7 天经桡动脉穿刺用血库的采血袋采血 150 mL,经静脉补晶体 100 mL,人工胶体 100 mL,自体血放入血库保存。4 天后用同样的方式再采血 150 mL,3 天后在全麻下行室间隔修补术,CPB 预充异体血 400 mL,转流 60 min 开放升主动脉,心脏自动复跳。停机前人工肾滤水尽可能将血输还给患儿,停机后将术前采集患儿的自体血分次输还给患者,术后顺利康复。

由于 AB 型 Rh 阴性的人群极少,故血库备血困难,患儿又必须进行 CPB 下心脏手术,需要一定量的血源作保证,仅 400 mL 显然不放心。患儿 7 岁,21 kg 全部的血容量仅为 21×75＝1575 mL 左右,每次采血 150 mL 约为患儿血容量的 10%,不会对患儿的心肺功能及血流动力学造成不良反应及显著变化,故分两次采血备自体血 300 mL。CPB 机预充异体血 400 mL,停机后输自体血 150 mL,术后输 150 mL,患儿不仅安全渡过手术,而且术后顺利康复。

⑤注意事项:

Ⅰ.掌握好上述自体血回输的适应证和禁忌证。

Ⅱ.制定具体的实施方法,组织专人负责实施(麻醉医生指导下麻醉护士或体外循环灌注师具体实施)。

Ⅲ.血液是最好的细菌培养基,所有的自体血回收、洗涤、储备、回输等步骤要特别注意无菌观念,无菌操作。

Ⅳ.注意观察回输血前、后病情变化,加强 Hb、Hct、ACT、APTT、尿、血气等监测。

Ⅴ.血液稀释分级:

以 Hct 的多少分为:轻度稀释,Hct 35%～30%;中度稀释,Hct 30%～25%;重度稀释,Hct 25%～20%;极度稀释,Hct<20%。术中血液呈中度稀释至重度稀释是安全的、可恢复的,短暂的、极度稀释机体尚可恢复,而长时间的极度稀释将导致动脉含氧下降、组织缺氧,危及生命安全或出现并发症。

第三节 围术期液体治疗的监测

围术期进行液体治疗或容量复苏期间最重要的问题是对有效血容量的判断,是多是少,缺少什么,需要多少,输什么等。只有正确判断才能有正确的治疗方案,正确判断来自对患者不断变化的病情监测的结果与分析,故围术期液体治疗中应有多项必要的常规监测,而且应及时、动态、连续监测。每一项监测均有其一定的意义,但也有其一定的局限性,故应多项监测综合判断。

一、常规监测

1. 血压

血液对单位面积血管壁的侧压力,危重患者及重大手术应做有创监测。

(1)收缩压(SBP)——主要反映心排量和大血管弹性。与血容量、每搏量、血液黏度有关,是维持脏器组织灌注压的主要动力。低血容量早期维持SBP不一定减少,随容量不断减少,SBP 会降低至 90 mmHg 以下,灌注压低会直接影响组织灌注。

(2)舒张压(DBP)——主要反应血管的张力。低血容量早期外周血管收缩,血管张力增加,DBP 升高;低血容量晚期或感染性休克,外周血管张力降低,DBP 下降,DBP<60 mmHg,影响冠状动脉供血。

(3)脉压(SBP-DBP)——反映每搏量,正常值 30~40 mmHg。低血容量脉压变窄,<25 mmHg。

(4)平均动脉压(MAP)——(SBP+2DBP)/3,反映灌注压。<60 mmHg影响脑与肾的灌注。

2. 心率(HR)

机体一旦出现容量不足,首先通过外周血管收缩,DBP 升高代偿;同时由于每搏量减少,通过 HR 增加来代偿,以维持心排量。故脉率增快、脉压变小、DBP 升高都是低血容量敏感指标,其中 HR 最为敏感。成人>100 bpm,休克指数(HR/SBP)反映 HR 与 SBP 的关系,正常为 0.4~0.5,>0.7~0.8 即可疑;休克指数≥1,出血量估计 1000 mL;>2,出血量>1500~2000 mL。

3. ECG

监测心律与传导状态。

4. 尿量

是判断体液量和脏器灌注是否充足常用的、敏感的、肉眼可以观察的指标。机体 24 h 水的排出量首先要满足呼吸道、皮肤蒸发的量,最后以尿量排出(最少需 500 mL)。当血容量不足时,肾血流减少,肾脏加强 Na^+ 与水的回收,尿量减少,在容量复苏时应监测每小时的尿量。比重>1.020,尿量减少,尿呈黄色或深黄色,多反映容量不足;尿呈粉红色或红色可沉淀,反映有血尿;尿呈茶色或褐色、酱色反映有血红蛋白尿。

5. 中心静脉压

指上腔或下腔静脉入右房处的压力,反映右心前负荷,是循环血容量、血管张力及右心功能的综合指标。右心功能正常时,CVP 的变化对判断血容量是否充足是非常可靠的。

正常值为 6～12 cmH_2O。CVP<5 cmH_2O,提示血容量不足,右心充盈欠佳;CVP>15 cmH_2O,提示右心功能不足,或血容量超负荷。CVP 应动态观察和连续监测,并结合血压、HR、尿量及病情综合分析,价值更好(围术期注意排除呼吸机胸腔压力变化、体位的影响)。

二、必要监测

1. 皮肤

(1)颜色:皮肤黏膜苍白反映血管收缩,多意味血容量不足;花斑样改变,多提示周围循环的严重障碍,微循环不良;皮肤饱满、发亮,凹陷性水肿,细胞外液增多,毛细血管渗漏,有效循环血量不足。

(2)温度:反映循环状态,四肢末梢温暖表示循环血容量充足。

(3)湿度:四肢发凉,出冷汗,循环不良,血管收缩,交感神经高度兴奋。

2. 手背静脉充盈度测试

手下垂 4～5 秒,手背静脉不充盈,表示循环血容量不足;反之抬举手背4～5秒,静脉不排空表示血容量过多。

3. Hb/Hct

与正常值、与术前比较,Hb/Hct 下降的程度提示失血量的多少和血液稀释程度,但不一定反应有效血容量的多少,应结合 MAP、CVP、尿量等综合分析。

4. 血气分析及 SpO_2

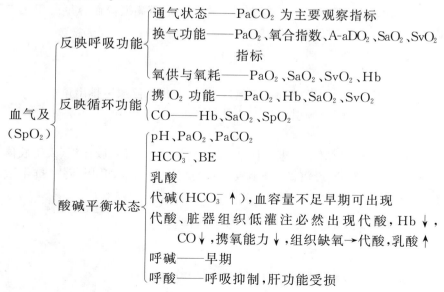

5. 电解质

$$
电解质 \begin{cases}
Na^+ & ——晶体渗透压的主要形成成分,是容量判断中重要指标之一 \\
K^+ & ——与酸碱平衡关系密切,与心肌兴奋性相关 \\
Cl^- & ——与 HCO_3^- 呈负相关,氯转移与酸碱平衡及 Na^+ 关系密切 \\
Ca^{2+} & ——与心肌兴奋性、凝血功能相关,与输血相关 \\
Mg^{2+} & ——与心肌兴奋性及心律失常相关
\end{cases}
$$

6. 凝血功能

(1)血常规——血小板计数及动态观察,血小板进行性减少是诊断 DIC 的重要指标之一。

(2)AT——主要反映外源性凝血功能,正常 12~14 s。

(3)APTT——反映内源性凝血因子活性降低,正常 25~37 s。

(4)纤维蛋白原:正常 2~5 g,DIC 时纤维蛋白原常<1.5 g/L。

(5)D-二聚体——是交联纤维蛋白特异性降解产物。显著升高,多为消耗性凝血功能障碍(DIC)(结合病史);阴性,稀释性凝血功能障碍(结合病情),是诊断 DIC 的重要鉴别指标。创伤性凝血障碍时 D-二聚体↑。

7. 白蛋白

血容量的维持取决于血浆内的胶体渗透压(COP),白蛋白是血液 COP 形成的主要成分。低蛋白血症增加组织水肿。

8. 温度

低温≤34.0 ℃、酸中毒、凝血功能障碍是危重病人低血容量的死亡三角,应维持体温≥36.0 ℃,动态监测。

9. 出入量计算

(1)出量

术前:腹腔、胸腔、胃肠道、腹膜后、呕吐、腹泻、泌尿道排出量;

术中:吸引器、胃肠引流、纱布、敷料。

(2)入量

输入量:包括晶体液(电解质液、非电解质液、水等)、胶体液(人工胶体、浓缩 RBC、血浆制品、冷沉淀、血小板等)、药物性稀释液、升压药物、抗生素、止血药等。

三、特殊监测

1. 心功能

(1)前负荷——LVEDV、LVEDP、PAWP、CVP;

（2）后负荷——SVR、PVP；

（3）心肌收缩性——Cl、SD、EF；

（4）心肌酶谱——CK-MB、LD；

（5）心肌钙蛋白 I(CTnI)——心肌受损时唯一的特异性标志物。

2. 肝功能：白蛋白、胆红素、血清酶、凝血酶原时间等。

3. 肾功能：肌酐、尿素氮。

第四节　病例分析

病例 1　女,45 岁,40 kg。诊断:后腹膜脂肪肉瘤,第 5 次手术后。因肿瘤再次复发逐渐长大压迫直肠,排便极度困难而入院,要求再次手术。患者从第 4 次手术开始即在解放军第 174 医院实施,带瘤生存已近 20 年。术前讨论中,由于肿瘤巨大,约妊娠 8 个月大,与大血管粘连,又是第 6 次手术,手术难度大,最大的风险是失血。由于肿瘤压迫直肠,若不手术已面临不能排便的结局,为消除患者的痛苦,挽救生命,只能手术,术前备浓缩 RBC 20 U、血浆 2000 mL、冷沉淀 20 U。

入室常规监测 BP、HR、RR、ECG,开通两条深静脉、一条外周静脉,有创动脉监测,静脉诱导,经鼻气管内插管,全凭静脉麻醉维持,麻醉顺利。开腹后发现肿瘤上半部粘连较轻,逐步分离后取出一盆（大约 25 cm×25 cm×20 cm)肿瘤,出血约 1000 mL,但肿瘤下部与盆腔后壁、直肠、子宫、膀胱均紧密粘连,由于需消除对直肠的压迫只得致细分离,但出血明显增加,在 BP、HR、ECG、Hb、Hct、尿量、CVP 的严密监测下,先输入晶体液 1000 mL、人工胶体 1000 mL、血浆 400 mL,维持较平稳的血流动力学。当分离出血较多时,Hb＜80 g/L,开始输注 4 U 的浓缩 RBC,同时加用多巴胺 6～8 μg/(kg·min)维持心功能。由于分离直肠粘连处盆腔静脉丛出血较多,短时间失血约 3000 mL,期间 BP 一度下降至 50～60 mmHg,HR 上升至 120～140 bpm,Hb 4.5 g/dL,加快输血、输液,使 HR 逐步下降至 100 bpm,BP 上升至 90 mmHg,外科加强止血等措施,手术解除了对直肠的压迫后尽快结束手术。手术历时 8 h 35 min,麻醉 9 h 15 min,失血量约 7000 mL,小便 500 mL,不显失水按 6 mL/(kg·h),开腹 7 h 共 1680 mL,共出量约 9180 mL。共输入乐加 2000 mL、万汶 2000 mL、盐水 800 mL、浓缩 RBC 25 U(5000 mL)、新鲜冷冻血浆 2000 mL、冷沉淀 20 U(50×20＝1000)、血小板一个治疗量 200 mL,入量共计

13000 mL。术毕 BP 100/70 mmHg，HR 105 bpm，Hb 8.9 g/dL，Hct 27%，SpO$_2$ 99%，ECG 窦性心律，血气：pH 7.369，PaO$_2$ 296 mmHg，FiO$_2$ 60%，PaCO$_2$ 34 mmHg，BE -4 mmol/L，HCO$_3^-$ 23 mmol/L，K$^+$ 3.8 mmol/L，Na$^+$ 143 mmol/L，Ca^{2+} 1.02 mmol/L。术毕又输入血小板 1 个治疗量，多巴胺 6~8 μg/(kg·min)维持，带气管插管送入 ICU。

在 ICU 继续监测治疗，凝血功能基本正常，心、肺、肝、肾功能正常。第二天拔除气管导管，第 5 天回病房，15 天后出院，已能排便。

讨论：患者诊断明确，为低度恶性脂肪肉瘤，反复发作，带瘤生存已近 20 年，经过 5 次手术，此次为第 6 次手术，面临不能排便的威胁，求生欲望极强。患者虽然知道手术难度大，风险高，但家属与本人坚决要求手术，表示"就是死在手术台上也要做，否则也是死路一条，做成了可以再活几年"，在家属和本人的强烈要求下，术前手术相关科室如麻醉科、输血科、放射科等做了详细的术前讨论，进行了认真的术前准备。术中病情虽然有波动但总体来讲属顺利，其中的经验：(1)有备而来，术前对手术难度、失血已有预计，当出血量超出预计时血库仍有多备的血源，保证了手术顺利进行和患者的生命安全；(2)具体措施妥当，如良好的输液通路，及时的监测，出现意外的补救措施，麻醉的管理到位等；(3)液体复苏开始早，晶胶结合，根据术中病情变化及时调整用量、速度；(4)手术给病人解除了困难，达到延长生命的目的。

病例 2 男，56 岁，72 kg，右髋关节陈旧性骨折畸性愈合。在全麻下开放复位固定术，麻醉手术开始后 2 h 均顺利。由于是陈旧性骨折，麻醉医生预计手术困难，不仅做了中心静脉和动脉置管，还备用了自体血回收装置，术前备血 4 U。手术进展困难，出血约 2000 mL，回收血 1000 mL 左右，立即洗涤后回输给病人。手术进行至 2 h 35 min，突然大量失血(动脉破裂，出血凶猛)，短时间内回收血约 3000 mL，加快输液，患者面色苍白，HR 由 120 升至 172 bpm，BP 由 120/90 mmHg 下降至 50~60/40~30 mmHg，血气监测：pH 7.354，PaO$_2$ 265 mmHg，FiO$_2$ 60%，PaCO$_2$ 35 mmHg，BE -4 mmol/L，HCO$_3^-$ 22 mmol/L，Na$^+$ 142 mmol/L，K$^+$ 3.5 mmol/L，Ca^{2+} 1.11 mmol/L，Hb 4.3 g/dL，Hct 15%，立即将回收的血液快速输还给患者，申请库血 8 U、新鲜冷冻血浆 2000 mL、冷沉淀 10 U。手术台上暂时压迫止血，同时泵注多巴胺 10 μg/(kg·min)，维持血压，效果欠佳，BP 40~50/30~40 mmHg 之间波动，配制肾上腺素 0.5~1 μg/(kg·min)泵注，加快输血，浓缩红细胞 8 U 加压输入，HR 170→160→150→140 bpm，血压维持于 70~90/50~60 mmHg，Hb 6.5 g/dL，Hct 20%。手术台上开始外科止血，同时将血浆、冷沉淀、回收血逐渐输注，再次申请浓缩 RBC 8 U、冷沉淀 10 U，手术台上动脉出血控制后，取回的 RBC、血浆、冷沉淀全部输完。共失血近 8000 mL，回收血 4000 mL，浓缩 RBC 20 U（4000 mL），新鲜冰冻血浆 2800 mL，冷沉淀 20 U（50×20＝1000 mL），晶体 2000 mL，人工胶体 2000 mL，0.9％ NaCl 200 mL，共计入量 16000 mL。

术毕：BP 118/90 mmHg，HR 105 bpm，SaO_2 99％，Hb 9.5 g/dL，Hct 30％，pH 7.358，PaO_2 240 mmHg，FiO_2 60％，$PaCO_2$ 40 mmHg，BE －5 mmol/L，HCO_3^- 22 mmol/L，Na^+ 135 mmol/L，K^+ 3.5 mmol/L，Ca^{2+} 0.98 mmol/L，小便 600 mL，多巴胺 8 μg/(kg·min)，肾上腺素 0.1 μg/(kg·min) 泵注，带气管插管送入 ICU。

第二天拔管，一般情况好，第三天转回普通病房。

讨论：(1)本例术前临床医生对手术难度估计不足，备血仅 4 U，更没有预计意外出血的风险。

(2)麻醉医生估计较充足，不仅有深静脉穿刺置管、良好的输注通路(二条)，而且有动脉监测，更重要的是备用了血液回收装置，术中将血液回收并及时输还，为患者及时抢救创造了条件。否则在突然大量失血的情况下，血源供应不及时或不足时，可能会错过抢救的黄金 1 h，将会给患者带来并发症或增加病死率。

(3)在大量快速失血已造成患者血流动力学严重波动，止血又困难的情况下，采取临时的压迫止血很有必要，将患者生命体征复苏并维持至较稳定的水平，再继续手术止血，否则有可能发生心跳骤停，这是应该竭力避免的。

病例 3　男，52 岁，75 kg，胸 6、7 椎管内脊膜瘤第 4 次手术，在全麻显微镜下行脊膜瘤切除术。手术麻醉顺利，术后入 PACU，患者清醒，拔除气管导管，下午 14 时送回病房。当天晚上 7 时开始伤口引流管中不断有血引流出来，2 h 内约 400 mL，HR 加快，BP 下降，病房中加快输血输液治疗，情况仍未好转。至晚 8 点，已出血 800 mL 有余，输浓缩 RBC 6 U，病人呈严重出血性休克状态，HR 140～150 bpm，BP 70～80/50～60 mmHg，Hb 6.0 g/dL，当即请胸外科与麻醉科会诊，体检时发现患者右侧呼吸音听不到，考虑为肋间动脉出血，立即开胸止血，同时备用回收血装置。

患者入室，除常规监测外，立即桡动脉穿刺置管监测 MAP，采血查血气：pH 7.250，PaO_2 58 mmHg FiO_2 30％，$PaCO_2$ 45 mmHg，BE －10 mmol/L，HCO_3^- 17 mmol/L，Hb 4.8 g/dL，Hct 15％，边输血、输液并加用多巴胺 5～6 μg/(kg·min)维持血压，同时行麻醉诱导，置入双腔导管。开胸后所见为满

胸腔血液,及时回收洗涤约 3000 mL,立即回输给患者,患者病情逐步好转并平稳。术中失血量 3500 mL,小便 400 mL,共计出量 3900 mL。自体血回收 3000 mL,洗涤后回输血 2700 mL 左右,浓缩 RBC 2 U,冷沉淀 6 U(50×6＝300),乐加 1000 mL,0.9% NaCl 100 mL,共入 4500 mL。术毕 HR 92 bpm,BP 125/80 mmHg,血气正常,Hb 8.8 g/dL,Hct 26%。

讨论:(1)手术为神经外科经后路行胸 6、7 脊膜瘤切除,患者为第 4 次手术,粘连严重,术后出血考虑渗血的可能性大,而对肋间动脉出血的可能性未加考虑,以致延误了开胸止血的时间,使患者失血较多。右侧胸腔内积血 3000 mL 左右,加血块多达 3500 mL。

(2)肋间动脉出血为背部手术切口使用牵开器过度至肋骨与脊柱关节撕裂损伤所致,开胸止血措施正确,吸净胸腔血液后结扎肋间动脉而止血,效果满意。

(3)回收血成功,回收自体血 3000 mL,经洗涤回输自体血 2700 mL,不仅快速回输给患者,补充了血容量,很快控制了病情,挽救了病人,而且节约了血资源。

(4)本例为急性大量失血患者成功回收自体血回输的典型病例。

第五节 特殊病人和病种术中的液体治疗

与一般成人患者或常见病不同的某些人群的患者和病种,术中液体治疗也不尽相同(严格地说每个人或每一病种均有不同),下面提出的特殊病人或病种也只是一部分常见的需要加以特别注意的某些人群的患者与病种而已。

一、老年患者的体液平衡与治疗

老年人(老年人的年龄划分有不同的说法,如>60 岁或>65 岁,也有报告说 65～74 岁为年轻老人,75～90 岁为老人,>90 岁为超高龄老人)即使无明显疾病存在,与正常青壮年比较,在生理上已有一定的差别,这是人体随年龄的增长而出现的退行性改变,是生物的普遍规律,如心血管系统、呼吸系统的变化,可使老年人存在多种基础疾病。

老年人体液的量及分布、电解质的含量与分布、机体的调节能力也均与年轻人有所不同,故应根据其特点对老年患者围术期的体液治疗加以关注。

（一）老年人正常水、电解质代谢特点

1. 老年人体液量及分布

$$
体液总量（mL/kg）随年龄的\uparrow而\downarrow
\begin{cases}
青年人体液占体重的60\%
\begin{cases}
男\ 60\% \\
女\ 55\%
\end{cases} \\
老年人体液占体重
\begin{cases}
男\ 52\% \\
女\ 42\%
\end{cases}
\end{cases}
$$

$$
分布
\begin{cases}
青年人\\(60\%)
\begin{cases}
细胞内液占40\%\sim42\% \\
细胞外液占18\%\sim20\%
\begin{cases}
组织间液13\%\sim15\% \\
血浆5\%
\end{cases}
\end{cases} \\
婴\ \ 儿\\(75\%)
\begin{cases}
细胞内液占25\% \\
细胞外液占50\%
\begin{cases}
组织间液45\% \\
血浆5\%
\end{cases}
\end{cases} \\
老年人\\(52\%)
\begin{cases}
细胞内液占27\% \\
细胞外液占25\%
\begin{cases}
组织间液18\%\sim20\% \\
血浆5\%\sim7\%
\end{cases}
\end{cases}
\end{cases}
$$

表 5-5　不同年龄段体液的总量及分布比较

体液总量占体重	细胞内液	细胞外液	组织间隙	血浆
青年人 55%～60% {男60% 女55%	40%～42%	18%～20%	13～15%	5%
婴儿 75%	25%	50%	45%	5%
老年 42%～52% {男52% 女42%	27%	25%	18%～20%	5%

从表 5-5 可以看出老年人体液总量减少，其中以细胞内液减少最为明显，细胞内液容易受血管内液量变化的影响，较青年人更容易发生水、电解质失衡。

2. 老年人机体组织含量的变化：脂肪含量增加，水分减少，非脂肪固体减少。

瘦老人与胖老年比较，瘦老人含水量较胖老人多，脂肪较少，较易耐受缺水，而不易耐受慢性消耗，胖老人则相反，较易耐受发热的消耗而不易耐受脱水。

3. 电解质含量变化

老年人钠、氯含量较年轻人高，而钾、镁、磷则较低，尤其是钾含量减少明

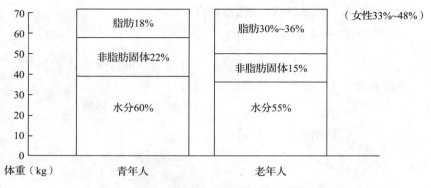

图 5-1　老年人与青年人机体组织含量的变化

显。虽然钠含量较高,但血 Na^+ 偏低,细胞内 Na^+ 浓度偏高,易出现低 Na^+ 血症。老年人肾功能下降,保 Na^+ 能力 ↓,排 Na^+ 能力也 ↓,因此不仅易发生低 Na^+ 血症,也容易发生高 Na^+ 血症。总体来讲,老年人血 Na^+ 水平维持在正常低限为宜。

4. 老年人总蛋白量不变,但肝脏合成白蛋白功能 ↓,故血浆白蛋白偏低,约减少 20%,在患病时,易出现低蛋白血症和有效血容量减少,血液浓缩,易出现休克、肾功不全。

5. 老年人基础疾病多,各脏器功能减退,储备能力和代偿能力差,如肺、肾功能不良时对酸碱平衡的调节能力下降,易出现酸碱紊乱,病情也更严重。

肾素—血管紧张素—醛固酮系统及垂体—肾上腺皮质功能减退,应激能力低下。神经—内分泌功能减弱,抵抗力、免疫功能下降,消化功能减退,心血管功能减弱等都是老年人的生理退行性改变,均可影响水、电解质、酸碱、血气、血糖的平衡,从而影响内环境的稳定。

(二)围术期老年患者的体液治疗

围术期易发生脱水与低 K^+、低 Na^+。

原因 {
原发疾病如发热、创伤、感染、呕吐等易发生脱水,以高渗性脱水多见
老年人口渴感觉不灵敏,摄入不足,体内易缺水
术前胃肠道准备、术前禁食等造成脱水
}

临床表现 {
全麻诱导时或脊椎麻醉后易出现低血压
CVP 偏低,常<6 cmH₂O
Hb 偏高,血液浓缩,输液后 Hb ↓ 明显,往往较术前 Hb 值下降 1～2 g/dL
}

①患者入室后建立静脉通路,大手术应建立中心静脉通道测 CVP,或测 Hb、Hct,了解麻醉前是否有容量不足或血液浓缩,必要时监测血气

②麻醉前或诱导前适当输液[5～10 mL/(kg·h)],输注 300 mL±后再进行麻醉或全麻诱导

③术中加强监测,在 BP、CVP、HR、Hb、Hct、血气、电解质及尿量的监测指导下输液、输血

④维持正常偏高的血压,特别要维持合适的舒张压,宜≥70 mmHg,预防冠状 A 供血不足

体液治疗

⑤晶体液以补充日需要和禁食的失水量,胶体液以补充失血量或/和有效循环量。老年人不易耐受贫血,术中 Hb 宜≥9～10 g/dL,Hct 宜≥28%～30%

⑥老年患者易发生低蛋白,故除补充人工胶体液外,必要时应补充白蛋白、血浆等

⑦出血≥1000 mL 应及时监测凝血功能的变化,并及时补充凝血因子

⑧注意术中体温监测和体液的加温输注,预防低体温对机体代谢功能和凝血功能的影响

⑨呼吸机的参数应及时检测与调整,预防医源性急性呼酸或呼碱

总之要记住:①老年人常处于有效循环量不足的边缘,易发生脱水甚至休克;②老年人对容量的负荷耐受性差,输注速度既要补足容量需要,又要预防注速过快发生心衰;③老年人对缺 O_2、贫血、低蛋白耐受性差,术中要补充供 O_2,维持 Hb≥10 g/dL,Hct≥30% 和正常胶体渗透压;④老年人并存病多,围术期要特别注意处理某种对机体影响较大的并存病;⑤加强监测,预防并发症。

(三)病例分析

病例 1 女,73 岁,55 kg,巨大甲状腺肿瘤(压迫气管)拟在全麻下行甲状腺肿瘤切除术。术前一般情况尚好,心、肺、肝、肾功能正常,Hb 13 g/dL,Hct 40%,无体位性呼吸困难。9:00 入室,行右锁骨下静脉穿刺,左绕动脉穿刺置管,测血气,pH 7.402,$PaCO_2$ 40.3 mmHg,PaO_2 124 mmHg,FiO_2 空气,BE 0,HCO_3^- 25.1 mmol/L,Na^+ 145 mmol/L,K^+ 3.2 mmol/L,Ca^{2+} 1.21 mmol/L,Hb 13.6 g/dL,Hct 40%,血糖 6.8 mmol/L,BP 130/80 mmHg,HR 110 bpm。常规吸氧,给予少量镇静、镇痛药,清醒纤支镜引导下经鼻气管内插管顺利,全凭静脉麻醉维持。全麻诱导时 BP 曾一度下降至 60/30 mmHg,加快输注,并给予麻黄素 10 mg 静注三次,BP 上升至 100/50 mmHg。术中因出血较多,曾两次 BP 下降至 90/60 mmHg,经处理后上升,一直维持 BP 于 110~120/60~80 mmHg,CVP 9~10 cmH$_2$O,HR 自用麻黄素后一直维持在 110~140 bpm。12:30 手术结束,麻醉时间 180 min,手术时间 134 min,失血 1500 mL,尿量 250 mL,不显失水 300 mL,出量共 2050 mL。入量晶体 1000 mL,人工胶体 1500 mL,共入 2500 mL。手术结束入 PACU,BP 100/60 mmHg,HR 150 bpm,取血输注,在 PACU 共输浓缩红细胞 6 U、血浆 400 mL,BP 稳于 130~140/60~70 mmHg,HR 逐渐下降:13:00 以后逐步由 150 下降至 140 bpm,13:30 以后下降至 120 bpm,以后稳定于 100 bpm,直至进 ICU(15:30)。

血气监测(单位:PO$_2$、PCO$_2$ 为 mmHg;电解质、血糖、乳酸为 mmol/L;Hb 为 g/dL;Hct 为%。下同)

时间	pH	PaCO$_2$	PaO$_2$	FiO$_2$	SaO$_2$	BE	HCO$_3^-$	Na$^+$	K$^+$	Ca^{2+}	Hct	Hb	血糖	乳酸
10:38	7.401	39.3	209	50	100	0	24.4	146	2.9	1.17	37	12.6	7.7	
11:09	7.356	38.5	179	50	100	−4	21.5	143	3	1.13	32	10.9		
11:38	7.335	40	238	60	100	−4	21.5	146	3.2	1.09	24	8.2		
13:27	7.380	42.2	233	60	100	0	24.9	144	6.5	1.00	22	7.5	13.4	2.74
15:25	7.357	41.7	233	60	100	−2	23.4	146	4.0	1.13	27	9.2	8.4	

分析:(1)患者为老年女性,农村妇女,甲状腺巨大,向外突出为主,虽对气管有所压迫但不严重,无呼吸困难,清醒镇静在纤支镜引导下插管顺利。

(2)老年女性体液占体重的 42%,血容量约为 55 mL/kg。该患者体液总量 23 L,血容量 3025 mL,出血 1500 mL 已占血容量的 1/2。

(3)由于对出血量估计不足,术前未备血,当 Hb 下降至 8.2 g/dL 时才抽血备血,12:00 才取回血,最低 Hb 降至 7.5 g/dL,Hct 22%,SaO$_2$ 99%,术后在 PACU 内输浓缩红细胞 6 U 和血浆 400 mL 后,BP、HR 才平稳下来。

(4)患者在术中以人工胶体 1500 mL 和晶体 1000 mL 输注,虽然 BP 尚能维持,CVP 9~10 cmH$_2$O,但 HR 明显增快,一直维持于 140~150 bpm,尿少,说明容量不足,但老年人又不宜大量快速输注液体,这种代偿性快速的心跳,对患者可造成心肌耗氧剧增,长时间的心动过速甚至可发生心衰,具有较大的风险。

（5）在 PACU 内输浓缩红细胞 6 U 和新鲜冰冻血浆 400 mL 后病情好转，BP 平稳，HR 下降，Hb 和 Hct 分别上升至 9.2 g/dL、27%。

（6）由于出血达血容量的 1/2，Hb、Hct↓，虽然 pH、$PaCO_2$、BE、HCO_3^- 均在正常范围，但氧含量已下降，计算供 O_2 量，DO_2 = 4000（预计）× 1.34 × 7.5% × 99% = 398 mL/min，不足 400 mL，已不能满足机体最低限度供氧 450 mL/min 的需要（氧耗 250 mL/min，另有 200 mL 的是机体不能利用的）。从乳酸 2.74 mmol/L 可以看出机体已有无氧代谢，而造成轻度酸中毒的表现。

（7）血糖从第一份血气的 6.8 mmol/L 逐渐上升，至最高达 13.4 mmol/L，表现为应激性高血糖。随病情的稳定，血糖自然下降至 8.4 mmol/L。

（8）患者 15:30 送 ICU，在 ICU 内观察治疗，病情平稳，第二天拔管，第三天上午返回病房。

提示：（1）术前准备一定要充分，不可大意，老年患者行巨大甲状腺切除手术术前不备血，显然是明显的疏忽。

（2）重视老年女性患者的血容量评估。正常成人男性血容量为 70～75 mL/kg，女性 60～65 mL/kg，而老年女性仅 55 mL/kg。一般出血 1500 mL 约占成人血容量的 $\frac{1}{3}$ 左右，而对老年女性来讲，可占到 $\frac{1}{2}$ 左右，80 岁以上会更多。

出血 1500 mL，对体重较大一般情况尚好的成人男性患者可以不输血，仅用液体治疗即可，但对老年患者特别是老年女性患者则应输注浓缩红细胞和血浆，否则血流动力学很难维持平衡，易发生供 O_2 不足和酸中毒。

（3）老年患者的容量往往不足，术前 Hb 13.5 g/dL，Hct 40%，可能存在血液浓缩，不一定表示 Hb、Hct"正常"，术中入量 2500 mL，出量 2050 mL，术中补液不够，容量不足。

（4）该患者在未输血前，补液不够，若能在 BP、CVP、Hb、Hct、尿量的监测下，再加快输注 1000 mL 胶体扩容，HR 可能会减慢些，不至于快达 140～150 bpm，但这时可因血液稀释度增大使 Hb、Hct 会更低，而致氧含量更少，从而带来供 O_2 不足和严重的酸中毒后果。即容量、灌注压的维持与血液稀释带来的低 Hb、低氧供的矛盾，在实际工作中常会遇到，处理上非常棘手。作者认为两者必须兼顾。遇有大出血又缺乏血源或等待血源时，仅靠加快输液维持灌注压和容量是不可取的，此时可少量加用血管活性药或正性肌力药维持最低有效灌注压，若长时间 Hb<6 g/dL，Hct<15%，氧供不足，组织无氧代谢↑↑，酸中毒必然严重，最终可造成多器官功能衰竭，救治困难。故应预防为主，平时要珍惜血源，减少出血，将血用于刀刃上。

二、新生儿、婴儿患者的体液平衡与治疗

小儿年龄越小,其生理、解剖方面与成人的差别越大,尤其是 1 岁以内的新生儿和婴儿的循环、呼吸、神经系统,肝、肾功能均有其特殊性,在体液平衡和代谢上也有特点。

(一)体液总量与分布及代谢特点

1. 总量与分布

$$
\text{总量与分布}
\begin{cases}
\text{成人占体重的 } 60\%\sim55\%
\begin{cases}
\text{细胞内液 } 40\%\sim42\% \\
\text{细胞外液 } 18\%\sim20\%
\begin{cases}
\text{组织间液 } 13\%\sim15\% \\
\text{血浆 } 5\%
\end{cases}
\end{cases} \\
\begin{array}{l}\text{新生儿占体重的 } 77\%\sim80\% \\ \text{婴儿占体重的 } 70\%\sim75\%\end{array}
\begin{cases}
\text{细胞内液 } 25\%\sim30\% \\
\text{细胞外液 } 35\%\sim50\%
\begin{cases}
\text{组织间液 } 45\% \\
\text{血浆 } 5\%
\end{cases}
\end{cases}
\end{cases}
$$

2. 血容量估计

新生儿血容量个体差异较大,一般占体重的 8% 或 $85\sim90$ mL/kg。如 3 kg,血容量为 $255\sim270$ mL。

婴儿血容量约占体重的 $7\%\sim8\%$ 或 $75\sim80$ mL/kg。如 8 kg,血容量约为 $600\sim640$ mL

新生儿心脏的每搏量有限,心排血量主要取决于心跳的快慢,故凡 HR↓均可影响心排量。按 mL/kg 计算,新生儿心排量是成人 $2\sim3$ 倍。体循环动脉压与血容量密切相关,故新生儿的血压是反映血容量非常重要的指标。新生儿、婴儿血压、HR、Hb、Hct 的正常值见表 5-6。

表 5-6　新生儿、婴儿、BP、HR、Hb、Hct 的正常值

	BP（mmHg）	MAP	HR（bpm）	Hb(g/dL)	Hct
新生儿	$50\sim70/35\sim40$	45	$100\sim170$,均值 120	$13.4\sim22$	$40\%\sim60\%$
6 个月	$60\sim110/40\sim45$	50	$110\sim180$,均值 120		
1 岁	$60\sim115/40\sim50$	55	$100\sim130$,均值 110	$10.5\sim13.5$	$35\%\sim40\%$

细胞外液与细胞内液的比例从出生后逐渐下降,2 岁后与成人相近。婴儿易发生脱水,若脱水 5 天,细胞外液间隙即空虚(成人脱水 10 天才达同样水平)。

3. 水的代谢比成人快

$$
\begin{cases}
\text{成人——3 mL/(kg·min)} \\
\text{小儿——6 mL/(kg·min)}
\end{cases}
$$

4. 氧储备:新生儿、婴儿的氧储备甚少而消耗极多,即很快被用尽,易发生低氧血症,而且迅速发展为严重缺 O_2,并发酸中毒,心跳↓→心跳骤停。

5. 脑供血自主调节能力差,脑供血量随动脉血压而变化,低血压易导致脑供血↓,影响脑功能代谢。

6. 糖储备少易发生低血糖及酸中毒。新生儿血糖<2.4 mmol/L(40 mg/dL)为低血糖。

7. 新生儿由于碳酸酐酶系统发育不完善,碳酸氢盐系统缓冲能力有限,易发生酸中毒。

8. 新生儿体温调节机制发育不全,皮下脂肪少,体表面积大,易散热,体温易下降。新生儿无寒战反应,通过交感神经兴奋,释放去甲肾上腺素刺激脂肪代谢而产热。

(二)围术期液体治疗

1. 日需量

正常情况下每消耗418焦耳卡热量需补液 100 mL $\left\{\begin{array}{l}\text{氧化产水 17 mL}\\\text{排泄代谢产物 67 mL}\\\text{皮肤、呼吸道失水 50 mL}\end{array}\right.$

第一个 10 kg　　每 kg 100 mL　　　10×100=1000 mL
第二个 10 kg　　每 kg 50 mL　　　10×50=500 mL
第三个 10 kg　　每 kg 20 mL　　　10×20=200 mL
如,新生儿3.5 kg,24 h日需量=3.5×100=350 mL,15 mL/h
　　婴儿11 kg,24 h日需量　10×100=1000 mL+
　　　　　　　　　　　1×50=50 mL,共1050 mL,43.8 mL/h

日需量维持输液速度(4-2-1法则):
第一个 10 kg　0~10 kg=4 mL/(kg·h)
第二个 10 kg　11~20 kg=2 mL/(kg·h)
第三个 10 kg　≥21=1 mL/(kg·h)

2. 术前禁食补液量
新生儿禁奶4 h　　禁水2 h
婴儿禁食、禁奶4 h　　禁水2 h
禁食补液量:日需量/24 h×禁食时间
如婴儿11 kg,禁食4 h,补液量:(1050/24)×4=43.75×4=175 mL。

175 mL可分为3~4 h内输入,第一小时给 $\frac{1}{2}$~$\frac{1}{3}$,余下的分2~3 h输完。

3. 术中不显失水补液量

小手术 $1\sim2$ mL/(kg·h)；

中等手术 $2\sim4$ mL/(kg·h)；

大手术 $4\sim6$ mL/(kg·h)；

特大手术如肝移植 $6\sim10$ mL/(kg·h)。

4. 失血量的补充

失血量占血容量 $<10\%$，$Hb>12$ g/dL，$Hct>35\%$，可只补液，晶胶比 2：1。

失血量占血容量 $10\%\sim20\%$，$Hb<10$ g/dL，$Hct<30\%$，补液＋红细胞＋血浆，晶胶比 1：1。

失血量占血容量 $>20\%$，应补晶体＋全血或浓缩红细胞＋新鲜冰冻血浆或白蛋白。

失血量占血容量 $>30\%$，除上述补液补血外，应补凝血因子，如冷沉淀，血小板 $<5\times10^9$/L 需输血小板。

新生儿、婴儿血容量少，代谢快，易缺 O_2，$Hb<12$ g/dL 可认为贫血，术中应维持 $Hb\geqslant10$ g/dL，$Hct\geqslant30\%$ 为宜，新生儿尽可能不用库存 5 天以上的血液。大手术或易出血的手术，宜提前输血，不要等 Hb、Hct 下降至 $7\sim8$ g/dL，$Hct<25\%$ 才输血。

最大允许出血量（MABL）计算

$$MABL=\frac{血容量\times(患儿原有\ Hct-预计\ Hct)}{患儿原有\ Hct}$$

如患儿 10 kg，Hct 35%，血容量 $=10\times75=750$ mL，

$$MABL=\frac{750\times(35-30)}{35}=\frac{750\times5}{35}=107\ mL$$

失血量达 MABL 的 $\frac{1}{2}$ 时，即 50 mL 应考虑取血，$>\frac{2}{3}$ 时应开始输血。

5. 液体的选择

补充 24 h 的日需量和禁食补液量或不显失水量，均可以平衡液为主，如乐加（不仅电解质与血浆含量相近，而且含有 1% 的葡萄糖，对新生儿和婴儿维持血糖平衡效果较好），不宜选用低渗液如乳酸林格氏液。0.9% NaCl 应控制入量，除输血、配制药物使用外，尽可能不用，以预防高 Cl^- 性酸中毒。

胶体液可选用万衡和血浆，低蛋白血症者应补白蛋白，全血、浓缩红细胞均可选用。输入 3 mL/kg 的浓缩红细胞可使 $Hb\uparrow1$ g/dL。

6. 输液速度

日需量＋禁食补液量＋麻醉后血管扩张的因素以及不显失水量综合起

来,新生儿、婴儿围术期输液量的速度可以简化计算如下:

小手术第 1 小时 5～6 mL/kg,以后 4～3 mL/(kg·h);

中手术第 1 小时 8～10 mL/kg,第 2 小时 5～6 mL/kg,以后 4 mL/(kg·h);

大手术第 1 小时 10～15 mL/kg,第 2 小时 8～10 mL/kg,以后 5～4 mL/(kg·h);

大手术根据失血量的多少,Hb、Hct 的监测及时补血。

(三)围术期容量判断与监测

小儿容量的判断与监测方法基本上与成人相同,但准确估计新生儿、婴儿液体需要量十分困难,需外科医生、麻醉医生和巡回护士密切合作。

1. 低血容量判断

低血容量判断
- 血压:新生儿、婴儿血压的变化对容量的判断非常重要和敏感,是可靠的指标,BP<正常值的 10%～20%
- CVP:<3 cmH_2O
- 尿量:<0.75 mL/(kg·h)
- 尿比重:>1.009
- 前囟门凹陷
- HR↑>正常的 10%
- Hb<10 g/dL,Hct<30%;新生儿 Hb<12 g/dL,Hct<35%

2. 监测

监测
- BP:大手术应建立有创血压直接测压,桡 A 穿刺困难时可用腋 A 和股 A 穿刺置管
- HR:心前区或食道听诊器
- 心律:ECG
- CVP:注意动态变化值
- SpO_2
- $P_{ET}CO_2$
- 体温:皮温、直肠温、食道温监测
- 尿量:≥1 mL/(kg·h)
- 血气
- 电解质
- 血糖
- Hb、Hct
- 前囟门的饱满度
- 肤色
- 凝血功能

(四)病例分析

病例1 男,3月28天,6 kg,BP 102/75 mmHg,HR 133 bpm,肝肾功能正常,骶部椎管内脂肪瘤,在全麻下行神经电生理监测,脊髓栓系综合征粘连松解＋椎管内脂肪瘤切除术。

8:30 入室,开放外周静脉,静脉麻醉诱导经鼻插管顺利,接麻醉机控制呼吸,右锁骨下静脉穿刺置管,左桡动脉穿刺置管监测动脉压,侧俯卧位,全凭静脉麻醉维持。术中失血 100 mL,尿量 100 mL,不显失水 50 mL,共出 250 mL。入量:浓缩红细胞 1 U(150 mL),新鲜冰冻血浆 100 mL,晶体平衡液乐加 50 mL,胶体琥珀酰明胶(佳乐施)40 mL 泵注,生理盐水 40 mL,共 380 mL,麻醉历时 385 min(6.4 h),手术时间 295 min(4.9 h)。

术中 BP 100～105/50～55 mmHg,HR 130～145 bpm,整个手术期间几乎在一个水平线上,非常平稳,术毕入 PACU,40 min 后顺利拔管送 ICU。

术中血气监测(单位:PO_2、PCO_2 为 mmHg;电解质、血糖、乳酸为 mmol/L;Hb 为 g/dL;Hct 为%)

时间	pH	$PaCO_2$	PaO_2	FiO_2	SaO_2	BE	HCO_3^-	Na^+	K^+	Ca^{2+}	Cl^-	血糖	Hb	Hct	乳酸
9:26	7.36	37	274	60	100	−4.1	20.3	141	3.4	1.34	104	6.8	10.1	31	0.9
10:53	7.39	30.6	294	60	100	−5.5	18.2	143	3.0	1.34	107	6.9	9.2	29	0.9
11:59	7.35	34.2	321	60	99.9	−6.0	18.4	145	3.32	1.31	109	4.3	9.2	28	0.9
术毕	7.42	30.6	174	25	99.9	−3.4	19.5	145	3.6	1.34	109	4.5	13.5	41	1.2

分析:患儿 6 kg,血容量 $6×80=480$ mL,失血 100 mL,超过血容量的 20%。日需量 $6×100=600$ mL,25 mL/h,术中应补 200 mL±。禁食 4 h 应补液 $25×4=100$ mL,不显失水按 2 mL/(kg·h)计算,应补 60 mL 水。计算术中应补液 360 mL,出血 100 mL,共应补 460 mL±。本例共补液 236 mL、血 150 mL,共 380 mL,实际补液比计算的少,尤其是晶体液偏少。

本例晶体 90 mL,胶体 290,晶、胶比约 1:3,晶体显然偏少。

本例补液计划中有意减少了生理盐水的使用,药物配制用乐加或佳乐施,仅在输血冲洗输血器管道中用 0.9% NS 40 mL,避免了盐水过多而出现高氯性酸中毒。

预计中输血 0.5 U≈75 mL,当时的 Hb 为 9.2 g/L,Hct 28%～29%,考虑到患儿为婴儿,Hb 应提升至 10 g/dL 以上,又补了 0.5 U(75 mL),结果Hb 提升至 13.5 g/dL,Hct 41%,患儿整体情况更平稳,酸中毒纠正,HR 从 145→140→130→125 bpm。

虽然输入总量比按计算的少,尤其晶体液偏少,但从尿量计算,6.5 h 有尿 100 mL,已达 2.7 mL/(kg·h),提示输液量已能满足当时机体的需要,脏器灌注良好。

术中监测显示在 11—14 点之间的 3 小时内存在着轻度代酸。BE $-5\sim$ -6 mmol/L 之间,但 pH 未<7.35,HCO_3^- 在 $18\sim19$ mmol/L 之间,$PaCO_2$ 在正常范围,故未做特殊处理。但在补血后,Hb、Hct 上升,酸中毒自行好转,BE -3.4 mmol/L,HCO_3^- 19.5 mmol/L,pH 7.42。

术毕的 1 份血气中乳酸 1.2 mmol/L,比前三份略高,可能正是反映了之前的 $2\sim3$ h 内有轻度代酸的结果。

提示:(1)婴儿总输液在维持血流动力学稳定的前提下,偏少一些为好。

(2)晶胶比例,胶体液应多一些为宜,$1:2\sim1:3$

(3)新生儿、婴儿应避免贫血,最少维持 Hb>10 g/dL,Hct$>30\%$。

(4)尽量控制 0.9% NS 的输注,预防高氯性酸中毒。

(5)维持尿量在 $1\sim2$ mL/(kg·h)即可说明内脏灌注良好。

(6)加强监测,在监测结果的指导下及时调整麻醉和输液方案。

三、颅脑损伤患者的液体治疗

个体生命的活动需要一个稳定的内环境,中枢神经元的正常活动更需要一个稳定的内环境,这种稳定的实现有赖于血液和脑之间存在一种保护性屏障,即血脑屏障(BBB),包括血—脑、血—脑脊液、脑脊液和脑之间的屏障,正是有了 BBB 的存在,脑组织损伤时体液治疗才有其特殊性。

(一)特点

(1)血脑屏障(BBB)作用

BBB 作用
　　BBB 结构基础特点(脑毛细血管的内皮细胞)
　　　　①脑内毛细血管数量极多,排列起来毛细血管的表面积为 240 cm^2,有利于 O_2 和 CO_2 在血脑之间进行快速交换
　　　　②与一般组织毛细血管不同,内皮细胞间隙为 6 nm,血管内胶体渗透压(COP)虽小,但在维持血管内容量中起重要作用,而脑组织毛细血管内皮细胞相互紧密相连,其间隙仅 $0.6\sim0.7$ nm,与基质和胶质细胞一起构成相对"紧密"的 BBB
　　水和 O_2、CO_2 能自由通过,而 Na^+、K^+ 小分子不易通过,甘露醇、白蛋白、胶体液不能通过,对 BBB 来讲,一些晶体物质(Na^+、K^+、Cl^-)和胶体物质均为有效渗透分子,其浓度梯度的变化可引起水的转移

（2）颅脑损伤后 BBB 发生断裂，其完整性被破坏，不仅小分子，甚至大分子物质均可透过 BBB 而到脑细胞外液→脑水肿加重→颅内高压↑。

（3）脑水肿性颅内高压，又必须应用甘露醇使 BBB 正常区域脱水来降低颅内压，循环系统又需给予胶体维持有效血容量。因此，目前临床上颅脑损伤仍用甘露醇来脱水降颅内压。

(二)液体治疗

液体选择 {

晶体以平衡液为主，如勃脉力 A、乐加等，以等渗或略为高渗的液体为宜

不宜用低渗液，如乳酸林格氏液

不宜用葡萄糖液(葡萄糖分解后剩下为纯水)

胶体液维持有效循环量，如万衡、万汶。也不宜大量使用生理盐水，预防高氯性酸中毒

原则 {

①由于 BBB 被破坏，其脑血管内外的渗透压平衡取决于液体的总体渗透压(晶体＋胶体)而不仅是胶体渗透压，故晶体、胶体液均可用

②以维持有效循环量，维持血流动力学稳定，保证脑组织良好的组织灌注为目标

③维持良好的氧供、氧耗平衡

④维持适当的血液稀释度，Hb≥8～10 g/dL，Hct≥25%～30%

⑤在维持上述目标下，适当控制输液的总量，不宜过多(即"略干"一些)

⑥颅内高压者，其血压升高多有代偿作用的因素，在开颅前仍需补足容量，防止开颅后代偿性 BP↑的因素消失后，因容量不足而 BP 骤降

⑦注意尿量及大量脱水利尿后的低 K^+ 血症，并及时治疗

⑧丘脑损伤的患者若出现低比重尿，尿量＞300 mL/h，应注意有无尿崩症的发生，及时诊断与治疗

⑨严重颅脑外伤，往往手术时间长，出血多，应及时输血，既维持有效血容量，又需补充携 O_2 的 RBC 和 Hb，出血＞2000 mL 应补充凝血因子，如 FFP、冷沉淀、血小板、纤维蛋白原复合物等，预防创伤后的凝血病

⑩注意有无全身其他部位的损伤，如四肢、胸、腹、脊椎，尤其要注意有无内脏损伤危及生命的内出血，应先处理内出血纠正休克再开颅，若确实需要同时手术时，血流动力学的维持至关重要

四、体外循环中的体液管理

体外循环(CPB)不仅是复杂性心脏病手术不可缺少的技术,在心脏直视手术期间代替或部分代替患者或患儿的心、肺功能,在 CPB 辅助下完成心内手术和其他复杂手术(如肝移植),而且还可以用它来抢救某些心、肺功能衰竭或药物、CO、毒物、高血 K^+ 中毒的危重濒死病人以及高烧、冻僵的患者。这是一种集心肺复苏、血液净化、内环境调控为一体的救治技术。

CPB 时人工心肺机中要有预充液,将机体内的血引入机器内,并与预充液混合才能转流起来。预充液的总量、成分、比例、温度必然会影响到机体的容量和成分,最后剩余机内血的多少也会影响到机体内体液、血容量的多少,故 CPB 的体液管理甚为重要,而且有严格、精准的要求,尤其是婴幼儿、新生儿。

(一)CPB 预充液和转流对机体内环境的影响

1. 预充液的总量与患者血容量的比例

成人一般血容量为 4000～5000 mL,而预充液为 2000～3000 mL,占血容量的 1/3～1/2,转中、转后对机体的影响较小,较易控制。然而婴儿或新生儿就不同了。一岁以内的婴儿体重仅 3～9 kg,血容量 240～700 mL,预充液总量一般需 800～1000 mL,为婴儿血容量的 2～4 倍。转后如何维持婴儿体内的容量平衡和血流动力学的稳定比成人要困难得多。

2. 预充液的成分与患者血液成分的匹配

预充液的成分涉及水、电解质的含量与比例及渗透压,应尽可能采用平衡液,使其与血浆的成分接近,Hb、Hct 的多少不仅涉及氧合程度,而且与血液的黏滞度有关;晶体与胶体液的比例涉及晶体、胶体渗透压;酸碱度、温度的调节等都必须考虑到,才能使预充液与血液混合后尽可能减少其对机体内环境的影响。

3. 预充液的晶胶比

晶胶比涉及渗透压的大小,胶体渗透压涉及患者血管内外水的移动,而且与患者的病种有关。如法洛氏四联症(F4)红细胞增多,血液黏滞度增加,红细胞形态改变使其变形性差,组织缺 O_2,血浆减少,胶体渗透压 ↓,易发生组织水肿,提高胶体渗透压可减小水肿发生的程度。

4. 转流技术

CPB 转流技术从某种角度来讲重点就是体液管理和机体内环境的调控。预充液进入体内的快慢,转流中血流动力学的稳定,组织灌注是否良好,O_2 供是否充分,通气/血流比是否合适,心脏停跳前和停跳时是否有氧债,采用何种方式行心肌保护,心肌保护是否良好,复跳是否顺利,转流后体内剩余容量的多少、成分的变化,如何排出体内多余的水分,以及血温、体温的把控,血液抗凝与拮抗等都是 CPB 转流技术的要点,都会影响内环境稳定和患者的生存质量。

5. 外科手术的成功与否

手术损伤小,手术时间、停跳时间、转流时间短,心内病变矫正满意,心脏复跳顺利,都关系到患者生命安危与预后,自然是至关重要的。

(二)液体管理

根据以上 CPB 技术管理的要点,在液体管理时应注意以下方面:

1. 尽可能选择性能优良的人工心肺机器及氧合器和导管;新生儿、婴幼儿和重症患者均应选用膜肺,有条件应选用肝素化导管,以减少对血液有形成分的破坏。

2. 预充液总量:应尽可能减少,尤其是新生儿晶体液选平衡液为宜,并加入适量 $NaHCO_3$,胶体液可选人工胶体,如万衡、万汶、佳乐施等,自然胶体可选血浆、白蛋白。

3. 预充液的晶胶比

成人轻症 2∶1,重症 1∶1;无血预充或中等稀释度 Hct 25%±

婴幼儿轻症 1∶1,重症 1∶2

婴儿、新生儿 1∶2 或全胶体液预充,轻度血液稀释,Hct 30%

重症 F4 全胶体液预充,Hct 35%±

4. 预充液的电解质

重视 K^+ 的监测与变化,多数患者转流前常有低血 K^+,应补充;使用停跳液或血液为心肌保护液时,心跳复跳常可合并高血 K^+,心肌软而无力,复跳困难,应及时监测,补 Ca^{2+} 剂以拮抗高血 K^+ 对心肌的抑制。

瓣膜置换者复跳困难时不仅要注意 K^+ 的含量,还需注意 Mg^{2+} 的变化,顽固性 VF 一定要补 Mg^{2+},复跳后辅助转流时间应适当延长。

5. 转流技术

转流技术

①婴幼儿、新生儿将预充液预先加温至 36 ℃±

②转流开始静脉引流要缓慢,逐渐提高静脉引流和 A 流量,尽可能使 A-V 出入平衡

③转流平稳后逐渐降温,防止过早发生 VF 而消耗心肌供 O_2,最好达到预计温度时,心肌保护液灌注后才 VF 或停跳

④心肌保护不论用何种方法,心肌保护的重点是减少心肌耗 O_2 和保存心肌氧供;减少心肌损伤,开放升主 A 后充分供 O_2,尽可能采用心脏

不停跳的心肌保护方法；心脏不停跳中应控制心跳的频率和正常节律

⑤心脏复跳后，重症者要有足够时间的辅助循环

⑥停机时逐渐减少 A-V 流量与引流，避免心脏膨胀，缓慢停机

⑦婴幼儿、新生儿可用超滤器或人工肾将水分滤出，再逐渐将浓缩的剩余机血回输或停机后静脉输注给病人，防止体液过多或不足，成人可用利尿剂或滤器排出多余的水分

⑧大量利尿后注意补 K^+

（转流技术）

6. 停机前后的液体管理

①心脏复跳至停机的辅助循环期间，应逐渐将水分滤出，使血液浓缩，同时逐渐提高体温，使血管扩张，以便逐渐向体内输注血液，必要时也可少量使用扩血管药，使机体有足够的血容量，防止尿排出后的低血容量，但必须防止体液过多，增加心脏负担

②重症 F4——由于长期低氧血症，RBC↑，Hct↑，血液黏稠，血管的阻力↑，转流前应输液行血液稀释，预充液以胶体为主。转流后，心内畸形矫正，肺血增加使通气/血流比例暂时失调，术后易发生肺水肿、组织水肿，辅助循环时要滤出水分，提高 Hct，停机时不宜过多输注，应维持正常相对较高的 Hb 和 Hct，以及胶体渗透压。CPB 后以输血为主，严格控制液体的输入，及早利尿，术毕 Hct 最好提高至 35%～40%

③急诊换瓣：严重二尖瓣狭窄伴二尖瓣关闭不全或三尖瓣病变，出现心衰、肺水肿、低血压，甚至心跳骤停，经抢救后可行急诊换瓣，体液管理有以下特点：

a. 患者均有严重肺瘀血，肺 A 高压形成，且左心排血受阻，故处理肺水肿除适当限制入量外，宜选用扩血管药，但须小量，如东莨菪碱 0.6 mg 和吗啡 10～30 mg 分次静注，防止低血压

b. CPB 要快速准备，选用膜肺、胶体液预充，尽快开始 CPB（可以先用股股转流）

c. 复温时用超滤器，将体内多余水分滤出；辅助循环时间要够长，缓慢停机

d. 加强电解质监测特别要注意低血 K^+、高血 K^+ 及 Mg^{2+} 的补充

e. 停机时 Hct 应＞30%

f. 胃肠道减压，预防胃肠道黏膜水肿

（停机前后的液体管理）

第六章

钾代谢平衡与紊乱

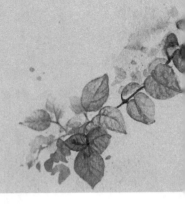

第一节　钾的基本生理特性

钾（K^+）是人体内重要的阳离子，是生命必需的电解质之一，具有重要的生理功能。主要存在于细胞内，是细胞内液中含量最高的阳离子，约占阳离子总量的98％。K^+的代谢紊乱临床上较为常见，也是围术期经常需要处理的问题。

一、钾的含量与分布

（一）含量

体内钾总量约为 $50\sim55$ mmol/kg，如 70 kg 的男性体内钾总量约 4000 mmol，女性脂肪较多，钾总量相对较低，平均 2300 mmol。

（二）分布与浓度

分布
- 总量
  - 98％（$3500\sim3800$ mmol）以结合的形式存在于细胞内，是细胞内主要的阳离子
  - 2％（20 mmol 左右）分布于细胞外液
- 不同器官细胞的含量
  - 躯体肌肉（70％）2700 mmol
  - 皮肤（10％）366 mmol
  - 骨 218 mmol
  - 大脑 150 mmol
  - 肝、心、肾 1135、24、18 mmol
  - 血浆 12 mmol

浓度
- 细胞内液：$140\sim160$ mmol/L
- 细胞外液：$3.5\sim5.5$（4.2 ± 0.3）mmol

K^+是细胞内主要的阳离子，基本上都是可以交换的，是细胞内主要的阳

离子,含量高,约 $140\sim160$ mmol/L,细胞外液中含量低,仅为 4.2 ± 0.3 mmol/L,与 Na^+ 是细胞外液中主要的阳离子,含量高(142 mmol/L)恰恰相反。细胞内外 K^+、Na^+ 含量有如此的大差别主要靠 Na^+-K^+-ATP 酶(泵)的作用来维持,它以 $3:2$ 的比率运转,将 Na^+ 泵出细胞外并将 K^+ 泵入细胞内。故人体细胞是在高 K^+、低 Na^+ 的细胞内液中和在高 Na^+、低 K^+ 的细胞外液中生存,具有储 K^+ 排 Na^+ 的特性。

二、钾的摄入与排出

摄入 {
全靠外界的摄入,肉类、水果、蔬菜均含有丰富的 K^+,每日摄入 $50\sim100$ mmol

细胞内的 K^+ 是细胞外的 30 倍,"吃细胞"即等于吃钾

胃肠道吸收 {
90% 由小肠吸收

胃肠道分泌的重吸收(结肠液含 K^+ 量最高,唾液、胃液为次,胰、胆、小肠液较低,但胃液的分泌量大,含 K^+ 总量较高)
}
}

K^+ 进入体内入血后,大部分进入细胞内,部分经尿排出后,细胞内的 K^+ 再入血,再经尿排出。细胞转移的 K^+ 可占总摄入量的 80%。血浆、细胞内、肾小管内的 K^+ 不断转移,维持动态平衡。

排出 {
尿液(80%~90%) {
肾小球滤过 K^+ $600\sim800$ mmol/d,最终排出仅为滤过 K^+ 的 1/8

K^+ 在肾脏近曲小管和髓袢被重吸收

K^+ 在远曲小管及集合管主动分泌,是排 K^+ 的主要机制

特点:多吃多排,少吃少排,不吃也排
}

粪便(10%):K^+ 从粪便排出量约为摄入量的 10%,当肾衰时可达摄入量的 35%,成为主要的排 K^+ 途径,腹泻时也可增加

汗腺:大量出汗时可达到 150 mmol/d
}

三、钾的生理功能

(一)参与细胞代谢

1. 参与多种代谢。K^+ 与细胞新陈代谢活动密切相关,如糖原合成、糖原氧化,合成 1 g 糖原需 K^+ 0.15 mmol。

2. 蛋白质合成——合成每 1 g 氮约需 K^+ 3 mmol，ATP 合成时也需要 K^+，大量细胞或蛋白分解时血 K^+ 可↑，参予组织修复时血 K^+ 可↓。

3. 磷酸化酶和含巯基酶等必须有高浓度钾存在才具有活性。

(二)维持神经—肌肉的静息电位和兴奋性

K^+ 是维持神经—肌肉细胞膜静息电位的物质基础，是产生跨膜电位的重要因素。静息电位对神经肌肉组织的兴奋性是不可缺少的。

$$神经—肌肉兴奋性 \propto \frac{[Na^+][K^+][OH^-] \quad ——兴奋因子}{[Ca^{2+}][Mg^{2+}][H^+] \quad ——抑制因子}$$

静息膜电位主要取决于细胞膜对 K^+ 的通透性和膜内外 K^+ 浓度差，即血 K^+ 浓度升高，神经—肌肉的应激性↑，兴奋性与 K^+ 浓度呈正相关，而电解质对心肌兴奋性不同于神经—肌肉兴奋性。

$$心肌兴奋性 \propto \frac{[Na^+][Ca^{2+}][OH^-] \quad ——兴奋因子}{[K^+][Mg^{2+}][H^+] \quad ——抑制因子}$$

以上公式提示：心肌兴奋性与血 K^+ 浓度呈负相关，K^+ 浓度升高，心肌抑制。若细胞膜内的 K^+ 有 1% 进入细胞外液，心肌细胞即可发生兴奋与传导的严重异常而发生致命的心律失常。

(三)维持体液的正常晶体渗透压及酸碱平衡

K^+ 主要存在于细胞内（150 mmol/L），是维持细胞内渗透压的基础。与 Na^+ 是细胞外液主要的阳离子且是形成晶体渗透压的主要离子不同，仅与 Na^+ 共同形成并维持细胞外液的晶体渗透压。

K^+ 通过细胞膜与细胞外 H^+、Na^+ 交换以及肾脏对 K^+ 的重吸收和分泌来调节酸碱平衡。

四、钾平衡的调节

机体对钾的调节主要有两个方面：细胞内外的转运及肾脏的重吸收和分泌。

(一)细胞内外的转运

机体对血 K^+ 浓度和细胞内外 K^+ 浓度比例的维持有良好的调控能力，主要依靠钠泵（Na^+-K^+-ATP 酶）的活性、Cl^--Na^+ 交换和 K^+-Na^+ 交换的竞争作用。

细胞内外的转运速度较慢，约 15 h 才能达到平衡。

钾平衡的调节
- K⁺的跨细胞转移（泵—漏）机制
  - 泵——Na⁺-K⁺-ATP 酶,将 K⁺ 逆浓度差泵入细胞内
  - 漏——K⁺ 顺浓度差通过各种 K⁺ 通道进入细胞外液
- 影响 K⁺ 跨细胞转移的因素
  - ①细胞外液 K⁺ 浓度↑可直接激活 Na⁺-K⁺ 泵活动,增加远曲小管和集合小管的泌 K⁺ 速度
  - ②血 Na⁺↑通过被动弥散,使细胞内的 Na⁺↑,激活钠泵,使 K⁺ 转运至细胞内,降低血 K⁺
  - ③儿茶酚胺:兴奋 β₂ 受体,可增加 Na⁺-K⁺-ATP 酶的活性,促进 K⁺ 进入细胞内。α 受体激动剂去甲肾上腺素可引起持续而明显的血 K⁺↑,特别在运动或输钾时,更明显
  - ④胰岛素
    - 胰岛素可直接刺激 Na⁺-K⁺-ATP 酶的活性,促进细胞摄 K⁺
    - 血 K⁺↑可刺激胰岛素分泌,从而促进 K⁺ 进入细胞内
    - 血糖↑、糖原异生均可刺激胰岛素分泌,促进 K⁺ 进入细胞内而降低血 K⁺
  - ⑤运动
    - 运动:肌肉反复收缩使细胞内 K⁺ 转移至细胞外,血 K⁺↑,促进局部血管扩张,血流↑,有利于肌肉运动
    - 一般运动血 K⁺↑是轻度的,但剧烈运动时血 K⁺ 可明显↑。如在极限运动时血 K⁺↑,可在 1 分钟升高至 7 mmol/L
  - ⑥渗透压:细胞外液渗透压急性升高促进 K⁺ 从细胞内移出,这可能与高渗时细胞内脱水,细胞内 K⁺↑,而促使 K⁺ 外移有关;钠泵功能受损,血 K⁺↑
  - ⑦酸碱平衡
    - 酸碱失衡引起膜对 K⁺ 通透性发生改变
    - 酸中毒 H⁺↑,pH↓,H⁺ 进入细胞内,促使 K⁺ 移出细胞
    - 碱中毒 H⁺↓,pH↑,促进 K⁺ 进入细胞内
    - pH 每个变化 0.1,血 K⁺ 浓度则随之改变 0.6 mmol/L
    - 如代酸 pH 每↓0.1,血 K⁺↑0.6 mmol/L,代碱相反
  - ⑧组织破坏——任何组织细胞的破坏,尤其在大量严重破坏如挤压伤、烧伤,细胞内的 K⁺ 必然会释放入血,使血 K⁺↑
  - ⑨高合成或代谢——细胞快速生长、合成,K⁺ 大量进入细胞而使血 K⁺↓

(二)肾脏对 K^+ 的重吸收和分泌

钾的平衡除上述摄入,细胞内外交换,肠道、汗液排出外,更主要取决于肾脏排出的多少。肾排钾分三部分:①肾小球滤过;②近曲小管和髓袢对钾的重吸收;③远曲小管和集合小管对钾排泄的调节。其中主要的是第三部分,即钾的分泌与排出。

1. 近曲小管和髓袢重吸收滤过钾量的 90%～95%。

2. 约有 1/3 的尿钾是由远曲小管和集合小管分泌出来的,远曲小管和集合小管对钾平衡的主要功能是泌钾。

3. 醛固酮是调节尿中排泄 Na^+、K^+ 最重要的因素,是作用于肾脏、肾小管的激素,具有显著促排 K^+ 功能,对钾在体内外的调节,维持血钾平衡起重要作用。血 K^+ ↑→醛固酮分泌↑→作用于肾脏远曲小管和集合管→肾小管分泌 K^+ ↑,K^+ 随尿排出;反之,血 K^+ ↓→醛固酮分泌↓→肾分泌排出 K^+ ↓。

4. 皮质醇作用类似醛固酮,对保 Na^+ 排 K^+ 有一定的作用,但较弱。人工合成的糖皮质激素有更弱的保 Na^+ 排 K^+ 作用。

钾的调节不论细胞内外运转还是肾脏的调节作用均较慢,前者需 15 h,后者更慢,约需 72 h,且能力较弱,故较易发生 K^+ 的紊乱,纠正也比较困难。

第二节　钾的代谢紊乱

一、低钾血症及病例分析

(一)定义和分度

正常值:血 K^+ 3.5～5.5 mmol/L,均值 4.2 mmol/L。血清钾(K^+)＜3.5 mmol/L 为低钾血症。

$$分度 \begin{cases} 轻度:血 K^+ 3.4～3.0 \ mmol/L \\ 中度:血 K^+ 2.9～2.5 \ mmol/L \\ 重度:血 K^+ ＜2.5 \ mmol/L \end{cases}$$

低血钾危象:血 K^+＜3.0 mmol/L,同时合并突然胸闷心悸,呼吸困难,血压下降,严重肠麻痹,心搏骤停,或难以处理的心衰。

（二）分类

分类 { 急性缺钾性低 K^+ 血症
　　 慢性缺钾性低 K^+ 血症
　　 转移性低 K^+ 血症
　　 稀释性低 K^+ 血症

1. 急性缺钾性低 K^+ 血症

由于人体保 K^+ 的能力远低于保 Na^+ 的能力，K^+ 不断从尿中排出，因此，围术期患者因进食减少，发生低钾血症的几率很大。

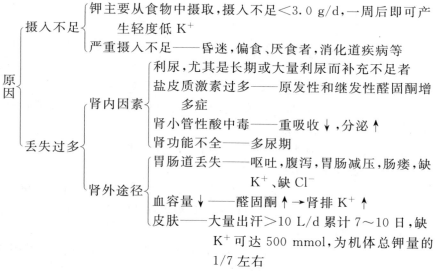

原因 {

摄入不足 { 钾主要从食物中摄取，摄入不足＜3.0 g/d，一周后即可产生轻度低 K^+
严重摄入不足——昏迷，偏食，厌食者，消化道疾病等

丢失过多 {
肾内因素 { 利尿，尤其是长期或大量利尿而补充不足者
盐皮质激素过多——原发性和继发性醛固酮增多症
肾小管性酸中毒——重吸收↓，分泌↑
肾功能不全——多尿期

肾外途径 { 胃肠道丢失——呕吐，腹泻，胃肠减压，肠瘘，缺 K^+、缺 Cl^-
血容量↓——醛固酮↑→肾排 K^+↑
皮肤——大量出汗＞10 L/d 累计 7～10 日，缺 K^+ 可达 500 mmol，为机体总钾量的 1/7 左右

2. 转移性低 K^+ 血症（分布异常）

此类疾病通常可引起低 K^+ 血症而不引起缺 K^+。

原因 {
碱中毒——pH↑，K^+→细胞内；呼吸性碱中毒，高烧、创伤等
药物——β 受体激动剂如肾上腺素、沙丁胺醇、胰岛素等，使 K^+→细胞内，麻醉药 r-OH、硫喷妥钠、丙嗪类可使血 K^+ 进一步↓
毒物——钡中毒、棉籽油（棉酚）中毒——钾通道阻滞，使 K^+ 自细胞外出受阻
低钾性周期性瘫痪——K^+→细胞内，Na^+→细胞外（低 K^+、高 Na^+，酸中毒）
糖尿病酮症酸中毒、应激性高血糖好转期——pH↑、胰岛素双重作用

3. 稀释性低 K^+ 血症

体内血容量或细胞外液量增多→低 K^+、低 Na^+，围术期常见，如水中毒。

(三)低血 K^+ 对机体的影响

1. 对神经—肌肉的影响

对神经—肌肉的影响

骨骼肌
- 兴奋性↓：<3.0 mmol/L，表现肌无力，行走困难；<2.5 mmol/L，出现肌麻痹，呼吸困难；<2.0 mmol/L，肌细胞坏死，低 K^+ 伴剧烈运动→横纹肌溶解→肾衰
- 肌糖原合成↓

平滑肌
- 胃肠道运动↓→蠕动功能↓→腹胀、便秘
- 血 $K^+<2.5$ mmol/L，致肠麻痹→肠梗阻

2. 对心肌的影响

对心肌的影响
- 心肌兴奋↑——心肌兴奋性与 K^+ 浓度呈负相关，低 K^+ 兴奋性↑
- 传导性↓
- 自律性↑
- 收缩性
  - 膜对 Ca^{2+} 的通透性↑，内流加速，使兴奋—收缩耦联增强．收缩性↑
  - 严重低 K^+，细胞代谢障碍→收缩性↓

3. 对心脏功能的影响

对心脏功能的影响
- 心律失常——自律性↑，窦性心动过速→CO↓
- 对洋地黄类强心药物毒性的敏感性↑

4. 心电图改变

心电图改变
- T 波低平：低钾造成膜对 K^+ 的通透性↓→3 相复极化延缓，T 波低平、双相或倒置
- U 波出现：增高→TU 融合
- ST 段下移：低 K^+ 时膜对 K^+ 的通透性↓，Ca^{2+} 内流增大，ST 段不能回到基线而下移
- QRS 波增宽：传导性↓使心室肌去极化过程减慢，QRS 波增宽
- HR↑：窦性心律↑
- 异位心律：自律性↑→房性、交界性、室性早搏
- VF：最终出现室颤，心脏停搏于收缩期

5. 对酸碱平衡的影响

对酸碱平衡的影响
- 低 K^+ 血症、缺 K^+→诱发代谢性碱中毒
- 低 K^+ 时 H^+ 向细胞内转移↑，pH↑
- 肾脏在缺 K^+ 时排氨（排 H^+）↑

(四)低血 K^+ 的治疗

1. 原则

急病快治,病因治疗为主,慢性病逐步纠正。

围术期以急性低 K^+ 血症、转移性或稀释性低 K^+ 血症为多见。急性低 K^+ 的危险性远大于慢性低 K^+,慢性缺 K^+ 可达到严重程度而临床症状不一定显著,而急性缺 K^+ 可迅速出现症状,应及时纠正。但体内细胞内外 K^+ 的平衡约需 15 h,故术中处理不宜过急。

2. 补 K^+ 公式

补 K^+ 量(mmol)=(4.2-实测值)×体重(kg)×0.6。如 70 kg 患者,实测血 K^+ 2.8 mmol/L,不能进食,生理需要 3～4 g KCl,补 K^+ 量(mmol)=(4.2-2.8)×70×0.6=1.4×70×0.6=58.8 mmol,需 KCl=58.8÷13.4=4.4 g(1 g KCl=13.4 mmol 的 K^+)。

临床上除计算出来补 K^+ 的量外,还应再加每日的生理需要量(3～4 g KCl)和继续丢失量,第一天补计算量的 2/3,次日补 1/3,2～6 h 监测一次血 K^+,视结果进行调整。

3. 补 K^+ 方法

能口服者,轻度低 K^+ 者,应以口服 KCl 为主,3 g/日;中度低 K^+,口服＋静滴,6 g/日;重度低 K^+,静滴为主,KCl＋谷氨酸钾,9 g/日。

4. 静脉补 K^+ 注意事项

注意事项

　浓度
　　外周静脉≤0.3%,5% GS 或 0.9% NaCl 500 mL＋10% KCl 1.0～1.5 g VD
　　中心静脉:5% GS 或 0.9% NS 50 mL＋10% KCl 1 g,即 2% 浓度泵入

　速度(量/h)
　　0.75～1.5 g/h,轻度、中度低血 K^+ 患者
　　补 K^+ 平均 1 g/h(不论外周或中心静脉)
　　严重低血 K^+ 可增加至 2 g/h,应同时给予谷氨酸钾

　剂量:(24 h 用量)简便计算,测得血 K^+ 为 3-2-1 mmol/L,补 KCl 3-6-9 g,再加 24 h 日需量 3 g,即 6-9-12 g,结合公式、尿量、监测结果进行调整

　监测
　　常规 BP、HR、ECG、RR、 SPO_2 、患者自我感觉等
　　尿量:≥50 mL/h,可安全补 K^+,尿少或无尿应慎重
　　血 K^+:入 1 g 后常规监测一次,尔后 2～6 h 监测一次电解质

　避免大量使用高浓度的葡萄糖溶液、胰岛素、碳酸氢钠、高渗 NaCl 等,对顽固性低钾血症,应注意是否有低镁血症的存在,应适当补 Mg^{2+},可用 $MgSO_4$ 2～3 g 加入 5%～10% GS 500～1000 mL VD

（五）围术期最容易发生低 K^+ 血症的情况

1. 颅脑外科

颅脑外伤、颅脑肿瘤、颅内占位性病变所引起的颅内压增高，为降低颅压临床上常用 20％甘露醇或/和速尿，大量利尿，K^+ 随尿排出过多而出现低 K^+ 血症，过度脱水后可同时合并低 K^+ 与高 Na^+。

颅脑手术，常累及下丘脑而出现尿崩症，大量低比重尿被排出，可出现低 K^+ 血症。

治疗：预防为主，大量利尿剂或大量 K^+ 被排出时，及时补 K^+，1000 mL 尿补 1 g KCl，并加强监测及时调整补 K^+ 剂量。低 K^+ 合并高 Na^+ 时需停止 Na^+ 的摄入（如 NaCl、$NaHCO_3$）并注意血容量的维持。

2. 体外循环下心内直视手术

体外循环机的预充目前多采用液体预充，转流中血液被稀释，停机后需将水分逐渐排出而提高 Hb、Hct。一般用超滤或利尿剂或术后心功良好，自然排出，此时，血 K^+ 随尿大量排出而易发生低 K^+ 血症，应及时监测并纠正。

3. 胃肠道疾病所致的呕吐、腹泻

胃液、十二指肠液及结肠液含钾分别为 $10\sim20$ mmol/L、$2\sim10$ mmol/L 及 $5\sim10$ mmol/L，均明显高于血浆中 K^+ 的含量。呕吐、腹泻或术后，胃肠引流时丢失的体液中含 K^+ 平均 $10\sim20$ mmol/L，故可导致大量 K^+ 的丢失而出现低 K^+ 血症。

（六）病例分析

病例 1 男，42 岁，68 kg，化脓性胆囊炎入院，腹痛明显，不能进食 4 天。入院后完善术前准备，心、肺、肝、肾功能正常，电解质除血 K^+ 3.0 mmol/L 外其余正常，Hb 110 g/L，Hct 38％。在腹腔镜下行胆囊摘除术，全麻诱导顺利，全凭静脉麻醉维持，术中监测血气：pH 7.38，PaO_2 258 mmHg（FiO_2 50％），$PaCO_2$ 38 mmHg，HCO_3^- 21 mmol/L，BE -4 mmol/L，K^+ 2.8 mmol/L，Na^+ 139 mmol/L，Ca^{2+} 1.02 mmol/L，Hb 100 g/L，Hct 31％。

处理：KCl 1 g 加入平衡液（乐加）500 mL 内，1 h 静滴完毕，复查血气示：K^+ 3.0 mmol/L，又追加 KCl 1 g 于 50 mL 液体内泵入，50 mL/h。入 PACU 后复查血气，K^+ 3.3 mmol/L，基本正常，嘱回病房后继续监测和补 K^+。

分析：术前患者不能进食，低 K^+ 主要由摄入不足引起。麻醉诱导前后补液 1000 mL，除乐加 500 mL 内含生理剂量的 K^+ 外，其余液体内均不含 K^+，在原有低血 K^+ 的基础上，血液与血 K^+ 又有一定程度的稀释，故血 K^+ 进一步下降。按补 K^+ 公式计算，补 $K^+(mmol)=(4.2-2.8)\times68\times0.6=57\ mmol$，$57\div13.4=4.3\ g\ KCl$，再加生理日需要量 $3\sim4\ g/d$，该患者当天应补 $7\sim8\ g$ KCl（即 $10\%\ KCl\ 70\sim80\ mL$）。

围术期及时补充，可先补 $1\sim2\ g$，经监测后根据血 K^+ 结果、尿量及手术进展情况进行调整，将血 K^+ 提升至 $3.0\sim3.5\ mmol/L$ 后，再逐渐补充 24 h 所需剂量的 2/3。

病例 2　女，32 岁，56 kg，产后宫内感染行宫腔镜检查并灌洗。术中患者突然感胸闷，呼吸困难，抽搐，随之心跳减慢，$30\sim50\ bpm$，紫绀，呼吸停止。立即心脏按压，气管内插管无反应，机械通气，心电图提示心跳骤停，分次给予肾上腺素共 7 mg，心脏按压后，心跳恢复窦性心律。在 ICU 内利尿 900 mL，测 CVP 为 $4\ cmH_2O$，患者出现多源性室早→短暂室颤，经用药后恢复窦性。查血 K^+ 为 $3.0\ mmol/L$。患者出现心律失常，甚至发生室颤，与心脏复苏后心肌应激性增强，利尿后容量不足以及低血 K^+ 密切相关。

分析：患者术中心跳骤停与宫内感染，大量灌洗液被吸收，容量过多或/和感染物入血有关。血 $K^+\ 3.0\ mmol/L$，属轻度低血 K^+，稀释性低 K^+ 血症可能性大。一般情况下不会出现严重的心律失常，但该患者为大量肾上腺素使用后心脏复苏的病人，心肌处于应激性很强的状态，即便轻度低血 K^+，也可使心肌的兴奋性、自律性进一步增加，而诱发严重的心律失常。

病例 3　男，43 岁，68 kg，术前诊断为原发性醛固酮增多症，患者术前长期服用降压药血压仍偏高，$140\sim160/90\sim100\ mmHg$。低 K^+，术前多次检查和补 K^+，血 K^+ 维持在 $2.1\sim2.3\ mmol/L$，合并高 Na^+、低 K^+ 碱中毒。

在全麻＋连续硬膜外麻醉下行左肾上腺肿瘤切除术，术中血压基本平稳，维持于 $120\sim150/80\sim100\ mmHg$，HR 正常，血气正常，唯独血 K^+ 总在 $2.1\sim2.3\ mmol/L$，给予 $KCl\ 1\ g$ 至 50 mL 平衡液中经中心静脉泵入，1.5 g/h 增加至 2 g/h，手术历时 3 h 5 min，麻醉时间 3 h 45 min 总补 KCl 6 g。术毕血 $K^+\ 2.5\ mmol/L$，术中入量 3580 mL，小便 2500 mL。术毕入 PACU，术后 30 min 患者清醒，45 min 后 BP、HR、血气均正常，拔除气管导管，血 $K^+\ 2.7$ mmol/L，继续监测治疗。KCl 0.75$\sim$1 g/h 泵入，每小时监测血气、电解质、尿量。第二天 7 时，BP、HR、RR、SpO_2、ECG、血气均在正常范围，血 $K^+\ 3.2$ mmol/L，$Na^+\ 145\ mmol/L$，$Cl^-\ 98\ mmol/L$，$Ca^{2+}\ 1.01\ mmol/L$，送回病房。在 PACU 20 h，共补 KCl 10 g，小便 4200 mL。患者术后每日补 KCl 6 g，术后第 3 天血 $K^+\ 3.8\ mmol/L$。

分析：患者原发性醛固酮增多症，长期处于低 K^+ 状态，为慢性低 K^+ 血症,虽然血 K^+ 仅 2.1～2.3 mmol/L,但机体已有适应,未出现显著低血 K^+ 的症状,如肌无力、心律失常等。术前虽每天补 K^+ 但由于原发病未能消除,低 K^+ 未能纠正。

术中麻醉医生选择全麻＋连续硬膜外,不仅阻断了来自手术区的伤害性刺激,而且减少了全麻用药,血压、心率得到较好的控制,麻醉期间生命体征平稳。

在血 K^+ 2.1～2.3 mmol/L 的情况下,手术具有心血管意外的风险。术中在 ECG 和血 K^+ 的严密监测下,以每小时 1.5～2 g KCl 经中心静脉内泵入,按血 K^+ 2.2 mmol/L 计算,患者当天补 K^+ (mmol)＝(4.2－2.2)×68×0.6＝81.6 mmol,81.6÷13.4＝6.1 g KCl,再加日需量 4 g,继续丢失量以尿量 6700 mL 按每 1000 mL 补 1 g 计算,总量应补 KCl 16.8 g。该患者在术中补 KCl 6 g,术后补 KCl 10 g,第一个 24 h 内共补 KCl 16 g,基本上在计划之内。由于长期缺 K^+,细胞内补 K^+ 的平衡较慢,患者于第二天,在原发病解除的基础上,在严密监测下,补 K^+ 后低血 K^+ 基本上得到纠正。

二、高钾血症

(一)定义和分度

正常血 K^+:3.5～5.5 mmol/L,均值 4.2 mmol/L。血清钾(K^+)＞5.5 mmol/L 为高钾血症。

$$
分度
\begin{cases}
轻度高血 K^+:5.5～6 \text{ mmol/L} \\
中度高血 K^+:6～7 \text{ mmol/L} \\
重度高血 K^+:＞7 \text{ mmol/L}
\end{cases}
$$

(二)分类

$$
分类
\begin{cases}
急性高钾血症 \\
慢性高钾血症 \\
转移性高钾血症 \\
浓缩性高钾血症
\end{cases}
$$

急性高钾(K^+)血症——主要指短时间内血 K^+ 迅速升高超过正常值。

<table>
<tbody>
<tr><td rowspan="7">原因</td></tr>
</tbody>
</table>

①摄入或输入过多
- 肾功能正常时经胃肠道摄入过多的 K^+ 一般不会引起高血 K^+（多吃多排），同时，高浓度钾的摄入会引起呕吐、腹泻，吸收有限，但肾功能不良时摄入过多的 K^+ 则可发生高血 K^+
- 医源性
  - 静脉输入过多或过高浓度或过快的含 K^+ 溶液
  - 大量输注库存较久的血液，红细胞破坏，K^+ 释放入血

②肾排 K^+ 障碍
- 肾功不良，肾衰——K^+ 主要由肾小管排出，肾功不良时 K^+ 排出受阻
- 肾小管分泌 K^+ 功能受阻
  - 肾上腺皮质功能不全（Addison 病）
  - 醛固酮分泌↓
  - 肾小管对醛固酮反应不足

③分布异常
- 酸中毒
  - 酸中毒时，H^+ 向细胞内转移而 K^+ 转移出细胞外，pH 每↓0.1，血 K^+↑0.6 mmol/L
  - 高氯性酸中毒血 K^+↑，相对较弱
- 高血糖合并胰岛素不足
  - 正常人血糖↑刺激胰岛素分泌↑→血 K^+↓
  - 糖尿病人胰岛素缺乏，血糖↑→高渗或伴有酮体增高性酸中毒可使 K^+ 从细胞内移出，血 K^+↑
- 高 K^+ 性周期性麻痹——是一种少见的常染色体显性遗传病，肌麻痹时血 K^+↑

④药物影响
- 保 K^+ 利尿剂——氨苯蝶啶、螺内酯大量使用
- 转换酶抑制剂——干扰醛固酮的合成，使其分泌↓
  - 两者合用更易发生血 K^+↑
- 司可林可增大骨骼肌膜的 K^+ 通透性使血 K^+↑

⑤细胞破坏——细胞内 K^+ 含量显著高于细胞外液，当严重组织损伤，如挤压伤、大面积烧伤，组织缺 O_2、急性溶血可引起急性高血 K^+

⑥缺 O_2——严重缺氧时，ATP 生成↓，导致 Na^+-K^+ 泵功能失调，K^+ 从细胞内逸出，血 K^+↑，若同时有酸中毒，更易发生高血钾

⑦其他
- 血样溶血
- 血小板数过度↑——血小板释放 K^+ 入血，使血清 K^+↑
- 白细胞增高的血样放置期间白细胞内的 K^+ 释放入血，致血 K^+↑

（三）高血 K^+ 对机体的影响

高血 K^+ 主要影响心脏和神经—肌肉的兴奋性，电解质中高血 K^+ 对心肌的抑制可出现致死性的心律失常，如室颤（VF），心脏停搏于舒张期，成为高血 K^+ 对机体的主要影响与威胁。

1. 对心肌的影响

对心肌的影响
- 兴奋性↑或↓（心肌静息膜电位负值变小，与阈电位的差距缩小，K^+ 轻度↑时兴奋性↑，重度↑时兴奋性↓）
- 传导性↓（静息膜电位值↓，O 相除级的速度降低，传导性↓）
- 自律性↓
- 收缩性↓

2. 心电图改变

心电图改变
- T 波高尖（在高血 K^+ 早期血 K^+ ＞5.5 mmol/L 即可出现），基底变宽，QT 延长，6～8 mmol/L
- P 波压低，增宽或消失，QRS 波群增宽，振幅压低出现宽而深的 S 波，严重高 K^+（＞10 mmol/L）时，与后面的 T 波相连成形正弦状波，很快变成 VF 或心搏骤停
- 多种类型的心律失常——窦性心动过缓，甚至停搏，各种类型的传导阻滞，VF 等

表 6-1 低 K^+ 与高 K^+ 对心肌电生理变化的比较

低 K^+（三高一低）	高 K^+（三低半高）	
兴奋性↑	兴奋性↑	轻度，兴奋性↑
		重度，兴奋性↓
自律性↑	传导性↓	
收缩性↑	自律性↓	
传导性↓	收缩性↓	
心脏停跳于收缩期	心脏停跳于舒张期	

3. 对骨骼肌的影响

兴奋性：先升高后降低→肢体的刺痛，感觉异常及肌无力→肌麻痹。

4. 对酸碱平衡的影响

可诱发代谢性酸中毒；高 K^+ 时，K^+→向细胞内转移，H^+→向细胞外转移，pH↓；高 K^+ 时肾脏排 K^+↑而排 H^+↓。

(四)治疗

由于高 K^+ 血症主要对心肌兴奋性和收缩性构成威胁，故对高 K^+ 血症的治疗，首先应立即停止 K^+ 的摄入或输注，同时拮抗 K^+ 对心肌的毒性作用。

1. 急性高钾血症的治疗

急性高钾血症的治疗
- 拮抗 K^+ 对心肌的毒性
  - 钙盐
    - 10％ $CaCl_2$ 10～20 mL(1～2 g)静脉缓推。降低发生 VF 的危险,1 g $CaCl_2$ 中 Ca^{2+} 的含量为 360.4 mg,疗效确切
    - 10％葡萄糖酸钙 10～20 mL,静脉缓推。10％葡萄糖酸钙 10 mL, Ca^{2+} 含量为 94.7 mg,对组织刺激性较小
  - 钠盐
    - 5％ $NaHCO_3$ 50～100 mL 静脉缓推,当合并酸中毒或低 Na^+ 时效果更好
    - 3％ NaCl 100～150 mL 静滴
    - 11.2％乳酸钠 60～100 mL 静滴
- 促进 K^+ 转移至细胞内
  - 5％ $NaHCO_3$ 或 11.2％乳酸钠溶液均为碱性高渗容量,静注后造成碱血症,促进 K^+ 向细胞内转移
  - 极化液 10％ GS 250 mL＋胰岛素 8～10 U(G:胰≈3～4:1),葡萄糖在细胞内合成糖原需 K^+ 参与,而使 K^+ 转移至细胞内
- 促进 K^+ 的排出
  - 输液增加血容量,再利尿,加强 K^+ 的排出
  - 人工肾透析——严重高 K^+ 危及生命或肾功不良者应立即采用血透方法排 K^+

临床治疗中根据不同血 K^+ 浓度采用相应的简便治疗措施:

①血 K^+ 5.5～6 mmol/L,以排出为主,加快输液,如 5％GS 500 mL 或 0.9％ NaCl 500 mL,同时给呋塞米 1 mg/kg 静注,5％或 10％ $CaCl_2$ 10 mL 静推。

②血 K^+ 6～7 mmol/L,以排出和促进 K^+ 向细胞内转移为主:

Ⅰ.5％ $NaHCO_3$ 50～100 mL 静推;

Ⅱ.5％或 10％ $CaCl_2$ 1～2 g 静脉缓慢推注;

Ⅲ.25％ GS 250 mL＋胰岛素 10 U 静滴;

Ⅳ.10％ GS 500 mL＋呋塞米 40 mg 静滴。

③血 K^+ ＞7 mmol/L 为严重高血 K^+ ,采取综合措施:

Ⅰ.10％ $CaCl_2$ 1～2 g 静推(2～5 min);

Ⅱ.5％ $NaHCO_3$ 50～100 mL 静推(3～5 min);

Ⅲ.25％ GS 250 mL＋胰岛素 10～20 U 静滴;

Ⅳ.10％ GS 500～1000 mL 静滴,呋塞米 40～80 mg 静推;

Ⅴ.血液透析。

当高 K^+ 引起的心搏停跳于舒张期,可采用紧急体外循环(CPB)＋人工肾超滤抢救,可能有救治的希望。

2. 浓缩性高 K^+ 血症治疗

由脱水血液浓缩出现高 K^+ ,同时伴有高 Na^+ 、高 Cl^- 、高 Hb、高 Hct 与高渗,治疗以补充容量、纠正脱水为原则,其中应补 5％ GS 纠正高 Na^+ 、高渗。

3. 转移性高 K^+ 血症治疗

转移性高 K^+ 血症治疗 $\begin{cases}$ 酸中毒——H^+ →细胞内,K^+ →细胞外,H^+-K^+ 交换＞K^+-Na^+ 交换,以纠酸治疗为主

低 Na^+ 血症——Na^+ ↓→Na^+ 泵功能 ↓,K^+ →细胞外转移,以纠正低 Na^+ 血症,补充 NaCl

高 K^+ 性周期性麻痹——为发作性高 K^+ ,处理与急性高 K^+ 相似,拮抗高 K^+ 对心肌的毒性,促进 K^+ 向细胞内转移

高分解代谢——重症感染,燃烧创伤,细胞内 K^+ →释放入血→血 K^+ ↑,以原发病治疗为主,促进 K^+ 向细胞内转移 $\end{cases}$

(五)病例分析

心内直视手术体外循环的转流中,主动脉阻断后经主动脉根部灌注心肌保护液或心肌停跳液,使心脏停跳,就是利用灌注液中含有较高浓度的 K^+ 。一般含 K^+ 13.4～20 mmol/L,灌注液经主动根部直接进入冠状动脉,心跳在高 K^+ 、低温(目前常用常温)的作用下经 VF 或不经 VF 直接停跳于舒张期。这是在临床上为达到心肌保护的目的而利用高 K^+ 使心脏停跳的典型范例。

病例 1 男 ,38 岁 ,65 kg,急腹症 3 天入院。经临床各项检查诊断为急性化脓性阑尾炎,急诊行剖腹探查阑尾切除术。入室 BP 110/90 mmHg,HR 123 bpm,RR 40 bpm,体温 38 ℃,SpO_2 95％,在全麻下顺利完成手术。术中因 K^+ 3.0 mmol/L,下医嘱补 KCl 1 g,溶于 10％ GS 300 mL 内,准备经外周静脉滴入。护士配制完毕,缝皮时麻醉医生并未将配制好的含 K^+ 葡萄糖液排上,而是放在麻醉推车上。术毕患者呼之睁眼,RR 30 bpm,BP 正常,HR 106 bpm,拔除气管导管送回病房,临走时护士发现输液瓶内液体已近输完,随即将麻醉推车上的 10％ GS 液换上,并将患者送回病房。病房护士接班测血压 90/70 mmHg,HR 120 bpm,将输液速度加快,快速输注近 100 mL,发现患者病情加重,呼之不应,脉搏细而弱,测血压听不清,立即大声呼叫抢救病

人。与此同时病人送走后麻醉医生清理麻醉推车时发现含有 K^+ 的 10% GS 溶液瓶不见了,立即向病房跑去,正赶上护士呼叫,立即停止输液,换上生理盐水,同时心脏按压,静推 10% $CaCl_2$ 2 g,5% $NaHCO_3$ 100 mL,气管内插管加压呼吸。经大力抢救,患者病情好转,清醒,拔管,两周后出院。

这一场惊心动魄的抢救是由于医护人员之间没有严格执行交接制度所造成的,麻醉医生是想将配好含 K^+ 溶液带回病房交班后再输,而手术室护士不知情,见输液瓶中液体已输完,未细致查看即将配好含 K^+ 的液体挂上,到病房也未向病房护士交班,病房护士测血压见血压偏低便加快输液速度致使快速输 K^+ 150 mL±。另外,含 K^+ 的 10% GS 液虽在液体瓶签上钢笔写明"KCl 1 g/300 mL",但标记不明显不易被人发现,未能清楚交班,病房护士也未仔细察看将其当普通 10% GS 液体快速输注。总之,由于医护之间、手术室与病房之间交接班不严格,标记不醒目而造成这一不良事件,万幸的是麻醉医生及时赶到病房并立即停药实施抢救,未造成严重不良后果。

从心肌停跳液中可以得知,13.4 mmol/L 含 K^+ 溶液快速冠状动脉灌注,足以使心脏完全停跳于舒张期。临床上经外周静脉补 K^+ 的浓度为 0.3%,即 3 g/L=40.2 mmol/L,为血清 K^+ 4.2 mmol/L 平均浓度的 10 倍。因此,注入速度极为重要,一般每小时 0.75～1.5 g,平均 1 g/h,若快速输注即可发生致命的心律失常——VF,而致心跳停止。该例患者补 K^+ 溶液为 0.3%,但短时间快速进入 150 mL 左右,即 0.5 g,已造成心肌的严重抑制,故 BP↓、HR 减慢,经抢救后 ECG 显示为窦性,之前是否发生 VF 未被证实。

提示:

①除肾衰患者外,高血 K^+ 引起对心肌的抑制以医源性为多,应以预防为主。

②临床上补 KCl 应注意浓度、速度(剂量)与监测。浓度:外周静脉 0.3% 静滴,中心静脉 1%～2% 泵入;速度(剂量):0.75～1.5 g/h,平均 1 g/h;监测:ECG、血 K^+。

③加强管理:10% KCl 溶液应单独放置,并有明显的标记,配制后用红笔写明"药名、浓度、剂量、启用时间、终止时间、签名",贴于明显位置。

④严格执行交接班制度,配药前护士、医师三查七对,配药后开始输注应调整好速度,观察患者反应,入 PACU、入病房均应单独交接。

⑤加强监测,凡输注 KCl 的患者应常规监测 ECG,输入 KCl 1 g 后应监测血 K^+,根据监测结果和病情进行调整后再用药。若连续输注,每 2～6 h 监测一次。

病例2 男,58岁,64 kg,肾衰尿毒症拟在局麻下行动静脉造瘘术。入室常规监测:BP 180~190/110~120 mmHg,HR 100~115 bpm,SpO_2 90%,鼻导管吸 O_2,病房已开通静脉通路缓慢输液,患者不能平卧取头高位。在局麻下行右臂动静脉造瘘术,手术开始约 20 min,麻醉医生发现患者呼吸困难,张口大喘气,立即面罩加压吸 O_2,停止输液,听诊双肺满肺湿啰音,考虑为急性左心衰、肺水肿。吗啡 5 mg+东莨菪碱 0.3 mg iv,同时动脉穿刺监测血压并查血气,pH 7.30,PaO_2 65 mmHg,$PaCO_2$ 58 mmHg,HCO_3^- 18 mmol/L,BE −9 mmol/L,Na^+ 132 mmol/L,K^+ 6.8 mmol/L,Ca^{2+} 1.0 mmol/L,给予 10% $CaCl_2$ 1 g,静脉缓慢推注,同时 5% $NaHCO_3$ 50 mL/h 泵注,加快手术进度完成动静脉造瘘,送回病房立即行血透,血透后病情稳定。

病例3 男,56岁,70 kg,肾衰。肾移植术后,移植肾功能不良,患者肺水肿、脑水肿昏睡,血 K^+ 6.9 mmol/L,病危。立即经锁骨下双腔导管穿刺置入进行血透,血透后病情稳定。移植肾功能恢复,患者转危为安。

分析:上述两例均为肾功能衰竭的患者,体内水分与废物不能排出体外而导致左心衰、肺水肿、脑水肿、高血 K^+ 等严重并发症。一般治疗用药均不能达到满意的疗效,唯一的治疗手段为尽快实施血液透析,将水分与废物排出体外才能维持生命。

最快速建立血透的方法为经锁骨下或颈内静脉穿刺置入双腔导管,即可在最短时间内实施血透,挽救病人。

第七章

氯代谢平衡与紊乱

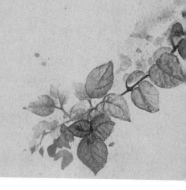

第一节 氯的正常代谢

氯离子(Cl^-)是体内重要的阴离子之一,是血浆中主要的阴离子,与酸碱平衡关系密切。氯离子的紊乱常与其他阳离子伴随而行。

一、氯的代谢

Cl^-的代谢
- 分布
  - 细胞内含量少,仅为细胞外的 $1/2$,以 KCl 为主(Cl^-不易渗入细胞内)
  - 细胞外液——Cl^-是血浆内的主要阴离子,以 NaCl 为主
- 功能
  - 调节机体
    - 酸碱平衡
    - 渗透平衡
    - 水、电平衡——体液阴阳离子的电荷平衡
  - 参与胃酸生成
- 含量
  - 血清 Cl^- 96～106 mmol/L,均值 103 mmol/L
  - 尿 Cl^- 170～250 mmol/24 h
  - 脑脊液 Cl^- 120～132 mmol/L
- 摄入——食物中以 NaCl 的形式摄入为主,每日需要量:NaCl 3.5～5 g
- 排泄
  - 尿——主要排泄
  - 大量出汗时可以 NaCl 和 KCl 的形式排出

二、氯的平衡

(一)血浆中 Na^+、HCO_3^- 和 Cl^- 的关系

按电中性原理血浆中阴、阳离子必须平衡,Na^+ 为血浆中主要阳离子,而

阴离子主要有 Cl^- 与 HCO_3^- 和血浆蛋白，由于蛋白不易计算，故 Na^+ 的总和应多于 $Cl^- + HCO_3^-$ 的总和。

$$[Na^+] = [Cl^-] + [HCO_3^-] + (10 \sim 12) \, mmol/L$$

如：$[Na^+]142 = [Cl^-](103) + [HCO_3^-](27) + 12 = 142$，为维持体液的阴阳离子的电荷平衡：

当 $Na^+ \downarrow$ 时，血 Cl^- 或 HCO_3^- 亦相应减少；

当 $Na^+ \uparrow$ 时，血 Cl^- 或 HCO_3^- 亦相应增多。

Na^+ 与 Cl^- 的比例为 $1.4 : 1$。

(二)Cl^- 与酸碱平衡的关系

Cl^- 的主要生理功能是参与调节酸碱平衡，低氯性代碱和高氯性代酸都与 Cl^- 有关。呼吸性酸中毒时，因 HCO_3^- 代偿性增高，常伴有 Cl^- 减少；呼碱时，HCO_3^- 代偿性减少，同时伴有 Cl^- 升高。

由于细胞外液中的阴离子主要为 Cl^- 和 HCO_3^-，两者互为消长，$Cl^- \downarrow$ 必伴有 $HCO_3^- \uparrow$，反之，$Cl^- \uparrow$ 必伴有 $HCO_3^- \downarrow$；同样，$HCO_3^- \uparrow$ 时（代碱或呼酸），Cl^- 常 $\downarrow$，$HCO_3^- \downarrow$ 时（代酸）可伴有 $Cl^- \uparrow$，可见，Cl^- 的平衡与酸碱平衡的关系极为密切。

(二)HCO_3^- 与 Cl^- 的关系

如上所说，正常情况下，HCO_3^- 与 Cl^- 呈负相关，即 $HCO_3^- \uparrow$，$Cl^- \downarrow$，以保持血浆中阴离子总数与阳离子总数的平衡，由于 HCO_3^- 与 BE 相关，故 Cl^- 可以通过以下公式计算：$Cl^- = 103 - BE$，正常 $BE = \pm 3 \, mmol/L$，Cl^- 为 $103 - (\pm 3) = 100 \sim 106 \, mmol/L$，若 BE 为 $-8 \, mmol/L$，则 Cl^- 为 $103 - (-8) = 103 + 8 = 111 \, mmol/L$，为高 Cl^- 血症。

第二节　氯的代谢紊乱

Cl^- 的代谢紊乱通常伴随其他阳离子特别是 Na^+ 紊乱和酸碱紊乱。Cl^- 的正常值 $96 \sim 106 \, mmol/L$，均值 $103 \, mmol/L$。

一、低 Cl^- 血症

$Cl^- < 96 \, mmol/L$。

(一)分类

分类 {缺氯性（原发性）低 Cl^- 血症
　　 {代偿性（继发性）低 Cl^- 血症——$CO_2 \uparrow \rightarrow HCO_3^-$ 代偿性 $\uparrow$，而使 $Cl^- \downarrow$

（二）原因

$$原因\begin{cases}摄入不足\end{cases}$$

摄入不足——昏迷、厌食者、大量出汗未补充者、心衰病人长期限盐并大量利尿者，多与低 Na^+ 血症伴随，出现低 Na^+、低 Cl^- 血症。随纠正低 Na^+ 补充 NaCl，低 Cl^- 血症也同时得到纠正

丢失过多
- 胃液含 HCl，为高酸，含 Cl^- $80\sim150$ mmol/L，频繁呕吐、胃肠引流即可造成大量胃液肠液丢失（Cl^- 的丢失）
- 利尿剂的应用——Cl^- 随尿而丢失
- 细胞外液的减少多伴有 Cl^- 的丢失

转移性低 Cl^- 血症——Cl^- 的转移是机体 CO_2 运输过程中的重要环节，当 $PaCO_2\uparrow$，肾代偿肺，对 HCO_3^- 重吸收 $\uparrow\to HCO_3^-$ 代偿性 $\uparrow$，为保持电中性，Cl^- 转移至红细胞内→血 $Cl^-\downarrow$，故血浆 $Cl^-\downarrow$，是机体生理代偿反应，随 $PaCO_2\downarrow$、$HCO_3^-\downarrow$，血浆 Cl^- 代偿性 $\uparrow$ 而纠正

（三）低氯性碱中毒

低氯在碱中毒的发生和维持过程中起重要作用：

(1)低 Cl^- 直接促进 HCO_3^- 的重吸收。肾脏的基本功能之一是充分调节 Na^+ 的吸收与排泄，Na^+ 的吸收必然伴随阴离子的吸收，Cl^- 与 HCO_3^- 是主要的阴离子，Cl^- 与 HCO_3^- 的重吸收具有竞争性抑制，Cl^- 是唯一直接与 Na^+ 一起重吸收的阴离子。缺 Cl^- 时，HCO_3^- 重吸收必然增加。

(2)低 Cl^- 刺激 RAAS 及醛固酮的泌 H^+、泌 K^+、保 Na^+ 作用，促进肾小管重吸收 HCO_3^-。

(3)低氯抑制 Cl^--HCO_3^- 的交换。碱血症时，肾分泌过多的 HCO_3^- 与 H^+ 结合生成 H_2CO_3 返回血中，当 $Cl^-\downarrow$ 时，提供交换的 Cl^- 不足，肾脏发挥不了分泌过多 HCO_3^- 的作用。

低氯性碱中毒特点是 $Cl^-\downarrow$，HCO_3^- 代偿性 $\uparrow$，而且二者的变化幅度相等，即 $\Delta[Cl^-]=\Delta[HCO_3^-]$，$Cl^-$ 与 HCO_3^- 呈负相关。

(四)治疗

治疗 {
①呼酸所致的 HCO_3^- ↑,Cl^- ↓,以改善通气功能,纠正潴留为主,随呼酸的好转,Cl^- 即可↑,不必补 Cl^-,否则会加重 pH 值↓;若呼酸纠正,$PaCO_2$ 正常,HCO_3^- 仍高,可补充 KCl,防止高碳酸血症后的碱中毒

②代碱时 HCO_3^- 原发性↑,必伴有 Cl^- ↓,此时应补 Cl^-,血 Cl^- ↑后可促使肾分泌 HCO_3^-,加速对 HCO_3^- 的排出而改善碱中毒

③缺 Cl^- 性低 Cl^- 血症,则应补充 NaCl、KCl、$CaCl_2$ 等
}

病例分析:见酸碱紊乱中代碱病例。

二、高 Cl^- 血症

Cl^- >106 mmol/L。

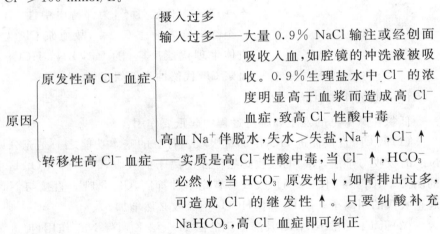

原因 {
原发性高 Cl^- 血症 {
摄入过多
输入过多——大量 0.9% NaCl 输注或经创面吸收入血,如腔镜的冲洗液被吸收。0.9% 生理盐水中 Cl^- 的浓度明显高于血浆而造成高 Cl^- 血症,致高 Cl^- 性酸中毒
高血 Na^+ 伴脱水,失水>失盐,Na^+ ↑,Cl^- ↑
}
转移性高 Cl^- 血症——实质是高 Cl^- 性酸中毒,当 Cl^- ↑,HCO_3^- 必然↓,当 HCO_3^- 原发性↓,如肾排出过多,可造成 Cl^- 的继发性↑。只要纠酸补充 $NaHCO_3$,高 Cl^- 血症即可纠正
}

三、病例分析

病例 1 男,56 岁,72 kg,前列腺肥大在 CSEA 下行前列腺气化电切术。术前一般情况良好,ASA Ⅱ 级,术中用 0.9% NaCl 为灌洗液,手术进行 2 h 许,3 升袋灌洗液用了 10 袋(即 30000 mL),患者出现烦躁,自诉呼吸困难,立即给速尿 40 mg iv,暂停手术,同时查血气:pH 7.25,PaO_2 70 mmHg,$PaCO_2$ 50 mmHg,HCO_3^- 18 mmol/L,BE −10 mmol/L,Na^+ 148 mmol/L,K^+ 4.2 mmol/L,Ca^{2+} 1.10 mmol/L,Hb 100 g/L,Hct 30%。

诊断:TURP 综合征、容量过多、高 Cl^- 性酸中毒。由于血气测试片 G7+

中不含 Cl^- 值,故血 Cl^- 可以通过公式 $Cl^- = 103 - BE$ 计算,$Cl^- = 103 -$ $(-10) = 113$ mmol/L。经利尿、补 5% $NaHCO_3$ 80 mL 后病情稳定,继续手术。再查血气:pH 7.31,PaO_2 88 mmHg,$PaCO_2$ 45 mmHg,HCO_3^- 21 mmol/L,BE -5 mmol/L,其余正常。再给予速尿 20 mg iv,术毕血气正常,返回病房。

本例为典型的 0.9% NaCl 灌洗液过多,经创面吸收入血而造成血容量增加。由于 0.9% NaCl 中 Na^+、Cl^- 含量各为 154 mmol/L,与血浆 Na^+、Cl^- 含量相比,Na^+ 虽然也高,但不显著,而 Cl^- 的含量比血浆 Cl^- 103 mmol/L 含量高出 51 mmol/L,大量吸收入血造成高 Cl^- 血症。$Cl^- \uparrow$,HCO_3 必然 $\downarrow$,出现高 Cl^- 性酸中毒。

处理:首先停止灌洗、输液,利尿、脱水,以及纠酸,适当补 HCO_3^-。

病例 2　女,×××,29 岁,47 kg,ASA Ⅱ 级,BP 128/83 mmHg,HR 90 bpm。术前诊断:子宫平滑肌瘤。B 超监护下黏膜下肌瘤电切术,麻醉方法为腰硬联合麻醉。入室后常规监测,右锁骨下静脉穿刺输液并监测 CVP,左桡动脉穿刺置管监测动脉血压并采血样监测血气。常规腰硬联合麻醉顺利,手术开始 20 min,灌洗液 3000 mL 左右,CVP 由 $5 \to 10 \to 17$ cmH_2O,查血气同时给速尿 20 mg,尿量 900 mL,CVP$\downarrow$ 至 12 cmH_2O。继续手术,术中 CVP 波动于 $15 \sim 17$ cmH_2O,速尿 20 mg/次,共 3 次。当 CVP 达 17 cmH_2O,暂停手术,CVP$\downarrow$ 至 15 cmH_2O 以下,又继续手术。麻醉时间 129 min,手术时间 102 min,灌洗液 12000 mL,总入量 500 mL,尿量 3300 mL,总出量 3550 mL,速尿 60 mg,血气监测 5 次,术毕入 PACU。

在 PACU 内尿量 1500 mL,CVP 从 12 $cmH_2O$$\downarrow$ 至 6 cmH_2O。术中和术后 1 h 内患者呼吸深而慢,入 PACU 后出现手脚发麻,手足抽搐,给舒芬太尼 5 μg iv 镇静并嘱患者平静呼吸,尔后患者呼吸较平静,手抽搐逐渐消失,血气监测示代酸+呼碱,pH 正常,给予 5% $NaHCO_3$ 20 mL,30 min 后血气正常,15:15 送回病房。

血气监测(单位:PO_2、PCO_2 为 mmHg;K^+、Na^+、Ca^{2+}、HCO_3^-、BE 为 mmol/L;Hct 为%;Hb 为 g/dL)

11:20 手术开始	pH	PaCO₂	PaO₂	BE	HCO₃⁻	Na⁺	K⁺	Ca²⁺	Hct	Hb	FiO₂
11:22 第一份	7.332	39.8	144	−5	21.1	141	3.4	1.22	28	9.5	30%
11:38	7.329	36.6	178	−7	19.2	145	3.4	1.16	23	7.8	35%
12:26	7.362	31.2	190	−8	17.7	146	3.3	1.08	23	7.8	40%
13:05 术毕											
13:52	7.445	22.4	114	−9	15.4	146	4.0	0.97	30	10.2	30%
15:02	7.419	39.4	273	1	25.5	145	3.4	1.03	30	10.2	30%

分析:患者行宫腔镜黏膜下子宫肌瘤电切术,用 0.9% NaCl 作为灌洗液,因有创面,手术时间长,可造成大量生理盐水的吸收,从而引起血容量增加,致高氯性酸中毒,本例是很典型的。

容量增加:①CVP 监测结果可以观察到容量负荷增加,术前 CVP 为 5 cmH$_2$O,术中上升至 15～17 cmH$_2$O,每当 CVP>15 cmH$_2$O,患者即感到呼吸困难。②Hb 和 Hct 下降,手术共出血约 100 mL,而手术 18 min 后 Hb 9.5→7.8 g/dL,Hct 28%→23%,说明血液稀释后出现 Hb、Hct 下降,容量过多。

1. 高氯性酸中毒:BE 从 -5 mmol/L 下降至 -9 mmol/L,HCO$_3^-$ 从 21.1 mmol/L→15.4 mmol/L。不断下降的原因为 Cl$^-$ 的增加,Cl$^-$=103-BE=103-(-9)=103+9=112。高 Cl$^-$,HCO$_3^-$ 必然↓,高氯性酸中毒。

2. pH 正常——肺代偿肾,快而有效,患者呼吸呈深而慢,CO$_2$ 呼出↑,PaCO$_2$ 从 39.8 mmHg→31.2 mmHg→22.4 mmHg,呈代偿性下降,维持 HCO$_3^-$/PaCO$_2$ 比值 20:1 不变,故 pH 不变。

3. 该不该补 NaHCO$_3$?从血气的 HCO$_3^-$ 值变化可见,最低达 15.4 mmol/L,BE -9 mmol/L,代酸已明确,该不该补 NaHCO$_3$?但由于 PaCO$_2$↓ 的代偿,pH 在正常范围,即可不补 NaHCO$_3$,后因呼碱明显,经适当镇静后在减少呼吸对 CO$_2$ 排出的基础上,少量补 NaHCO$_3$,20 mL iv,且对 pH 无影响。

4. 患者 PaCO$_2$ 22.4 mmHg,除有代偿因素外,按计算 PaCO$_2$ 预计值=1.5×15.4+8±2=29.1 mmHg,目前患者的 PaCO$_2$ 为 22.4 mmHg,应该同时有呼碱存在。呼碱条件下,结合 Ca^{2+}↑,游离 Ca^{2+} 减少,而出现低血 Ca^{2+},Ca^{2+} 从 1.22 mmol/L→0.97 mmol/L,患者出现手、足发麻和手抽搐,随呼碱改善,手、足发麻和手部抽搐消失。

提示:

(1)宫腔镜下子宫肌瘤电切术手术时间长,灌洗液用量大,创面易吸收盐水入血,易发生高 Cl$^-$ 性酸中毒和容量负荷过重。

(2)重点监测 CVP、Hct 和血气,当 CVP↑,代酸和 Hb↓,即可诊断。

(3)患者清醒状态下,肺代偿肾,为排出 CO$_2$,呼吸呈深而慢,若全麻状态下,麻醉医师应注意调整呼吸机,加强通气以代偿 HCO$_3^-$ 的↓。

(4)pH 正常,HCO$_3^-$↓ 需谨慎补碱,视 HCO$_3^-$ 和 BE 下降的程度和高 Cl$^-$ 的程度补 NaHCO$_3$,因纠正高 Cl$^-$ 性酸中毒主要的治疗方法就是补 HCO$_3^-$,HCO$_3^-$↑ 才能使 Cl$^-$↓,但 HCO$_3^-$↓ 因 PaCO$_2$↓ 所代偿,而 pH 正常,此时过

多补碱则可使 pH 改变。本例仅输注 5‰ NaHCO₃ 20 mL,不仅未影响 pH 的改变,同时纠正了高 Cl⁻ 性代酸。

(5)呼碱时对 Ca²⁺ 的影响较大,呼吸问题靠肺解决。本例在纠正呼碱后,未补 Ca²⁺,缺 Ca²⁺ 症状即消失,当然症状严重时也可同时少量补一些钙剂。

第八章

钙和磷的代谢平衡与紊乱

钙、磷是机体基础的重要元素,在维持机体正常结构与功能中起重要作用。两种元素虽然功能不同,但关系密切,故在同一章中讲述。

第一节　钙、磷的正常代谢

体内总钙量约 1000 g,99% 以骨盐形式存在于骨骼中,其余约 7 g 存在于各软组织中。细胞外液中钙占总钙的 0.1%,约 1 g。

体内含磷约 600 g,85%～86% 存在于骨中,其余以各种无机磷酸酯存在于软组织中(磷多于钙),如磷脂、核酸及糖的磷酸等,总量可达 100 g,细胞外液有 2 g 为磷酸酯或无机磷酸盐。

血浆中 $[Ca^{2+}]$、$[P]$ 浓度关系密切。正常时二者的乘积 $[Ca^{2+}] \times [P] = 30$ ～40 mg/dL,比较恒定。大于 40 mg/dL,Ca^{2+}、P 将结合以骨盐形式沉积于骨组织;小于 35 mg/dL,则骨骼钙化障碍,甚至骨盐溶解。

一、钙、磷的含量与分布

体内约 99% 的钙和 86% 的磷以羟磷灰石形式存在于骨和牙齿,骨是体内钙、磷主要的储存库。其余呈溶解状态分布于体液和软组织中。

(一)钙(Ca^{2+})的分布

细胞外浓度高,胞浆内浓度极低,细胞外 Ca^{2+} 浓度为细胞内游离 Ca^{2+} 浓度的 1 万倍。

细胞内钙以三种形式存在 $\begin{cases} \text{储存钙:线粒体、胞浆网内,后者浓度比前者高 10～15 倍} \\ \text{结合钙:质膜上} \\ \text{离子钙(游离 } Ca^{2+}\text{):细胞浆中,浓度较稳定} \end{cases}$

(二)含量

血钙,指血浆钙(Ca^{2+})含量(用血清测定),正常 9～11 mg/dL(2.25～

2.75 mmol/L），平均（2.38±0.2）mmol/L，儿童稍高，以三种形式存在。

$$血钙\begin{cases}非扩散钙\begin{cases}结合钙——与蛋白结合，占血浆总钙的47\% \\ 复合钙——与有机阴离子结合，占总钙的8\%\end{cases} \\ 扩散钙：游离\ Ca^{2+}占总钙45\%\sim50\%，是钙发挥生理效应的主要形式\end{cases}$$

（三）机体总钙量与钙池描述

细胞外液钙池：0.1％的钙在细胞外液，但代谢迅速可与其他三个脏器（骨骼钙池、肾脏钙池、肠钙池）中所含巨大钙池之间快速交换，维持动态平衡。

细胞内液含量极低且非常稳定。

（四）血磷

血浆内磷以 HPO_4^{2-} 与 $H_2PO_4^-$（4∶1）两种离子存在，12％与血浆蛋白结合，88％以离子和无机盐形式存在。正常血清无机磷含量为 0.7～1.4 mmol/L。（一般情况下"磷离子"或"磷"指磷酸盐离子。）

二、钙和磷的吸收

1. 钙主要含于牛奶、乳制品及某些蔬菜中，肉类及多数蔬菜含钙较少而且必须转变为游离钙才能被吸收。小肠消化液中含钙 600 mg，每日肠内总钙量约 1600 mg，200～600 mg 被吸收，余下随大便排出。

2. 健康成人每日进食 0.5～1 g 钙才能保持稳定的 Ca^{2+} 平衡。骨骼生长儿童期最快，Ca^{2+} 需要量处于正平衡，骨钙每日增加 200～400 mg。

妊娠后期、哺乳期需钙量增加；青春期骨钙生长接近完成，20～35 岁骨矿物质（钙、磷）代谢是平衡的。此后逐渐丢失钙量，出现钙需求负平衡，更年期达高峰。随年龄增长，钙的吸收逐渐减少

3. Ca^{2+} 吸收部位在酸度较强的小肠上段，十二指肠吸收最强，大部分食物中钙在空肠、回肠吸收。食物中磷酸盐、草酸盐过多，肠内碱过多，脂肪过多，胃酸↓，维生素 D（Vit D）缺乏可抑制钙的吸收。

4. 磷在空肠吸收最快，吸收率达 70％。食物中的磷以无机盐的形式被吸收，每日从食物中吸收的磷约 1200 mg，消化道分泌至肠腔的磷约 100 mg。

5. 磷以磷蛋白、磷脂或无机磷酸盐的形式广泛分布于食物中，牛奶、乳制品、小麦、肉类和鱼类含量极丰富，成人日需量 1～1.5 g。

三、钙和磷的排泄

$$排泄\begin{cases}钙\begin{cases}20\%经肾排出,每天约\ 200\ mg\\80\%随大便排出\\肾小球滤过的\ Ca^{2+}\ 98\%被肾小管重吸收\end{cases}\\磷\begin{cases}70\%由肾排出(肾脏是排磷的重要器官),每日约\ 800\ mg\\30\%由粪便排出\\肾小球滤过的磷\ 91\%被肾小管重吸收\\肾功不良,尿磷排出量\downarrow,血磷\uparrow,从而影响钙的吸收\end{cases}\end{cases}$$

四、钙和磷与骨的关系

人体 99％的钙、85％～86％的磷存在于骨骼中,骨对钙、磷在体内的分布和调节起重要作用。

$$骨成分\begin{cases}电解质\begin{cases}阳离子:Ca^{2+}、Mg^{2+}\ 和\ Na^{+}\\阴离子:PO_3^{-}、CO_3^{2-}、OH^{-}、Cl^{-}\ 和\ F^{-}\end{cases}\\无机钙和磷\begin{cases}羟磷灰石(小结晶):骨矿物质的主要成分,可吸取体液中的\\\quad Ca^{2+}、Mg^{2+}、Na^{+}、Cl^{-}、CO_3^{2-}、F^{-}\ 等,均可与细胞外液\\\quad 中离子进行自由交换,提供缓冲的阴离子,减轻酸中毒\\磷酸氢钙\end{cases}\\骨的基质\begin{cases}95\%为胶原,胶原中甘氨酸和羟脯氨酸各占基质的\ 1/3,其余为\\\quad 多糖、脂类和蛋白质\\骨中胶原钙化,而其他组织中的胶原仅在病理情况下钙化\end{cases}\end{cases}$$

$$骨形成\begin{cases}骨样组织产生:骨有三种细胞:成骨细胞、破骨细胞和骨细胞。活跃的\\\quad 成骨细胞或软骨细胞合成基质\\成骨细胞转化为静止状态,转化为骨细胞形成基原小泡,进行骨盐沉着\\骨盐沉着\begin{cases}Vit\ D\ 参与\\足够的钙和磷供应\end{cases}骨盐+基质\rightarrow骨骼\\骨的正常生长\begin{cases}生长和发育因素\\内分泌激素\\营养物质的供应\\矿物质如钙、磷的供应\end{cases}\end{cases}$$

五、钙和磷的生理作用

(一)钙、磷共同参与的生理功能

成骨
- 钙98%和磷85%～86%存在于骨骼与牙齿中,钙、磷在骨骼中结合形成无机盐,是骨盐的主要成分,骨盐与基质组成骨骼
- 骨骼表面的 Ca^{2+} 与细胞外液中的 Ca^{2+} 不断进行交换
- 骨骼为调节细胞外液游离 Ca^{2+} 和磷的恒定的钙库与磷库

凝血
- Ca^{2+} 与 P 共同参与凝血过程
- 血浆 Ca^{2+} 作为血浆凝血因子Ⅳ,在激活因子Ⅸ、Ⅹ、Ⅻ和凝血酶原等过程中不可缺少
- 血小板因子Ⅲ和凝血因子Ⅲ的主要成分是磷脂,它们为凝血过程几个重要链式反应提供"舞台"

(二)Ca^{2+} 的其他生理功能

Ca^{2+} 的生理功能

调节细胞功能的信使
- 细胞外 Ca^{2+} 是重要的第一信使,通过细胞膜上的钙通道或钙敏感受体(CaSR)发挥重要的调节作用
- CaSR 存在于各种细胞膜上,细胞外 Ca^{2+} 是其主要的配体和激动剂,两者结合后引起肌质网或内质网释放 Ca^{2+},以及细胞外 Ca^{2+} 内流,使细胞内 Ca^{2+} 增加
- 细胞内 Ca^{2+} 作为第二信使,例如,肌肉收缩的兴奋—收缩耦联因子、激素和神经递质的刺激:分泌耦联因子等发挥重要的调节作用

调节酶的活性
- Ca^{2+} 是多种酶(脂肪酶、ATP 酶等)的激活剂
- Ca^{2+} 能抑制 Ⅰα-羟化酶的活性,从而影响代谢

维持神经肌肉兴奋性:与 Mg^{2+}、Na^+、K^+ 等共同维持神经—肌肉的正常兴奋性,Ca^{2+} 浓度↓→神经—肌肉兴奋性↑→抽搐

维持毛细血管和细胞膜的通透性,防止渗出,控制炎症与水肿

(三)磷的其他生理功能

磷的生理功能 {
　　调节生物大分子的活性 {
　　　磷酸与脱磷酸化是机体调控机制中最普遍而重要的调节方式
　　　与细胞的分化、增殖的调控有密切的关系
　　}
　　参与机体能量代谢的核心反应：$ATP \rightarrow ADP + Pi \rightarrow AMP + Pi$
　　生命重要物质的组分：磷是构成核酸、磷脂、磷蛋白等遗传物质、生命膜结构、重要蛋白质——各种酶等基本组成的必需元素
　　其他 {
　　　磷酸盐（$HPO_4^{2-}/H_2PO_4^-$）是血液缓冲系统中重要组成成分
　　　细胞内的磷酸盐参与许多酶促反应
　　　2,3-DPG 在调节血红蛋白与氧的亲和力方面起重要作用
　　}
}

六、钙和磷代谢的调节

钙、磷代谢的调节极为复杂而精细，主要由甲状旁腺（PTH）、维生素 D（Vit D）及降钙素（CT）通过靶器官（肾、骨及肠）来调节。

(一)体内外钙平衡

1. 甲状旁腺激素（PTH）（快速调节激素）

甲状旁腺激素 {
　　PTH：为甲状旁腺所分泌的单链 84 肽。其生理功能主要是维持血 Ca^{2+} 水平，维持血清 Ca^{2+} 在 $3.75 \sim 5.2$ mmol/L 的范围内，PTH 的分泌与血 Ca^{2+} 浓度呈反比关系

　　对骨的作用 {
　　　PTH 是骨重建的主要刺激物，有促进成骨和溶骨的双重作用，小剂量促进胶原和基质合成，有利成骨
　　　PTH 主要作用于破骨细胞，促进骨的溶解和吸收，能将前破骨细胞和间质细胞转化为破骨细胞，分泌各种水解酶和胶原酶，促进骨基质和骨盐溶解
　　}

　　对肾脏的作用 {
　　　PTH 通过溶解作用将钙、磷从骨中转移出来，增加肾近曲小管、远曲小管和髓袢升段对 Ca^{2+} 的重吸收
　　　促进 $1,25\text{-}(OH)_2D_3$ 的合成
　　　抑制肾近曲小管及远曲小管对磷的重吸收
　　}

　　对肠的作用：PTH 通过激活肾脏 I α-羟化酶促进 $1,25\text{-}(OH)_2D_3$ 的合成，间接促进小肠吸收钙、磷
}

2. 1,25-$(OH)_2D_3$——Vit D 的活性形式(骨化三醇)

$1,25$-$(OH)_2D_3$ {

1,25-$(OH)_2D_3$ 先在肝脏中羟化生成 25-$(OH)D_3$,然后与血浆中球蛋白结合,转运到肾小管细胞的线粒体中再羟化,生成 1,25-$(OH)_2D_3$,成为维生素 D 的活性形式

对骨的作用 {

1,25-$(OH)_2D_3$ 和 PTH 有协同作用,两者可增加钙的转运和骨钙动员,促进肠钙吸收,使血钙↑

具有成骨与溶骨双重作用,既能刺激成骨细胞分泌胶原,促进骨的生成,又能刺激破骨细胞活性,加速破骨细胞的生成

钙、磷供应充足时主要促进成骨

血 Ca^{2+}↓,Ca^{2+} 吸收不足主要促进溶骨,使血 Ca^{2+}↑

对肾脏的作用:促进肾小管上皮细胞对钙、磷的重吸收

3. 降钙素(CT)

CT {

降钙素(CT):由甲状旁腺的 C 细胞和甲状旁腺分泌的一种多肽。CT 对血 Ca^{2+} 的调节作用不如 PTH 重要。其分泌受血 Ca^{2+} 浓度的调节,血 Ca^{2+}↑时分泌↑,反之分泌↓

对骨的作用 {

作用与 PTH 相反,CT 可对抗 PTH 对骨的作用,直接抑制破骨细胞的生成和活性,抑制骨盐溶解,使钙的释出减少,而骨钙摄入仍在进行,故血 Ca^{2+}↓,减少破骨细胞和骨细胞的吸收

促进破骨细胞至成骨细胞的转变。

对肾脏及肠的作用 {

CT 抑制肾小管对钙、磷的重吸收,尿钙、尿磷排出↑

抑制肾 Ⅰα-羟化酶而间接抑制小肠对钙、磷的吸收

(二)细胞内钙平衡的调节

1.Ca^{2+} 进入细胞:质膜钙通道＋胞内钙库释放通道。

2.Ca^{2+} 离开胞液的途径:Ca^{2+} 离开胞液是逆浓度梯度、耗能的主动过程。

3. 钙泵的作用:钙泵即 Ca^{2+}-Mg^{2+}-ATP 酶,存在于质膜、内质网膜和线粒体上。当 Ca^{2+} 升高到一定程度,钙酶被激活,水解 ATP 供能,将 Ca^{2+} 泵出细胞或泵入内质网及线粒体,使细胞内 Ca^{2+}↓。

4.Na^+-Ca^{2+} 交换:Na^+-Ca^{2+} 交换蛋白是一种双向转运方式的跨膜蛋白,通过一种产电性电流(以 3 个 Na^+ 交换一个 Ca^{2+})。

Na^+-Ca^{2+} 交换主要受跨膜 Na^+ 梯度调节。生理条件下,Na^+ 顺电化学梯

度进入细胞,Ca^{2+} 逆电化学梯度移出细胞。

5.Ca^{2+}-H^+ 交换:Ca^{2+} 升高时,被线粒体摄取,H^+ 则排出胞液。

正常情况下,血 Ca^{2+} 几乎恒定不变,进食后变化也很小,而血清磷的变动较大,早上 9 点最低,下午 6 点至凌晨 4 点达高峰。

第二节　钙代谢异常

影响血清 Ca^{2+} 的因素主要有白蛋白浓度和酸碱度。当血清白蛋白严重降低时,结合钙减少,而离子钙(Ca^{2+})↑。碱中毒可使 Ca^{2+} 浓度↓,酸中毒 Ca^{2+} ↑。

$$结合钙 \underset{pH\downarrow}{\overset{pH\downarrow}{\rightleftharpoons}} 离子钙$$

一、低钙血症(血清蛋白正常时)

正常血清钙 2.25～2.75 mmol/L(或离子 Ca^{2+} 1～1.25 mmol/L),血钙 <2.2 mmol/L 或血清 Ca^{2+}(离子钙)<1 mmol/L 为低钙血症。

病因

维生素 D 代谢障碍
- 维生素 D 缺乏
- 肠道吸收不足
- 维生素 D 羟化障碍

PTH 功能减退
- PTH 缺乏
  - 甲状旁腺切除或被误切
  - 甲状旁腺发育障碍或损伤
- PTH 抵抗
  - PTH 的靶器官受体异常
  - 破骨减少,成骨增加,造成一过性低钙血症

慢性肾衰
- 肾排磷↓,血磷↑,因 Ca^{2+}×P 的乘积是一常数,故使血 Ca^{2+} ↓
- 肾实质破坏,1,25-$(OH)_2D_3$ 生成不足,肠吸收钙减少,血磷↑,肠道分泌磷酸根↑,与食物中钙结合,形成难溶的磷酸钙随粪便排出
- 肾衰时,骨骼对 PTH 敏感性↓,骨动员↓

低 Mg^{2+} 血症:PTH 分泌↓,骨盐 Mg^{2+}-Ca^{2+} 交换障碍

急性胰腺炎:①机体对 PTH 的反应性↓,胰高血糖素和降钙素(CT)分泌亢进;②胰腺炎和胰腺坏死释放出脂肪酸,与钙结合或钙皂而影响肠道吸收 Ca^{2+}

其他
- 低蛋白血症(钙主要与白蛋白结合,白蛋白↓,结合 Ca^{2+} ↓)
- 妊娠——需要量增加
- 大量输血——血液保存液中的枸橼酸钠与钙结合而使血 Ca^{2+} ↓
- 碱中毒——结合钙↑,离子 Ca^{2+} ↓

对机体的影响
- 对神经肌肉：神经肌肉兴奋性与 Ca^{2+} 浓度呈负相关，故 $Ca^{2+}\downarrow$，兴奋性↑，出现肌肉痉挛、手足抽搐、喉鸣与惊厥
- 对骨骼：
  - 儿童出现 Vit D 缺乏引起佝偻病，表现囟门闭合晚、方头、鸡胸、串珠胸、手镯腕、O 形或 X 形腿等
  - 成人可表现为骨质软化、骨质疏松和纤维性骨盐
- 对心肌：
  - 心肌兴奋性与血 Ca^{2+} 浓度呈正相关，低 Ca^{2+} 心肌收缩力减弱
  - ECG 表现 QT 间期及 ST 段延长，T 波低平或倒置
  - 窦性心动过速，心律不齐
  - 低 Ca^{2+} 可使迷走神经兴奋性↑，易诱发心搏骤停
- 其他：
  - 慢性缺钙，血管痉挛——组织供血不足，可致皮肤干燥、脱屑、指甲易脆和毛发稀疏等
  - 婴幼儿缺 Ca^{2+}，免疫力低下，易发生感染
- 低血钙危象：严重低血钙可出现严重的精神异常、严重的骨骼和平滑肌痉挛，从而发生惊厥、癫痫样发作、严重喘息，甚至呼吸、心跳骤停而致死

治疗
- 病因治疗——如原发性甲状旁腺功能减退，需终生给予 Vit D 治疗
- 急性低血 Ca^{2+}——10% 葡萄糖酸钙 10 mL（1 g）含钙 94.7 mg 或 10% $CaCl_2$ 10 mL（1 g）含钙 360.4 mg，用 25% GS 液稀释至 20～40 mL 缓慢静注
- 补充钙剂：口服乳酸钙、葡萄糖酸钙、碳酸钙等及 Vit D
- 注意合并低血镁，可给予硫酸镁治疗
- 纠正低蛋白血症
- 避免和纠正碱中毒，如在机械通气中或严重电解质紊乱的患者应注意纠正，防止低血 Ca^{2+} 的发生与加重
- 大量输血时注意补 Ca^{2+}

二、高钙血症

血清钙＞2.75 mmol/L（离子 Ca^{2+}＞1.25 mmol/L）为高钙血症。高钙血症往往由于骨吸收（溶解）和形成不平衡所致。

原因和发病机制

甲状旁腺功能亢进
- 原发性：甲状旁腺腺瘤（80％）、增生（15％）、腺癌（1％）为高血钙的主要原因
- 继发性：Vit D 缺乏，慢性肾衰致长期低钙血症刺激甲状旁腺代偿性增生
- PTH 过多：促进溶骨，肾重吸收钙和 Vit D 活化，引起高钙血症

恶性肿瘤
- 恶性肿瘤如白血病、多发性骨髓瘤和恶性肿瘤骨转移是引起血钙升高最常见的原因。65％的乳腺癌有骨转移，多发性骨髓瘤、淋巴肉瘤也多有骨转移。这些肿瘤细胞可分泌破骨细胞激活因子，激活破骨细胞，溶骨增加，使血钙↑
- 肾癌、胰腺癌、肺癌等即使未发生骨转移，亦可引起高钙血症，与前列腺素（PGE_2）↑导致溶骨作用有关

Vit D 中毒——摄入过多

甲状腺功能亢进
- 甲状腺素具有溶骨作用
- 中度甲亢病人约 20％伴高钙血症

其他
- 肾上腺功能不全（艾迪生病）
- Vit D 摄入过量
- 类肉瘤病
- 噻嗪类药——肾对钙重吸收↑

对机体的影响

对神经—肌肉的影响
- 神经—肌肉兴奋与 Ca^{2+} 浓度呈负相关，Ca^{2+} ↑，兴奋性↓，表现乏力、表情淡漠、腱反射↓、腹胀、便秘严重者可出现精神障碍、失眠或兴奋、嗜睡、谵妄、木僵，甚至昏迷

对心肌的影响
- 心肌的兴奋性与 Ca^{2+} 浓度呈正相关
- Ca^{2+} 内流加速，致动作电位平台期缩短，复极加速
- ECG 表现为 QT 间期缩短，心律不齐，房室传导阻滞

对肾脏
- 肾对高钙血症敏感，早期变化为肾的浓缩功能受损，主要损伤肾小管，使肾小管水肿、坏死，肾小管纤维化、肾钙化、肾结石
- 早期肾浓缩功能障碍，晚期可发展为肾衰、尿毒症

其他：多处异位钙化灶形成，如血管壁、关节、软骨、胰腺，引起相应组织器官功能障碍

高血钙危象：血清钙＞4.5 mmol/L。出现严重脱水、多尿、高热、心律失常、意识不清、循环衰竭、氮质血症，如不及时抢救患者易死于心脏骤停、坏死性胰腺炎和肾衰

治疗 {
　病因治疗

　支持疗法：加强尿钙排出和减少肾吸收。补液——等渗盐水扩容后才能用利尿剂增加 Na^+ 的排出,同时伴随 Ca^{2+} 的排出↑,肾衰时可用透析治疗

　降钙治疗：降钙素毒性低,且特异性抑制破骨细胞功能,5～10 U/kg加入 500 mL 生理盐水静滴,6 h 滴完。口服二磷酸盐如羟乙二磷酸 7.5 mg/(kg·d),VD

　对症治疗：纠正脱水、电解质紊乱,以及磷酸镁对抗 Ca^{2+} 对神经肌肉和心脏的影响
}

第三节　围术期血 Ca^{2+} 紊乱病例

围术期低钙常见于大量输血患者或大出血补液后出现的稀释性低钙。

病例 1　男性,48 岁,63 kg,以消化道出血收入内科,在胃镜下止血后一天,消化道仍有出血转入外科,急诊申请剖腹探查术。术前诊断:上消化道出血。拟在全麻下行剖腹探查术。

患者入室,面色苍白,BP 130/86 mmHg,HR 130 bpm。开放中心静脉,桡动脉穿刺置管,气管内插管平稳顺利。查血气:pH 7.326,PaO_2 402 mmHg,$PaCO_2$ 46.4 mmHg,BE -2 mmol/L,HCO_3^- 24.2 mmol/L,Na^+ 144 mmol/L,K^+ 3.4 mmol/L,Ca^{2+} 1.0 mmol/L,Hct 10%,Hb 3.4 g/dL。复查血气:Hct<10%,Hb 未测出,Ca^{2+} 0.98 mmol/L,其他项目与第一份血气相似,立即输注浓缩红细胞 2 U,血气:pH 7.409,PaO_2 297 mmHg,$PaCO_2$ 39.2 mmHg,BE 0,HCO_3^- 24.9 mmol/L,Ca^{2+} 1.0 mmol/L,Hct 13%,Hb 3.4 g/dL,静脉缓慢推注 10% $CaCl_2$ 1 g。手术结束入 PACU 观察并输血,输红细胞 6U 后血气:pH 7.387,PaO_2 153 mmHg,FiO_2 30%,$PaCO_2$ 41.5 mmHg,BE 0,HCO_3^- 24.9 mmol/L,Na^+ 144 mmol/L,K^+ 4.2 mmol/L,Ca^{2+} 1.02 mmol/L,Hct 23%,Hb 7.8 g/dL,血压平稳,患者清醒,拔管送回病房。

分析:患者消化道出血,在内科止血未能成功,再次出血转外科急诊开腹处理。患者面色苍白,Hb 3.4 g/dL,Hct 10%,当时考虑检查是否有误,故复查一次,Hb、Hct 更低,不能测出。当时浓缩红细胞尚未取到,与输液维持血压血液进一步被稀释有关。估计患者入室前出血量在 3000 mL 以上,其中血钙 0.9～1.0 mmol/L,呈稀释性下降,后经输血,虽然 Hb、Hct 已上升,但血钙

上升较慢,至最后一份血气,血 Ca^{2+}(离子钙)0.92 mmol/L,这可能与输血过程中血液保护液中的枸橼酸钠与 Ca^{2+} 结合而使血 Ca^{2+} 下降有关,经补 10% $CaCl_2$ 后,Ca^{2+} 上升至正常范围。

病例 2 女,3.5 岁,14 kg,车祸致脑震、肋骨骨折、右腿严重挤压伤。急诊入手术室,入室患者休克,面色苍白,血压低,心率快,呈濒死状。立即进行抢救复苏,最后病情稳定,行大腿清创术,送入 ICU。

现从血气监测中分析血 Ca^{2+} 变化:入室第一份血气:pH 7.278,$PaCO_2$ 47.7 mmHg,PaO_2 339 mmHg,BE −5 mmol/L,HCO_3^- 22.2 mmol/L,Na^+ 142 mmol/L,K^+ 2.7 mmol/L,Ca^{2+} 1.20 mmol/L,Hct 12%,Hb 4.1 g/dL,抗休克、纠酸,输注浓缩红细胞液 4 U(600 mL)。血钙的变化:第二份 Ca^{2+} 1.12 mmol/L,第三份 Ca^{2+} 1.14 mmol/L,第四份 Ca^{2+} 1.15 mmol/L,第五份 Ca^{2+} 0.96 mmol/L,第六份 Ca^{2+} 1.01 mmol/L,最后一份 Ca^{2+} 1.00 mmol/L。可以看出输血后血 Ca^{2+} 逐渐下降的过程,故大量输血后应注意血 K^+、血 Ca^{2+} 的变化,若出现低血 Ca^{2+},应补 Ca^{2+}。围术期常用的钙剂有:①10% 葡萄糖酸钙 10 mL(1 g),含 Ca^{2+} 90 mg(2.25 mmol);②10% $CaCl_2$ 10 mL,含 Ca^{2+} 360 mg(9 mmol)。故急性低血钙最好补 10% $CaCl_2$,含 Ca^{2+} 多,作用优于前者。

目前床边的血气监测仪一次可测项目较多,而且对血钙的测定多为离子钙,其正常值为 1~1.25 mmol/L(可因不同型号而有所不同)。作者注意到大样本血气监测结果,一般病情下,血钙值均相当稳定,即便是大量输血的患者,其血钙的变化也不是每一例都降低,但总体而言,围术期出现低血钙除原发病外,一般与出血后输液的稀释或输血保养液与 Ca^{2+} 结合有关。

围术期出现的高钙血症除原发病外,最大可能是补钙过度,尤其在心肺复苏或输血过程中,不经检测,在无低钙血症时,盲目补钙易造成医源性高钙。

围术期因原发病手术治疗高钙血症者多基于肾衰,由于长期低钙刺激甲状旁腺致甲状旁腺增生,分泌过多的 PTH 引起高血钙。手术以切除甲状旁腺后再种植一个或两个旁腺于皮下来治疗高血钙。

病例 3 男,×××,55 岁,53 kg,慢性肾功能不全(CKD 5 期),每天尿 50 mL,反复水肿 9 年余,血液透析 8 年余。骨痛 5 天入院,2014.5.12 行甲状旁腺彩超,提示:甲状旁腺增大,诊断:(1)慢性肾功能不全尿毒症期;(2)肾性贫血;(3)肾性高血压;(4)继发性甲状旁腺功能亢进。心脏彩超示左心功能不全,EF 38%。全心增大,经血透准备、调整和改善心功,至 EF 56%,在全麻下行甲状旁腺切除术,治疗高钙血症(血清 Ca^{2+} 2.56 mmol/L)。

　　患者入手术室，常规监测 BP、HR、SpO_2、RR、ECG 等，建立 CVP 和 MAP，监测 CVP，$0\sim2$ cmH$_2$O，全麻采用小剂量慢诱导，气管插管顺利，全凭静脉麻醉维持。术中控制入量，失血量 30 mL，术中无尿，总入量 500 mL，手术 150 min，麻醉 185 min。术中血 Ca^{2+} 监测。

9:15 麻醉	血 Ca^{2+}（离子 Ca^{2+} 正常值 $1.15\sim1.29$ mmol/L，测定仪器的参考值）	血 K^+（mmol/L）
9:02	1.31	5.19
9:59	1.23	5.83
12:27	1.22	5.58
术后第一天	1.11	5.56

　　分析：①患者慢性肾衰、尿毒症（CKD 5 期），全靠血透维持生命，血透 8 年余，因肾衰晚期低 Ca^{2+} 血症、高磷血症，活性维生素 D 缺乏，长期刺激甲状旁腺，而诱发继发性甲状旁腺功能亢进，造成高 Ca^{2+} 血症。手术以切除甲状旁腺来治疗高 Ca^{2+} 血症。

　　②CKD 5 期患者多伴有心功不良，全心增大，术前 EF＜40％者，应采用血透调整出入量，维护心功，将 EF 提高≥45％时为较好的手术时机。本例经近 2 周的调整，使心脏 EF 从 38％上升至 56％，安全渡过手术关。

　　③术中维护心功，控制入量，术后尽快以血透来调整心功能，维持酸碱平衡及电解质平衡，其中要特别注意高血 K^+ 的处理。

　　④手术后血 Ca^{2+} 逐渐下降，提示手术效果良好，但同样的手术，效果也不尽相同。

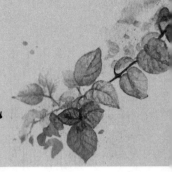

第九章

镁的代谢平衡与紊乱

镁（Mg^{2+}）是人体必需元素之一，是体内含量占第四位的阳离子，是细胞内液仅次于 K^+，位于第二位的阳离子。大多数 Mg^{2+} 在骨和细胞内，都不可交换，而在细胞外液中含量甚微，类似 K^+ 的分布。Mg^{2+} 广泛存在于体内各组织中，具有复杂的生理功能。

第一节　镁的正常分布

一、镁的含量与分布

含量与分布
- 体内镁总量约为 21～28 g 平均 25 g（1000 mmol/L）
  - 骨骼占 60％～65％
  - 骨骼肌占 20％～27％
  - 其他细胞占 6％～7％（以肝脏中最高）
  - 细胞外液＜1％
- 细胞内 Mg^{2+} 含量约为血浆的 2～3 倍
- 消化液含 Mg^{2+} 较丰富，如胃液、胆汁、胰液及肠液
- 脑组织含 Mg^{2+} 量较高，仅次于骨骼，肌肉组织的 Mg^{2+} 含量约占有核细胞组织含量的 80％，骨骼肌的镁浓度与心肌相似（11.5 mmol/kg）
- 血浆镁的三种形式
  - 离子型（Mg^{2+}）占 60％——镁的活性形式
  - 结合型——与阴离子结合的镁（枸橼酸、磷酸、碳酸等），占 15％
  - 蛋白结合型——与白蛋白结合为主，占 25％
  - 血清 Mg^{2+} 浓度 0.83～1.25 mmol/L（2～3 mg/dL）
- 细胞内镁约 90％是结合型（主要结合成核酸、ATP、负电荷的磷脂和蛋白质）

二、镁的吸收与排泄

镁的吸收 {
食物中广泛存在,以绿色蔬菜含量最多

每日、每公斤体重镁的需要量为 0.15～0.18 mmol/L(2～3 mg/dL)

正常人每日从饮食中摄入镁 250～350 mg

食物中镁主要与有机物结合,需经消化分离才能吸收,主要在空肠与
　　回肠吸收,是主动过程

消化道分泌到胃肠道的镁 15～30 mg

Ca^{2+} 与 Mg^{2+} 互相竞争:Ca^{2+} 吸收↑,Mg^{2+} 吸收↓

K^+ 与 Mg^{2+} 的吸收具有竞争性,肠道中 K^+ ↑,Mg^{2+} 吸收↓

植物酸、碳酸、脂肪、磷酸盐和碱性制剂均可与镁形成不易吸收的化
　　合物而影响镁的吸收

肠道中水吸收、Na^+ 浓度,以及乳糖可增加 Mg^{2+} 的吸收
}

镁的排泄 {
60%～70%镁从粪便排出

肾脏是排泄镁的重要器官,65%～70%非蛋白结合镁由肾小球滤出,
　　但肾小球对镁的重吸收能力很强,最后仅 2%～10%的镁由尿中
　　排出

显性汗液中含少量 Mg^{2+}
}

三、镁的生理作用

镁的生理作用 {

具有重要生物活性 {
维持酶活性,Mg^{2+} 是体内细胞代谢中酶的激活剂,主要是
　　水解酶类和转移磷酸根的酶类,尤其是 ATP 代谢酶

参与体内蛋白质、脂肪、糖以及核酸的代谢,以及氧化磷酸
　　化等重要代谢过程
}

维持可兴奋细胞的兴奋性 {
Mg^{2+} 对中枢神经系统、神经肌肉和心肌等均起抑制作用

神经肌肉的兴奋性:$\propto \dfrac{[Na^+][K^+][OH^-]}{[Ca^{2+}][Mg^{2+}][H^+]}$ ——兴奋因子 / ——抑制因子

心肌兴奋性:$\propto \dfrac{[Na^+][Ca^{2+}][OH^-]}{[K^+][Mg^{2+}][H^+]}$ ——兴奋因子 / ——抑制因子

兴奋性与分子上的"应激性离子"呈正比,与分母上的"瘫痪性
　　离子"呈反比
}
}

$$\text{镁的生理作用}\begin{cases}\text{维持细胞的遗传稳定性}\begin{cases}Mg^{2+}\text{是 DNA 相酶系中的主要辅助因子和决定细胞周期}\\\quad\text{与凋亡的细胞内调节者}\\Mg^{2+}\text{在细胞质中维持膜的完整性,增强对氧化应激的耐}\\\quad\text{受力,调节细胞增殖、分化和凋亡}\\\text{在细胞核维持 DNA 结构、DNA 复制的保真度,启动 DNA}\\\quad\text{的修复过程等}\end{cases}\\\text{对心肌的作用}\begin{cases}\text{维持心肌的正常代谢和结构,心肌收缩时需要 ATP 供}\\\quad\text{能,而}Mg^{2+}\text{是产生能量、利用能量过程中重要的辅}\\\quad\text{酶。}Mg^{2+}\text{缺乏心肌收缩力下降,严重缺乏时可至心}\\\quad\text{肌代谢障碍}\rightarrow\text{细胞坏死}\\\text{维持心肌细胞的正常生理,}Mg^{2+}\text{缺乏时,}Na^+\text{泵活性}\downarrow,\text{细}\\\quad\text{胞内}K^+\rightarrow\text{细胞外,细胞内缺}K^+,\text{细胞内外}K^+\text{浓度差}\\\quad\downarrow\rightarrow\text{静息电位}\downarrow;\text{细胞外}Na^+\rightarrow\text{细胞内,细胞内外}\\\quad Na^+\text{浓度差}\downarrow\rightarrow\text{除极化速度减慢。}Ca^{2+}\text{进入细胞内}\rightarrow\\\quad\text{影响细胞的复极过程。故}Mg^{2+}\text{对心电图和心律失常}\\\quad\text{的发生具有重要影响}\end{cases}\end{cases}$$

有研究指出,缺 Mg^{2+} 的地区,冠心病发病率及心脏病猝死率较高,缺 Mg^{2+} 是严重冠心病的常见因素。

四、镁的药理作用

药理剂量的 Mg^{2+} 对神经肌肉接点有箭毒样作用,有松弛肌肉、解除痉挛的药效。可用于治疗惊厥、抽搐和镇静子宫,治疗高血压脑病惊厥,治疗妊娠高血压综合征惊厥,具有良好的抗惊厥、解痉疗效,沿用至今。

静脉注射硫酸镁有明显的降压作用,与速度和剂量有关,降压作用持续时间短,除治疗高血压脑病与子痫高血压外,还可用于麻醉期间的控制性低血压。

镁盐口服在肠内不易吸收,阻止肠内水分吸收,有导泻作用。

五、镁的平衡调节

主要由消化道吸收和肾排泄来完成。食物摄入量减少时,尿排泄镁↓;摄入量明显增多,则多余的镁从粪便排出,尿排泄也↑。

甲状腺素:促进肠道对镁的吸收,抑制肾小管重吸收 Mg^{2+},使尿镁排出↑。

甲状旁腺激素(PTH):增加肠道吸收,促进肾远曲小管对镁的重吸收。

　　胰岛素:具有促进镁进入细胞内的作用,可使血浆磷酸盐降低,从而减少骨骼对 Ca^{2+}、Mg^{2+} 的摄取,结果是血浆 Mg^{2+} ↑。

　　醛固酮:能减少肠道镁吸收及肾近曲小管和亨利氏袢对 Mg^{2+} 的重吸收,并与其保钠作用有关,减低血浆镁,减少镁贮池,起负镁平衡。

　　维生素 D:可增加肠道镁吸收,缺乏维生素 E 时血浆镁浓度可↓。

　　高蛋白饮食:有些氨基酸可增加不溶性镁盐的溶解度,从而增加肠道镁的吸收。Na^+、半乳糖及右旋果糖可促进肠道对 Mg^{2+} 的吸收。

　　食物中磷酸根、磷酸纤维素等能与 Mg^{2+} 结合形成不能吸收的复合物,可减少肠道镁的吸收。

第二节　镁的代谢紊乱

正常血清 Mg^{2+} 浓度 $0.83 \sim 1.25$ mmol/L。

一、低镁血症

血清 $Mg^{2+} < 0.75$ mmol/L。

原因和机制
- 镁摄入不足
  - 禁食、厌食,长期营养不良,长期补液不补镁,慢性呕吐等
  - 吸收不良:小肠切除,严重肠泻,脂肪痢,肠瘘等
- 肾排出过多
  - 肾脏疾病、重吸收机能减退
  - 大量使用利尿剂
  - 高 Ca^{2+} 血症
  - 醛固酮增多
  - 慢性酒精中毒,大量酒精可抑制肾小管对 Mg^{2+} 的重吸收
- 其他因素
  - 酒精性心肌病、慢性肺心病常伴有低 Mg^{2+}
  - 体外循环下手术,预充液未加 Mg^{2+},转流后常伴低 Mg^{2+},可能与稀释性或 Mg^{2+} 的重新分布有关
  - 甲亢和甲状旁腺机能亢进也常伴 Mg^{2+} 的负平衡

对机体的影响

神经肌肉兴奋性和心肌兴奋性均与 Mg^{2+} 呈负相关，即低 Mg^{2+} 时，其兴奋性↑，手足抽搐，反射亢进。心肌兴奋性↑、自律性↑→心律失常（以室性为主），严重者导致室颤，甚至猝死

ECG 改变：PR 及 QT 间期延长，QRS 波增宽，ST 段下移，T 波低平或倒置，偶尔出现 U 波

常伴有低 K^+、低 Ca^{2+}

治疗

原发病治疗

严重缺 Mg^{2+} 合并惊厥、意识障碍、心律失常的患者常需紧急处理 25% $MgSO_4$ 溶液 0.125～0.25 mmol/kg 静滴（1 g $MgSO_4$ 含 Mg^{2+} 4.065 mmol≈97.56 mg）。快速推注 $MgSO_4$ 可致低血压、呼吸肌麻痹，甚至心跳骤停，故应缓慢输注，最好泵注，并加强监测

轻、中度患者用冬氨酸钾镁溶液 50 mL 加入液体内静滴（冬氨酸钾镁液 10 mL 含 Mg^{2+} 33.7 mg，K^+ 103.3 mg）

纠正其他电解质紊乱，低 Mg^{2+} 易合并低 K^+、低 Ca^{2+}、低磷和碱中毒，应同时纠正

二、高镁血症

血清 Mg^{2+} >1.25 mmol/L。

原因和机制

镁摄入过多

服用含 Mg^{2+} 药物过多，如氧化镁、氢氧化镁，治疗子痫硫酸镁用量过大等

胃肠道重吸收过多——大剂量使用 Vit D，Vit D 可增加镁在肠道中的吸收

肾排出过少

急性、慢性肾炎少尿无尿，严重脱水伴少尿

肾上腺皮质功能减退、甲状腺功能减退，使醛固酮和甲状腺素对肾小管重吸收镁的作用减弱，尿镁排出↓

严重低钠血症——镁在近曲小管重吸收↑

分布异常

组织细胞大量破坏：镁移出细胞外增多，如挤压综合征、白血病化疗、大面积烧伤、严重创伤或手术、骨骼肌肉溶解等

细胞内外 Mg^{2+} 转移——见于酸中毒，细胞内 Mg^{2+}→细胞外

神经肌肉兴奋性↓致腱反射减退、弛缓性麻痹、肌无力，心肌兴奋性↓，传导性↓→窦性心动过缓，心律失常；血清 Mg^{2+} > $7.5\sim10$ mmol/L，可引起心脏停跳

外周血管扩张，血压下降

ECG 表现：PR 延长，QRS 增宽，QT 间期延长，因高 Mg^{2+} 常伴高 K^+，可出现高尖 T 波

直接抑制胃肠道平滑肌——腹胀、便秘、恶心、呕吐等

呼吸中枢兴奋性↓，呼吸肌麻痹→呼衰→呼吸停止

（对机体的影响）

原发病治疗

对症处理
- 以 Ca^{2+} 拮抗 Mg^{2+} 对心脏的毒性作用，10％葡萄糖酸钙 $10\sim20$ mL 或 10％ $CaCl_2$ 10 mL 缓慢静注
- 呼吸支持
- 抗心律失常
- 胆碱酯酶抑制剂：新斯的明减少乙酰胆碱的破坏从而减低 Mg^{2+} 对神经肌肉接头的兴奋性

降低血镁浓度
- 增加尿镁的排出：补液纠正脱水，在补充血容量的基础上利尿，增加尿镁排出
- 改善肾功能
- 肾功不良者用血透
- 严格停止含 Mg^{2+} 的药物、制剂的摄入

（治疗）

三、病例分析

病例 1　男，48 岁，70 kg，术前诊断：联合瓣膜病 15 年，主动脉瓣关闭不全合并二尖瓣狭窄。反流量为重度反流，反流分数（RF）0.65，反流量 6 L/min，心胸比 0.75。术前心功能不良，经近一个月的治疗，病情稳定，拟在全麻体外循环（CPB）下行双瓣置换术。麻醉与手术顺利，无血预充 CPB 转流 165 min，心脏停跳 82 min，开放后心脏复跳顺利，辅助循环 60 min。心脏复跳后即用多巴胺 $10\sim20$ $\mu g/(kg \cdot min)$ 维持，停机顺利，血气正常，Hb 9.8 g/dL，Hct 30％，尿 4000 mL，K^+ 3.5 mmol/L，其余正常。

手术历时 4 h 25 min，术中一般情况尚好，带气管导管回 ICU。入 ICU 后 1 h，出现心律不齐，频发室早，很快发展为室颤（VF），立即胸外除颤，第一次 300 J 成功，复律为窦性心律。维持不到 10 min 又出现 VF，第二次除颤 360 J 成功，复律为窦性心律，但不到 5 min 又转为 VF，立即再次除颤并给以 2％利

多卡因 10 mL。第三次除颤成功,但 10 min 不到又转为 VF,查血气发现血钾为 2.8 mmol/L,立即输注 10% KCl 1 g 经中心静脉 30 min 泵入。数次除颤,虽都成功,但仍不能维持,此时血 K^+ 为 3.5 mmol/L,立即意识到是否同时缺镁,给 25% $MgSO_4$ 4 mL(1 g)缓慢静脉推注,并再次补 KCl 1 g 后除颤成功,为窦性心律并维持。共除颤 10 次,静脉持续补钾 2 g,补镁 1 g,调整内环境平衡,心血管药物及呼吸机支持,病情逐渐稳定。一周后撤呼吸机,拔除导管,一个月后患者出院。

讨论:患者联合瓣膜病,主动脉瓣关闭不全合并二尖瓣狭窄,以主动脉关闭不全为重,术前心功能不良,经治疗 1 月才进行手术治疗。虽然手术、麻醉、CPB 均顺利,但术后发生 VF,为典型的内环境紊乱,低 K^+、低 Mg^{2+} 所致。分析原因:①患者病情重,心功能不良,长期使用强心利尿剂,使体内 K^+、Mg^{2+} 排出过多,虽术前检验、检查"正常",实际体内总钾量与总镁量已减少,储备不足。②体外循环为无血预充,转流 165 min,心脏复跳和停机顺利,但尿 4000 mL,最后一次电解质已提示血 K^+ 偏低(3.5 mmol/L),停机至术毕仅补钾 1 g。回病房 1 h 出现 VF,显然与术后排尿,血 K^+ 下降有关,在除颤中查血 K^+ 2.8 mmol/L 即已说明 VF 是由于低 K^+ 所致。③Mg^{2+} 随小便排出,但一般血气仪中未能监测到血 Mg^{2+} 的浓度,故患者已同时有低 Mg^{2+} 血症的存在,只是无监测证实。④患者反复除颤成功又不能维持正常窦性心律为低 Mg^{2+} 所致,

$$心肌兴奋性 \propto \frac{[Na^+][Ca^{2+}][OH^-]}{[K^+][Mg^{2+}][H^+]}$$

即与 K^+、Mg^{2+} 均呈负相关,患者低 K^+ 同时低 Mg^{2+},心肌兴奋性显著增高,故 VF 除颤后不能维持,经补 K^+ 同时补 Mg^{2+} 后除颤才得以成功,这是缺 K^+ 缺 Mg^{2+} 致 VF 的典型病例。故临床上遇到顽固性 VF,一定要考虑到是否有缺 Mg^{2+} 的因素同时存在。⑤所幸患者经 10 次除颤终于成功逐渐好转而出院,这与手术成功,消除了病因,患者年轻,心脏代偿能力尚好有关。

第十章
围术期血液酸碱平衡与紊乱

血液酸碱平衡紊乱是多种疾病常见的并发症,也是围术期维持内环境平衡的重要内容,是临床医学的基本内容和基础医学。酸碱紊乱不仅影响水、电解质的平衡,而且可影响麻醉的安全与质量及手术的预后,严重者影响脏器功能的恢复,甚至威胁患者生命,故围术期对酸碱平衡紊乱的诊断与治疗应采取积极的态度。

第一节　基本概念及酸碱物质的来源与调节

一、酸碱的基本概念

1. 酸碱度是液体的重要特性。

2. 在化学反应中,凡能释放出 H^+ 的化学物质称为酸(提供 H^+ 的物质为酸),如 HCl、H_2SO_4、H_2CO_3 等。

$$HCl \Longrightarrow H^+ + Cl^-$$

3. 凡能接受 H^+ 的化学物质称为碱(或提供 OH^- 的物质为碱),如 OH^-、NH_3、HCO_3^- 等。

$$H_2CO_3 \Longrightarrow H^+ + HCO_3^-$$

酸碱的关系:酸 $\Longrightarrow H^+$ + 碱,可以看出一个酸相应地有一个碱(共轭碱),称为酸碱组合,强酸的共轭碱为弱碱,反之弱酸的共轭碱为强碱。

4. 人体的组织细胞必须处于具有适宜酸碱度的体液中,才能进行正常的细胞代谢,保持内环境的稳态,即体液适宜酸碱度,是生命活动的基本条件之一。

5. 人体体液中[H^+]含量极微,$H^+ = 0.00000004$ mol/L $= 40$ nmol/L(毫微克分子/L)。

6. 酸碱度用 pH 表示,pH 是[H^+]的负对数:$pH = -\lg[H^+]$。

7. H^+ 与 pH 的关系：H^+ 反映实际酸碱变化，pH 反映相对的酸碱变化，两者非线性关系。

表 10-1 　pH 与 H^+ 的关系

pH	$[H^+]$/(nmol/L)	
6.8($\downarrow$0.6)	160(40×2×2)	
7.0	100	
7.1($\downarrow$0.3)	80(40×2)	酸
7.2	64	
7.3	50	
7.4	40	正常
7.5	32	
7.6	25	
7.7($\uparrow$0.3)	20(40÷2)	碱
7.8($\uparrow$0.4)	16	
8.0($\uparrow$0.6)	10(40÷2÷2)	

8. pH 与 $[HCO_3^-]$ 及 $[CO_2]$ 的关系

H-H 方程即三量相关方程说明 pH 与 $[HCO_3^-]$ 和 $[CO_2]$ 之间的关系，血中以 HCO_3^-/H_2CO_3 缓冲对为代表。

$$pH = pK + \lg \frac{[HCO_3^-]}{[H_2CO_3]}$$

因为 H_2CO_3 由 CO_2 溶解量而定，而 CO_2 的溶解量 $\approx$ 溶解度 $\times PCO_2$，

$$所以\ pH = pK + \lg \frac{[HCO_3^-]}{[H_2CO_3]} = 6.1 + \lg[24/0.03 \times 40]$$

常数(不变)

血中 HCO_3^- 平均含量(mmol/L)

血中 CO_2 分压(mmHg)

血中 CO_2 溶解度

$$pH = 6.1 + \lg[24/1.2]$$
$$= 6.1 + \lg[20/1] = 6.1 + 1.3$$
$$= 7.4$$

三量相关方程说明 pH 取决 $[HCO_3^-]/[H_2CO_3]$ 的比，只要 20/1 不变，则

pH 不变。三量中已知两个数值,第三个数值即可算出。

9. 人体 pH 的正常值与极限:细胞内 pH 6.9;血浆 pH 7.35～7.45,[H^+] 45～35 nmol/L。pH 6.8～7.8 是机体细胞维持生命活动的极限范围,从[H^+] 160～16 nmol/L 的酸碱度变化和表 10-1 可看出,酸较正常值降低 0.6 或碱较正常值升高 0.4,生命活动即可停止(见表 10-1),可见,人体耐受酸的能力强于耐受碱的能力。

二、体液中酸性和碱性物质的来源

(一)机体内主要酸性物质

有碳酸(H_2CO_3)、磷酸二氢钠(NaH_2PO_4)、磷酸二氢钾(KH_2PO_4)、蛋白质(H-Pro)、乳酸、硫酸、醋酸及与氢离子结合的血红蛋白(HHb)等。

挥发酸(H_2CO_3)也称呼吸酸

①糖、脂肪和蛋白质分解代谢后,氧化的最终产物是 CO_2 与 H_2O,CO_2 和 H_2O 进一步结合形成的碳酸($CO_2 + H_2O \rightarrow H_2CO_3$),是机体代谢中产生最多的酸性物质

②碳酸释放 H^+,可形成 CO_2,从肺排出,称为挥发酸

$$H_2CO_3 \rightleftharpoons H^+ + HCO_3^-$$

碳酸酐酶 CA(肾小管、红细胞内)

$$CO_2 + H_2O$$

经肺排出体外,占 81%

③组织细胞代谢产生的 CO_2 量,安静时 CO_2 300～400 L/d(13200～15000 mmol/d),是体内酸性物质的主要来源

④肺对 CO_2 的调节称为酸碱平衡的呼吸性调节

固定酸(非挥发酸)

①固定酸(代谢产生)：蛋白质分解代谢产生的硫酸、磷酸和尿酸(代谢产生),糖酵解生成的甘油酸、丙酮酸和乳酸,糖氧化生成的三羧酸
脂肪代谢产物的 β-羟丁酸和乙酰乙酸等

②摄入——酸性食物或服用酸性药物,如氯化铵、水杨酸等。固定酸的生成量与食物中蛋白质的摄入量成正比

③成人每日由固定酸释放出的 H^+ 可达 50～100 mmol(平均 60 mmol)

④固定酸不能变成气体,只能通过肾由尿排出

⑤固定酸通过肾进行调节,称为酸碱平衡的肾性调节

(二)机体内主要碱性物质

有碳酸氢钠($NaHCO_3$)、碳酸氢钾($KHCO_3$)、磷酸氢二钠(Na_2HPO_3)、磷酸氢二钾(K_2HPO_3)、蛋白质的钠盐($Na-Pro$)、蛋白质的钾盐($K-Pro$)及与钾结合的血红蛋白(KHb)等。

碱的来源 {
　来自食物——蔬菜、瓜果中所含的有机酸盐,如枸橼酸盐、苹果酸盐和草酸盐均可与 H^+ 起反应,转化为枸橼酸、苹果酸和草酸,Na^+ 或 K^+ 则可与 HCO_3^- 结合生成碳酸氢盐

　代谢产物——氨基酸脱氨基所产生的氨再经肝代谢生成尿素肾小管细胞通过泌氨以中和原尿中的 H^+
}

(三)酸碱物质与电解质的关系

由于酸碱物质都是电解质,需遵循电中性原理,即两个区域内的正负电荷数相等。

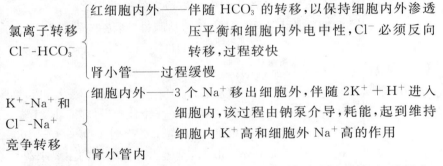

氯离子转移
$Cl^- - HCO_3^-$ {
　红细胞内外——伴随 HCO_3^- 的转移,以保持细胞内外渗透压平衡和细胞内外电中性,Cl^- 必须反向转移,过程较快

　肾小管——过程缓慢
}

$K^+ - Na^+$ 和
$Cl^- - Na^+$
竞争转移 {
　细胞内外——3 个 Na^+ 移出细胞外,伴随 $2K^+ + H^+$ 进入细胞内,该过程由钠泵介导,耗能,起到维持细胞内 K^+ 高和细胞外 Na^+ 高的作用

　肾小管内
}

上述两个反应涉及 Cl^-、HCO_3^-、K^+、Na^+ 和 H^+,不仅影响电解质平衡,也影响酸碱平衡。

三、酸碱平衡的调节

人体体液的酸碱度之所以能维持在(7.4 ± 0.05)即 $7.35 \sim 7.45$ 狭小的范围内,是由于体内具有精确和强大的对酸碱平衡的调节能力。

（一）人体的酸碱平衡主要由四个方面来调节和维持

酸碱平衡的调节

①体液缓冲系统——最敏感、最重要，反应最快

②肺调节——加速或减慢 CO_2 的排出，调节血中 CO_2 浓度（强大而快速，在 $10\sim30$ min 发挥作用）

③肾调节——排出固定酸和碱性物质，调节其在血中的含量（作用强大而缓慢）

④离子交换——在 $2\sim4$ h 后发挥作用

1. 体液的缓冲系统与缓冲作用

（1）缓冲作用：由于酸$\rightleftharpoons$$H^+$＋碱的平衡关系，在任何酸碱组合的平衡溶液中，加入强酸后，反应向左移动，加入的 H^+，部分要呈非离子化，溶液的 pH 变化较小，称为缓冲作用；具有缓冲作用的酸碱组合，称为缓冲系统。机体的缓冲系统分为三个缓冲池：血液缓冲池、细胞内缓冲池和脑脊液缓冲池。

（2）缓冲作用本质是化学反应，快但有限，如强酸或强碱进入血液，碳酸盐对进行缓冲。

$$HCl+NaHCO_3\longrightarrow NaCl+H_2CO_3\longrightarrow H_2O+CO_2$$
　　强酸　　盐　　　　新盐　弱酸　　　　　　　　└──→排出

$$NaOH+H_2CO_3\longrightarrow H_2O+NaHCO_3\longrightarrow Na^++HCO_3^-$$
　　强碱　　弱酸　　　水　　　新盐

（3）血液的缓冲系统：血液中缓冲系统有五对。

血液中的缓冲系统

①碳酸氢盐缓冲系统——$H_2CO_3/NaHCO_3$（最重要、最多，缓冲作用最大，占总量的 53%，缓冲所有的固定酸）

②血红蛋白系统——还原 Hb 酸/还原 Hb 根（Hb^-/HHb，占总量的 35%，缓冲挥发酸为主）

③氧合血红蛋白系统——氧合 Hb 酸（HbO_2^-）/氧合 Hb（$HHbO_2$），缓冲挥发酸为主

④磷酸盐系统——NaH_2PO_4/Na_2HPO_4

⑤血浆蛋白缓冲系统——蛋白酸/蛋白根

细胞内缓冲为主

（4）对 CO_2 的缓冲作用

① CO_2 从组织进入血液后的变化：包括在血浆中和红细胞内两个部位的变化。

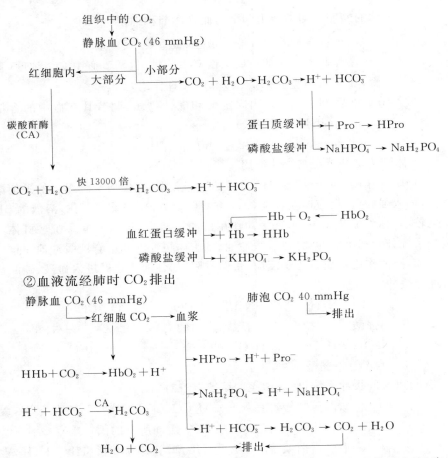

②血液流经肺时 CO_2 排出

从以上过程可以看出血液对 CO_2 的缓冲作用绝大部分最终由红细胞实现,细胞内缓冲是急性呼酸的主要缓冲因素。机体代谢产生的 CO_2 大约 90% 是直接或间接由 Hb 挟带或参与缓冲的。因此,贫血患者尤其严重贫血者不仅携 O_2 能力下降,导致组织供 O_2 障碍,而且可影响酸碱平衡,特别是对高碳酸血症患者,应重视 Hb 对 CO_2 的作用,即呼酸患者应注意纠正贫血。

(5)对固定酸的缓冲作用

（6）对固定碱的缓冲作用

$$\text{固定碱入血}（OH^-）\begin{cases}\text{血浆}——OH^-+H_2CO_3\longrightarrow HCO_3^-+H_2O\\[1mm]\text{红细胞}\begin{cases}OH^-+HHb\longrightarrow Hb^-+H_2O\\OH^-+HHbO_2\longrightarrow HbO_2^-+H_2O\\OH^-+H_2CO_3\longrightarrow HCO_3^-+H_2O\end{cases}\end{cases}$$

（7）脑脊液的缓冲作用

脑脊液内缺乏有效的缓冲物质，也缺乏细胞及适当的代谢活动，又存在血—脑屏障，H^+ 和 HCO_3^- 出入脑脊液的速度非常缓慢，原发性代谢因素的改变对脑脊液酸碱度影响慢而有限。

然而 CO_2 进出脑脊液非常迅速，原发性 CO_2 改变时，可导致脑脊液酸碱度的显著变化，并影响呼吸中枢，出现明显的神经—精神改变和呼吸变化。临床上要特别注意呼吸因素作为始发因素导致的酸碱紊乱对脑细胞的影响，比代谢因素的影响大，如机械呼吸时的急性呼酸或呼碱。

2. 肺在酸碱平衡中的调节作用

$$\text{肺的调节}\begin{cases}pH=\dfrac{[HCO_3^-]}{[PaCO_2]}\text{三量方程的分母 }PaCO_2\text{ 为呼吸分量，主要由肺脏调节}\\[2mm]\text{肺通过呼吸运动加速或减慢 }CO_2\text{ 的排出，调节血浆中挥发酸}（H_2CO_3）\text{即 }CO_2\text{ 的浓度，使血中 }HCO_3^-/H_2CO_3\text{ 的比值接近正常（20/1），以保持 pH 相对恒定}\\[2mm]\text{特点：调节作用发生快，数分钟内即可达高峰}\\[2mm]\text{呼吸运动}\begin{cases}\text{中枢调节}（80\%）\\\text{外周调节}（20\%）\end{cases}\end{cases}$$

中枢调节（80%）

延髓呼吸中枢——中枢化学感受器，对 $PaCO_2$ 变化非常敏感，$CO_2\uparrow\rightarrow$ 脑脊液 $\rightarrow H^+\uparrow$，$pH\downarrow\rightarrow$ 刺激感受器 $\rightarrow$ 兴奋呼吸中枢，通气量 $\uparrow$

肺泡通气量——$PaCO_2\uparrow 2$ mmHg 即可出现通气增加反应

$PaCO_2$ 由 $40\rightarrow60$ mmHg，通气量增加 10 倍

$PaCO_2$ 达 80 mmHg，呼吸抑制，CO_2 麻醉

脑脊液中 H^+ 是中枢化学感受器最有效的刺激物，CO_2 对中枢化学感受器的作用主要通过 H^+ 的变化实现

外周调节（20%）

主 A 体
颈 A 体 感受器——感受缺 O_2、pH 和 CO_2 的刺激 $\rightarrow$ 反应性地引起呼吸中枢兴奋 $\rightarrow$ 通气量 $\uparrow\rightarrow CO_2$ 排出 $\uparrow$

PaO_2——80 mmHg，通气开始 $\uparrow$；$\leqslant60$ mmHg，通气量 $\uparrow\uparrow$，PaO_2 过低对呼吸中枢起抑制效应

小结:血中 $PaCO_2\uparrow$、$pH\downarrow$ 或 $PaO_2\downarrow$→呼吸中枢兴奋,通气量$\uparrow$→CO_2排出$\uparrow$→血中 $H_2CO_3\downarrow$;反之 $PaCO_2\downarrow$,$pH\uparrow$ 或 $PaO_2\uparrow$→呼吸变浅变慢→CO_2排出$\downarrow$→血中 $H_2CO_3\uparrow$,最终肺调节三量方程中的分母即 H_2CO_3 的浓度。

3. 肾脏在酸碱平衡中的调节作用

$$pH=\frac{[HCO_3^-]}{[PaCO_2]}\ 三量方程的分子\ HCO_3^-\ 为代谢分量,主要由肾脏调节$$

肾的调节

肾脏主要调节固定酸,机体每日产生固定酸 H^+ 50～100 mmol,由肾排泄(远超过碱性物质的产生量)。肾的主要功能:排 H^+,泌 NH_3,回收 HCO_3^-,肾通过排酸的增、减或保碱作用来维持 HCO_3^- 的浓度,是肾脏调节 pH 的基本过程,以维持体液的 pH 相对恒定

特点:调节作用强大,慢而持久,数小时开始,3～5 天达高峰,对酸的调节能力大于对碱的调节能力

NaHCO₃重吸收

近曲小管——泌 H^+、保碱,肾小管滤出的 HCO_3^- 约90%在肾近曲小管被重吸收,血中 $HCO_3^- <22$ mmol/L,原尿中 HCO_3^- 全部重吸收

H^+(分泌)$+HCO_3^-$(滤出)→H_2CO_3→CO_2+H_2O

H^+(分泌)$+HCO_3^-+Na^+$→$NaHCO_3$→入血 排出

远曲小管

远曲小管是肾调节酸碱平衡的主要部位。是泌 H^+ 的部位。$NaHCO_3$ 在远曲小管中几乎全部被吸收

H^+-Na^+ 交换:$CO_2+H_2O\xrightarrow{CA}H_2CO_3$→$H^++HCO_3^-$

H^+ 分泌,伴随 Na^+ 的回收

$H^++NaHCO_3$→$Na^++H_2CO_3$→CO_2+H_2O

回收

$H^++Na_2HPO_4$→$Na^++NaH_2PO_4$——→尿排出

在肾小管上皮 $Na^++HCO_3^-$→$NaHCO_3$——→入血

K^+-Na^+ 交换:K^+ 在近曲小管全部被重吸收,在远曲小管 K^+ 是主动分泌的,排 K^+ 回收 Na^+

K^+-Na^+ 交换与 H^+-Na^+ 交换有竞争抑制作用

$H^+\uparrow$、$K^+\downarrow$→H^+-Na^+ 交换$\uparrow$→K^+-Na^+ 交换$\downarrow$

$K^+\uparrow$→K^+-Na^+ 交换$\uparrow$→H^+-Na^+ 交换$\downarrow$

从尿中排出

分泌 NH_3:H^++NH_3→NH_4^+→NH_4^+-Na^+ 交换

$Na^++HCO_3^-$→$NaHCO_3$→入血

小结：肾通过 H^+-Na^+ 交换和 K^+-Na^+ 交换不断排 H^+，并将 $NaHCO_3$ 重吸收入血；通过泌 NH_3 和磷酸盐酸化生成新的 $NaHCO_3$ 补充机体消耗。即排 H^+ 保 Na^+、排 NH_4^+ 保 Na^+ 的方式，实质是重吸收 $NaHCO_3$，是肾脏保持体内酸碱平衡的有效措施。当 HCO_3^- 含量过多时，减少 $NaHCO_3$ 的生成和重吸收；当血浆 pH↓、K^+↓、Cl^-↓、有效循环量↓，醛固酮↑、CA 活性↑等，肾小管泌 H^+ 和重吸收 HCO_3^-↑，以调节和维持 pH 的恒定。

上述缓冲系统的缓冲作用以及肺、肾脏器功能的调节作用共同维持体液的酸碱平衡，在 pH 的调节中通过代偿和"校正"作用加以实现。

（1）代偿作用——为生理性反应，以原发分量的改变为动力。

$$①pH = \frac{[HCO_3^-]}{\alpha \cdot [PaCO_2]} = \frac{24}{1.2} = \frac{20}{1} \quad \begin{array}{l}（代谢分量，肾）\\（呼吸分量，肺）\end{array}$$

①由以上三量方程中得知，只要 $[HCO_3^-]$ 与 $[PaCO_2]$ 的比例维持在 20：1，pH 就可以维持在正常范围。

②代偿作用指 $[HCO_3^-]/[PaCO_2]$ 中一个分量发生改变时（即原发分量），由另一个继发改变来补偿，即分子、分母互相弥补（肾代偿肺或肺代偿肾）。

③代偿的目的是维持 20：1 的比值不变，即保持 pH 恒定。

④代偿是机体的正常生理反应，肺通过降低或升高 CO_2 来实现，肾通过排出 H^+ 回收 HCO_3^- 来实现。

⑤特点：肺代偿作用快，在代谢分量改变后 10～30 min 即可实现。肾代偿慢，起始时间 2～4 h，5～7 天达最大代偿。

⑥代偿命名 $\left\{\begin{array}{l}未代偿——急性期、脏器来不及代偿，pH 值改变\\部分代偿——开始起代偿作用，但未达到最大代偿\\最大代偿——已达到最大代偿程度\end{array}\right.$

⑦代偿的有限性：代偿极限

Ⅰ.肾代偿肺的极限（呼吸性酸中毒的肾代偿肺）

当 $PaCO_2$ 超过≥60 mmHg，肾代偿肺 HCO_3^- 也相应增加，但以 HCO_3^- 40 mmol/L 或 BE ＋15 mmol/L 为极限，如 $PaCO_2$ 再升高，pH 就要随 $PaCO_2$ 升高而降低，超过极限或达不到预计水平都说明同时存在"代谢"问题。

Ⅱ.肺代偿肾的极限（代谢性酸中毒的肺代偿肾）

如 HCO_3^- 原发减少，BE↓：－5、－10、－15、－20 mmol/L，则 $PaCO_2$ 代偿性降低，$PaCO_2$ 对应为 35、30、25、20 mmHg，$PaCO_2$ 15～20 mmHg 为肺代偿极限。

（2）"校正"作用

校正是指$[HCO_3^-]/[PaCO_2]$中的一个分量改变由其相应的器官来进行调节,即肺、肾各尽其责,而不是相互补偿。

以上作用的实现要脏器(肺与肾)功能正常,才能发挥调节作用而完成。

4. 离子交换对酸碱平衡的影响(细胞的缓冲作用主要通过离子交换来进行)

细胞外H^+升高,过多的H^+进入细胞内,而细胞内的K^+被交换移至细胞外,故酸中毒时血$K^+\uparrow$,反之碱中毒时血$K^+\downarrow$。

K^+-Na^+交换与H^+-Na^+交换主要调节K^+的排泄,原尿中K^+在近曲小管已被完全重吸收,而在远曲小管,K^+由主动分泌产生,K^+-Na^+交换即排K^+保Na^+;H^+-Na^+交换也在远曲小管,与K^+-Na^+交换具有竞争性。$H^+\uparrow$时,H^+-Na^+交换$\uparrow$,K^+-Na^+交换$\downarrow\rightarrow K^+\uparrow$,这是酸中毒伴高$K^+$,碱中毒伴低$K^+$的原因之一。

表 10-2　酸碱失衡时的离子交换

细胞外液	细胞内	肾	尿	血
酸血症 (酸中毒)　$H^+\uparrow \xrightarrow{H^++2Na^+} H^+$ $K^+\uparrow \xleftarrow{3K^+} K^+$		H^+-Na^+交换$\uparrow$ K^+-Na^+交换$\downarrow$ 排H^+保K^+	酸性尿 $K^+\downarrow$	$K^+\uparrow$ 高钾
碱血症 (碱中毒)　$H^+\downarrow \xrightarrow{3H^+} H^+$ $K^+\downarrow \longrightarrow K^+\uparrow$ 　　　K^+ 　　　$\nearrow 2Na^+$ 　Na^+		H^+-Na^+交换$\downarrow$ K^+-Na^+交换$\uparrow$ 排$K^+\uparrow$排$H^+\downarrow$	碱性尿	$K^+\downarrow$ 低钾
高血K^+　$K^+\uparrow \rightarrow K^+\uparrow$ $H^+\uparrow \longleftarrow H^+$、$Na^+$		K^+-Na^+交换$\uparrow$ H^+-Na^+交换$\downarrow$	$H^+\downarrow$ 碱性尿	$H^+\uparrow$ 代酸
低血K^+　$K^+\downarrow \xleftarrow{3K^+} K^+$ 　　　　$H^+\nearrow$ 　$Na^+\swarrow 2Na^+$		H^+-Na^+交换$\uparrow$ K^+-Na^+交换$\downarrow$	酸性尿	$H^+\downarrow$ 代碱
低血Cl^-　$Cl^-\downarrow$ $HCO_3^-\uparrow$移出$HCO_3^-\downarrow$ (碱中毒)　(酸中毒)		HCO_3^-回收$\downarrow$ $NaCl$重吸收$\uparrow$	碱性尿	$HCO_3^-\uparrow$ 代碱
高血Cl^-　$Cl^-\uparrow$ $HCO_3^-\downarrow$移入$HCO_3^-\uparrow$ (酸中毒)　(碱中毒)		泌$HCO_3^-\uparrow$ 排出$HCO_3^-\uparrow$	酸性尿	$HCO_3^-\downarrow$ 代酸

5. 肝脏对酸碱平衡的调节

肝内氨基脱羧时产生大量的 HCO_3^-，HCO_3^- 在尿素合成中被消耗，合成 1 mol 的尿素要消耗 2 mol 的 HCO_3^-，即通过尿素的合成清除 HCO_3^-，调节酸碱平衡。肝与酸碱内稳定密切相关，代酸时尿素合成减少，代碱时尿素合成增多。

6. 骨对酸碱平衡的调节

全身的 CO_2 总量为 60 mol，其中 5/6 在骨，骨的缓冲作用十分重要。骨中 CO_2 包括 CO_3^{2-}（占 60%）和 HCO_3^-（占 40%），代酸时骨中总 CO_2 下降与细胞外液 HCO_3^- 下降成正比，呼酸时骨中 HCO_3^- 随 $PCO_2 \uparrow$ 而上升。另外，除 CO_2 外，H^+ 与 Na^+、K^+、Ca^{2+} 的交换也很重要。代酸时，H^+ 移入骨内，骨中的 Na^+、K^+ 下降。成骨细胞还调控 H^+-Na^+ 交换，也调控 Cl^--HCO_3^- 交换，Cl^--HCO_3^- 交换受细胞内 Ca^{2+} 与 cAMP 的影响。

总之，维持机体酸碱平衡、血液 pH 值的动态平衡，虽然涉及多个机制，但主要依赖于血液缓冲系统与肺、肾的相互作用。血液的缓冲调节，尤其是碳酸氢盐缓冲系统（HCO_3^-/H_2CO_3）与血红蛋白缓冲系统（Hb^-/HHb，HbO_2^-/$HHbO_2$）是第一道防线，在内环境平衡出现紊乱时避免体内酸碱度过大波动。同时，肺通过呼吸调节血液 CO_2 分压来稳定血中碳酸（H_2CO_3）含量，肾通过排出过多的酸或碱来调节血浆内碳酸氢盐（HCO_3^-）的含量，使正常人的血液 pH 值维持在 7.35～7.45 狭窄的范围内。

第二节　酸碱平衡紊乱

尽管机体对酸碱负荷有很大的缓冲能力和有效的调节机制，但多种因素仍可以引起酸碱负荷过度或调节机制障碍而破坏了体液酸碱度的稳定性。这种稳定性被破坏，称为酸碱平衡紊乱（酸碱失衡）。

一、酸碱平衡紊乱的分类

血液 pH 取决于 HCO_3^-/H_2CO_3 浓度之比：

$$pH = \frac{[HCO_3^-]}{[H_2CO_3]} = \frac{[HCO_3^-](代谢分量)}{[PaCO_2](呼吸分量)}$$

若 CO_2 以 mmol/L 计算，$pH = \dfrac{24}{1.2} = \dfrac{20}{1}$；

若 CO_2 以 mmHg 计算，$pH = \dfrac{24}{40} = 0.6$。

1. 根据 pH，若 pH＜7.35 或＜0.6，为酸血症；若 pH＞7.45 或＞0.6，为碱血症。

2. HCO_3^- 浓度主要受代谢因素的影响，其浓度原发性增高或下降引起的酸碱紊乱，称为代谢性酸中毒或代谢性碱中毒。

3. H_2CO_3（即 $PaCO_2$）含量主要受呼吸因素的影响，其浓度原发性增高或降低引起的酸碱平衡紊乱，称为呼吸性酸中毒或呼吸性碱中毒。

4. 如果两种或两种以上的酸碱平衡紊乱同时存在，称为混合型（复合型）或/和三重性酸碱平衡紊乱。

酸碱平衡紊乱的分类归纳如下：

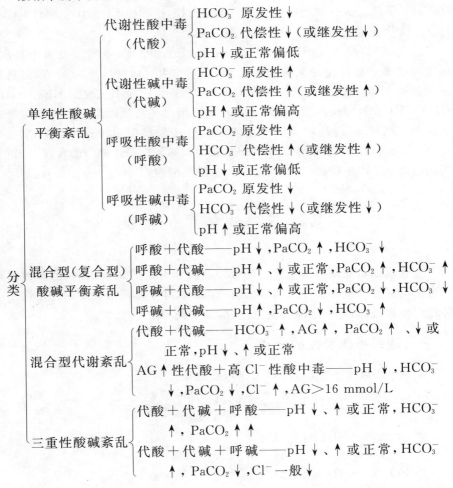

二、关于酸碱平衡紊乱的命名

临床上对酸碱平衡紊乱的诊断在命名上目前仍有些混乱。由于机体对酸碱平衡具有缓冲和调节作用,当疾病的原发过程开始变化时,机体即开始通过缓冲、代谢、校正等方法加以调节,使$[HCO_3^-]/[PaCO_2]$的比例尽可能维持于20/1或0.6的水平,以保持pH不变或变化较小。如原发性$HCO_3^- \downarrow$,呼吸加快使$PaCO_2$代偿性或继发性降低,以维持pH不变或略低,应命名为"单纯性代酸"。$PaCO_2 \downarrow$为代偿性生理反应,不是疾病,故不应命名为"代酸合并呼碱"或"代酸伴代偿性呼碱"等,以防混淆。若呼吸分量已超过代偿范围,存在呼吸因素的疾病,则为混合型酸碱平衡紊乱,此时,可以诊断为"代酸+呼酸或呼碱"。这里强调的是在"代偿范围内"的生理反应不应加以命名。

三、常用酸碱平衡指标及其意义

(一)pH 与 H⁺

pH 与 H^+

1. pH 为溶液酸碱度的一种表示指标

2. $[H^+]$是血液中的活性氢离子浓度,反映人体体液的酸碱度,但由于血液中$[H^+]$极微,仅40 nmol/L(毫微克分子/L),故用pH来表示,pH 是血液内$[H^+]$浓度的负对数,即 $pH = -lg[H^+]$,pH=7.4 时,$[H^+]=0.4\times10^{-7}$ nmol/L

3. H-H 方程式(Henderson-Hassalbach)即"三量"相关方程

$$pH=pK_a+lg\frac{[HCO_3^-]}{\alpha \cdot [PaCO_2]}=6.1+lg\frac{24}{0.03\times40}=6.1+lg\frac{24}{1.2}=6.1+lg\frac{20}{1}=6.1+1.3=7.4$$

常数　CO_2 溶解系数　分压

可以看出,pH 是 $HCO_3^-/PaCO_2$ 两者平衡综合的结果,由肾脏调节的 HCO_3^- 与肺脏调节的 $PaCO_2$ 的平衡决定了 pH 值,只要 20/1 的比值不变,pH 则可保持不变。如:

$$\frac{[HCO_3^-]}{[PaCO_2]}=\frac{30}{1.5}仍为\frac{20}{1},此时 pH=7.4$$

4. 分式中的分母 $PaCO_2$ 为呼吸分量,主要反映机体呼吸状态,分子 HCO_3^- 为代谢分量,主要反映机体代谢状态。因此,pH 的变化受呼吸和代谢两个因素的影响

pH 与 H$^+$

5. 正常人动脉血 pH 7.35～7.45(7.40±0.05)，如果以 7.0 为中性，人体体液（血液）稍偏向碱性，静脉血 pH 比动脉血低 0.03。pH<7.35 为酸中毒，有酸血症；>7.45 为碱中毒，有碱血症；pH 6.8～7.8 为细胞能生成的范围，超出此范围，细胞发生不可逆改变。也就是说人能生存的 pH 值最大范围为 6.8～7.8

6. pH 正常有三种情况 { 酸碱平衡正常
酸碱失衡处于代偿过程
混合型酸碱失衡时，相互抵消的结果

（二）二氧化碳分压（PCO$_2$）

PCO$_2$

1. PCO$_2$ 是指血浆溶解的 CO_2 所产生的压力

2. PaCO$_2$ 是动脉中的 CO_2 分压，是机体 CO_2 生成与排出相互平衡的结果，反映与代谢程度有关的肺泡通气量

3. 正常 PaCO$_2$ 为 35～45(40±5)mmHg，是反映呼吸因素的主要指标。由于 CO_2 弥散力很强，动脉血中的 CO_2 与肺泡中的 CO_2 几乎完全平衡，即 PaCO$_2$＝P$_A$CO$_2$，均为 40 mmHg，因此 PaCO$_2$ 基本上反映了肺泡中的 CO_2 情况，即 PaCO$_2$ 是呼吸性酸碱平衡的主要指标

4. 100 mL 血浆中 CO_2 的溶解量＝51×40/760＝51×0.05＝2.6 mL(1.2 mmol/L)

                            CO_2 水中溶解系数　CO_2 分压　大气压

5. 通气不足时 PaCO$_2$↑，PaCO$_2$＞45 mmHg；通气过度时 PaCO$_2$↓，PaCO$_2$＜35 mmHg

6. 代谢因素可使 PaCO$_2$ 代偿性↑或↓

7. PvCO$_2$（静脉 CO_2 分压）为 46～50 mmHg

8. HCO$_3^-$ 是血浆中 CO_2 运输的主要形式，占 95%

9. CO_2 总量（TCO$_2$）：为存在于血浆中一切形式的 CO_2 的总量，正常值 23～31 mmol/L，平均 27 mmol/L

(三)[HCO_3^-]、标准碳酸氢盐(SB)、实际碳酸氢盐(AB)

SB 与 AB

1. [HCO_3^-]是指血浆中碳酸氢盐的浓度

2. SB 指在标准条件下（37 ℃，SaO_2 100%，$PaCO_2$ 40 mmHg）平衡后，所测得的 HCO_3^- 含量，正常值为 22～27（平均值 24）mmol/L，SB 不受 PCO_2 和 SaO_2 的影响，反映 HCO_3^- 的储备量，是判断代谢性酸碱平衡改变的可靠指标

3. 代谢性酸中毒时 SB↓，代谢性碱中毒时 SB↑

4. 在呼吸性酸碱中毒时，肾代偿肺，SB 可继发↑或↓

5. 实际碳酸氢盐（AB）是指在隔绝空气的条件下，在实际 $PaCO_2$、体温和 SaO_2 条件下，所测得的 HCO_3^- 浓度，受机体呼吸和代谢两方面的影响

6. 正常人 AB=SB，当存在呼吸性酸碱失衡时，两者才不一致

7. AB 与 SB 均↓，表明有代酸（AB↓＝SB↓）；AB 与 SB 均上升，表明有代碱（AB↑＝SB↑）

8. 若 SB 正常，而 AB＞SB，提示 CO_2↑，呼酸

9. AB＜SB，提示 CO_2 排出过多，呼碱；AB↓、SB↓而 AB↓＜SB↓，代酸或呼碱或同存；AB↑、SB↑而 AB↑＞SB↑，代碱或呼酸或同存

(四)缓冲碱(BB)

BB

1. BB 指血液中一切具有缓冲作用的负离子碱的总和，是反映代谢因素的指标

2. 包括血浆和红细胞中的 HCO_3^-、Hb^-、HbO_2^-、Pr^- 和 HPO_4^- 五对缓冲系统

3. 正常值 45～52 mmol/L，平均 48 mmol/L（标准条件下测定）

4. 代酸时 BB↓，代碱时 BB↑

(五)碱剩余(BE)或碱缺乏(BD)

BE 或 BD
1. BE 是在标准条件下,将血浆的 pH 滴定至 7.4 时所需要的酸或碱的量(mmol/L)
2. 凡 pH＞7.4,需加酸滴定至 7.4,说明体内碱过多,碱超(BE);凡 pH＜7.4,需加碱滴定至 7.4,说明体内酸过多,碱缺(BD)
3. 为临床使用方便,均以"BE"表示,碱超用正值(＋BE),碱缺用负值(－BE)
4. BE 不受呼吸因素的影响,是反映代谢因素的重要指标,正常值:BE ±3 mmol/L,或以 AB－24、BB－48 算出
5. BE 负值可认为酸中毒的近似值:轻度酸中毒,BE －3～－5 mmol/L;中度酸中毒,BE －6～－14 mmol/L;重度酸中毒,BE －15 mmol/L 以上

(六)阴离子间隙(AG)

AG
1. 阴离子间隙(AG)是指血浆中未测定的阴离子(UA)与未测定的阳离子(UC)之间的差值,即 $AG=UA-UC$
2. Na^+ 占血浆阳离子总量的 90%,称为可测定的阳离子,未测定的阳离包括 K^+、Ca^{2+}、Mg^{2+} 等
3. HCO_3^- 和 Cl^- 占血浆阴离子总量的 85%,称为可测定的阴离子,未测定的阴离子包括 Pr^-、HPO_4^{2-}、SO_4^{2-} 和有机酸阴离子
4. 正常机体血浆中的阳离子与阴离子总量相等,均为 151 mmol/L,以维持电中性
5. 临床测定一般仅测定阳离子中的 Na^+、K^+,阴离子中的 Cl^- 和 HCO_3^-,由于阴、阳离子总量相等,故 AG 可从测得的阴、阳离子差计算出来
6. AG 是一个计算值,$AG = (Na^+ + K^+) - (HCO_3^- + Cl^-)$,或 $= Na^+ - (HCO_3^- + Cl^-) = 12 \pm 4(8\sim16)$
7. AG 可用来判断代酸的原因和程度,AG＞16 mmol/L 作为判断是否有 AG 增高型代酸的界限。常见于有机酸增多的代酸,如乳酸↑
8. AG↓在诊断酸碱失衡方面意义不大,AG＜8 mmol/L 提示可能为低蛋白血症所致

四、酸碱平衡紊乱的判断

酸碱失衡的判断方法很多,快速、正确判断十分重要,可以分以下五个步骤:

(一)根据 pH 值的变化分析有无酸、碱中毒或酸、碱血症

1. pH<7.35 为酸血症,>7.45 为碱血症。

2. pH↓,酸中毒。HCO_3^- 原发性↓/$PaCO_2$ 继发性↓ 或 $PaCO_2$ 原发性↑/HCO_3^- 继发性↑。

3. pH↑,碱中毒。HCO_3^- 原发性↑/$PaCO_2$ 继发性↑,或 $PaCO_2$ 原发性↓/HCO_3^- 继发性↓。

pH 改变是呼吸分量与代谢分量综合的结果,pH↓ 或↑是酸中毒或碱中毒的过程,如果酸中毒在代偿范围内,pH 正常,不一定有酸血症。

(二)分析 HCO_3^- (或 BE)与 $PaCO_2$ 变量的关系

1. 单纯性酸碱失衡,两者关系原发与代偿呈同向变化

如 $\dfrac{HCO_3^-\ 原发↑}{PaCO_2\ 继发↑}$,如 $\dfrac{HCO_3^-\ 28}{PaCO_2\ 53}$,单纯性代碱;

再如 $\dfrac{HCO_3^-\ 继发↓}{PaCO_2\ 原发↓}$,如 $\dfrac{HCO_3^-\ 20}{PaCO_2\ 25}$,单纯性呼碱。

2. 两者呈反向变化多为混合型

如 $\dfrac{HCO_3^-\ ↑}{PaCO_2\ ↓}$,如 $\dfrac{HCO_3^-\ 30}{PaCO_2\ 30}$,代碱合并呼碱;

再如 $\dfrac{HCO_3^-\ ↓}{PaCO_2\ ↑}$,如 $\dfrac{HCO_3^-\ 18}{PaCO_2\ 50}$,代酸合并呼酸。

(三)分析 pH 倾向性与 HCO_3^- 或 BE、$PaCO_2$ 的关系及代偿限度

pH 变化与哪一个分量的变化倾向一致,这个分量为原发性,则另一个分量多为代偿,并在代偿限度范围内,则为单纯酸碱失衡。

如:pH 7.3,HCO_3^- 25 mmol/L,BE +5 mmol/L,$PaCO_2$ 55 mmHg。

分析:pH↓ 与 $PaCO_2$↑ 倾向性一致,$PaCO_2$↑ 为原发性↑,HCO_3^-↑、BE↑ 为继发性↑,并在代偿范围内。

诊断:单纯性呼吸性酸中毒、酸血症。

又如:pH 7.5,HCO_3^- 39 mmol/L,BE +15 mmol/L,$PaCO_2$ 65 mmHg。

分析:pH↑ 与 HCO_3^-↑ 倾向性一致,HCO_3^-(BE)为原发性↑,$PaCO_2$↑有代偿因素,但 $PaCO_2$ 超过 60 mmHg 的代偿限度,故还存在呼吸因素。

诊断:代碱+呼酸(混合型酸碱失衡)。

(四)结合电解质、血气并计算阴离子间隙(AG)

1. 比较 AG 与 HCO_3^- 的关系

$AG = Na^+ - (Cl^- + HCO_3^-)$,若 AG>16 mmol/L 则有代酸;

$AG \uparrow$、$HCO_3^- \downarrow$,AG 增高型代酸;

AG 正常的代酸多为高 Cl^- 性酸中毒。

2. 比较 Cl^- 与 HCO_3^- 浓度的关系

Cl^- 与 HCO_3^- 呈负相关,$Cl^- \uparrow$,$HCO_3^- \downarrow$,为高 Cl^- 性酸中毒;反之,$Cl^- \downarrow$ 为低 Cl^- 性碱中毒。

3. 比较 K^+ 与 pH 的关系

pH $\uparrow$、$K^+ \downarrow$,碱中毒合并低血钾;pH $\downarrow$、$K^+ \uparrow$,酸中毒合并高血钾。

pH 每 $\uparrow$ 0.1,血 $K^+ \downarrow$ 0.6 mmol/L;反之 pH 每 $\downarrow$ 0.1,血 $K^+ \uparrow$ 0.6 mmol/L。

(五)分析代偿限度

1. 急性呼酸:$PaCO_2 \uparrow$(肾代偿肺)

$PaCO_2$ 每升高 10 mmHg,HCO_3^- 代偿性(继发性)升高 1 mmol/L,但 HCO_3^- 不会超过 32 mmol/L,若 HCO_3^->32 mmol/L,则合并代碱。

2. 慢性呼酸:$PaCO_2 \uparrow$(肾代偿肺时间较长)

$PaCO_2$ 每升高 10 mmHg,HCO_3^- 代偿性增高 3~4 mmol/L,但 HCO_3^- 不会超过 45 mmol/L,若 HCO_3^->45 mmol/L,则有代碱;但 HCO_3^- 也不会低于 26 mmol/L,否则合并代酸。

3. 急性呼碱:$PaCO_2 \downarrow$(肾代偿肺)

$PaCO_2$ 每降低 10 mmHg,HCO_3^- 代偿性下降 2 mmol/L。

4. 慢性呼碱

$PaCO_2$ 每降低 10 mmHg,HCO_3^- 代偿性下降 5 mmol/L。但 HCO_3^- 不会<17 mmol/L,若 HCO_3^-<17 mmol/L,则有代酸。

5. 代谢性酸中毒 $HCO_3^- \downarrow$(肺代偿肾)

HCO_3^- 每减少 1 mmol/L,$PaCO_2$ 代偿性降低,其预测值可用公式计算:$PaCO_2$ 下降预计值=$(1.5 \times HCO_3^- + 8) \pm 2$,或=$[40 - (24 - HCO_3^-) \times 1.2] \pm 2$。若 $PaCO_2$ 高于此值,则合并呼酸。$PaCO_2$ 10~15 mmHg 为代偿的极限。

6. 代谢性碱中毒 $HCO_3^- \uparrow$(肺代偿肾)

HCO_3^- 每增加 1 mmol/L，$PaCO_2$ 代偿性增加 2～9 mmHg，但 $PaCO_2$ 不会超过 55 mmol/L，若 $PaCO_2 > 60$ mmHg，则合并呼酸。

7. 重症病人 pH"正常"，往往提示混合型或三重性酸碱平衡紊乱。

表 10-3　酸碱失衡代偿值预计公式

酸碱紊乱类型		代偿值预计公式	代偿时间
代酸（肺代偿肾）		$PaCO_2 \downarrow = [40-(24-HCO_3^-) \times 1.2] \pm 2$ 或 $PaCO_2 \downarrow = (1.5 \times HCO_3^- + 8) \pm 2$	12～24 h
代碱（肺代偿肾）		$PaCO_2 \uparrow = [40+(HCO_3 - 24) \times 0.9] \pm 5$ HCO_3^- 每 $\uparrow 1$ mmol，CO_2 代偿性 $\uparrow 2～9$ mmHg 或 $HCO_3^- \uparrow = [24+(PaCO_2 - 40) \times 0.07] \pm 1.5 PaCO_2$	12～24 h
呼酸 （肾代偿肺）	急性	$\uparrow 10$ mmHg，$HCO_3^- \uparrow 1$ mmol/L，但 HCO_3^- 不会超过 32	几分钟
	慢性	$HCO_3^- = [24+(PaCO_2 - 40) \times 0.4] \pm 3$，但 HCO_3^- 不会超过 45 mmol/L，也不会 <26 mmol/L	3～5 天
呼碱 （肾代偿肺）	急性	$HCO_3^- \downarrow = [24-(40-PaCO_2) \times 0.2] \pm 2.5$ 或 $PaCO_2$ 每 $\downarrow 10$ mmHg，HCO_3^- 代偿性 $\downarrow 2$ mmol/L	几分钟
	慢性	$HCO_3^- \downarrow = [24-(40-PaCO_2) \times 0.5] \pm 2.5$	2～3 天

注意：

1. 判断酸碱失衡离不开病因，应紧密结合病史来综合判断。

2. 对于混合型或三重性酸碱失衡的诊断，应先写先出现的失衡，再写合并后出现的一种或两种失衡。如肺部手术出现的呼衰，先出现 $PaCO_2$ 升高后，出现代碱，应诊断为"呼酸合并代碱"。

第三节　酸碱平衡紊乱的治疗

酸碱失衡是继发于多种疾病的病理生理过程，是危重病人的最后共同通道，虽然不是独立的疾病，但可对机体的生命活动造成严重的干扰，甚至可危及生命。因此，必须在病因治疗的同时积极纠正酸碱失衡，为维持病人的基本生命活动和治疗原发病赢得时间。

一、单纯性酸碱平衡紊乱

(一)代谢性酸中毒

指细胞外液 H^+ 增加和/或 HCO_3^- 丢失而引起血浆 HCO_3^- 减少,是围术期最常见的酸碱失衡。$pH < 7.35$,$HCO_3^- < 22$ mmol/L,$HCO_3^-/PaCO_3$ 比值 < 0.6。

1. 病因

病因
- 固有酸产生过多
  - ①乳酸酸中毒——乳酸浓度是反应组织缺 O_2 高度敏感的指标之一,正常值 $0.5 \sim 1$ mmol/L,危重病人可允许达 2 mmol/L。凡各种原因导致休克,组织低灌注致有氧代谢功能障碍,无氧代谢增加,血乳酸增高,形成高乳酸血症→乳酸酸中毒。乳酸酸中毒是各种代酸中最多见的一种,围术期创伤、失血、休克、低血容量、低灌注以及各种心血管疾病,肝、肾、肺病,糖尿病以及中毒均易产生乳酸酸中毒。乳酸 > 4 mmol/L,$pH < 7.35$,$AG > 18$。
  - ②酮症酸中毒——脂肪被大量动员,如严重饥饿、酒精中毒、糖尿病、胰岛素不足,糖利用↓,脂肪分解↑,生成大量脂肪酸入肝,形成过多的酮体。
  - ③固有酸摄入↑或排出↓——水杨酸中毒,大量服用阿司匹林;含氯的酸性药物摄入过多,如氯化铵;肾衰、尿毒症及血容量不足
- HCO_3^- 丢失过多
  - 肠道丢失——如腹泻、肠胰瘘、肠道引流等可引起 $NaHCO_3$ 大量丢失
  - 肾脏丢失——近端肾小管酸中毒
  - 大面积烧伤——大量血浆渗出,伴有 HCO_3^- 丢失
- 高 K^+ 血症——任何原因引起的细胞外 K^+ ↑,K^+→细胞内,与 H^+ 交换,引起细胞外液 H^+ ↑,酸中毒;而细胞内 H^+ ↓,呈碱中毒;肾小管上皮泌 H^+ ↓,尿呈碱性
- 高 Cl^- 血症——Cl^- ↑后,HCO_3^- ↓,高氯性酸中毒
- 稀释性——大量快速输入无 HCO_3^- 的液体如 5% GS、0.9% NaCl,使血液稀释,HCO_3^- ↓

2. 分类

分类 {

AG 正常型代酸——AG 正常，血 Cl^- ↑，HCO_3^- ↓，同时伴有 Cl^- 代偿性↑致高 Cl^- 性酸中毒。常见于消化道直接丢失 HCO_3^- 过多；轻或中度肾衰；泌 H^+ 减少，肾小管性酸中毒使 HCO_3^- 重吸收↓或泌 H^+ ↓；使用碳酸酐酶抑制剂及含氯的酸性盐摄入过多等

AG 增高型代酸——AG↑而血 Cl^- 正常。常见于休克、缺氧、组织低灌注所引起的乳酸↑，引起乳酸酸中毒、糖尿病酮症酸中毒、水杨酸中毒，肾泌 H^+ 功能障碍。固定酸的 H^+ 被 HCO_3^- 缓冲，其酸根（乳酸根、β-羟丁酸根、水杨酸根）增高，这些酸根均属未测定的阴离子，故 AG 值增加，血 Cl^- 正常，故又称为正常血 Cl^- 性代酸

混合型代酸——前两者同时存在

3. 机体的代偿

机体代偿 {

血液缓冲、细胞内外离子交换 {
H^+ ↑，HCO_3^- 缓冲被消耗而下降
H^+ →细胞内，为维持细胞内外电平衡，K^+ 从细胞内移出，酸中毒伴有血 K^+ ↑
}

肺代偿——H^+ ↑，HCO_3^- ↓，pH ↓，肺代偿肾，加快呼吸排出 CO_2。代酸时 pH 由 7.4 降到 7.0 时，肺的通气量可由正常 4 L/min 增加到 30 L/min，以维持 HCO_3^- /$PaCO_2$ 比值不变。肺代偿快，在酸中毒几分钟后就出现呼吸增强，30 min 即达代偿，12～24 h 达高峰，最大代偿极限 $PaCO_2$ 从 40 mmHg 下降到 10 mmHg

肾脏调节——除肾功能异常外，肾自身调节通过排酸保碱来"校正"：①加强泌 H^+、泌 NH_4^+ 是主要的调节机制，肾小管内 H^+ 浓度越高，NH_4^+ 的产生与排出越快，产生的 HCO_3^- 越多；②加强对 HCO_3^- 的回收作用。排 H^+ ↑，尿呈酸性。肾调节作用较慢，3～5 天才达高峰。肾功能障碍引起的酸中毒，肾脏调节作用几乎不能发挥作用

}

4. 代酸对机体的影响

对机体的影响

- 心血管系统
  - ①降低心肌和外周血管对儿茶酚胺的反应→血管扩张，BP↓；毛细血管前括约肌扩张→血管容量扩大→回心血量↓，BP↓。故休克时补充血容量的同时要纠酸
  - ②心肌收缩力减弱——H^+↑影响Ca^{2+}内流，影响心肌细胞肌质网释放Ca^{2+}；H^+↑抑制Ca^{2+}与心肌肌钙蛋白结合→心肌收缩力↓→心排量↓
  - ③严重酸中毒pH<7.2时可阻断肾上腺素对心肌的作用→心肌收缩力↓；中度酸中毒，儿茶酚胺释放，HR↑，室性心律失常，常与高K^+有关，严重高K^+→心肌兴奋↓↓→VF

- 中枢神经系统
  - 意识障碍、乏力、知觉迟钝→嗜睡、昏迷→死亡
  - pH↓→生物氧化酶活性↓，ATP↓→脑组织能量供应不足
  - pH↓→脑组织内 γ-氨基丁酸↑→抑制 CNS

- 骨骼系统
  - 慢性肾衰酸中毒，骨骼释放Ca^{2+}盐进行缓冲
  - 成人——骨软化症
  - 儿童——骨发育受阻、佝偻病

- 血气变化——pH<7.35，HCO_3^-↓，BE负值加大，BB↓，SB↓，AB>SB；通过肺代偿，$PaCO_2$↓，AB<SB。预计 CO_2 值，$PaCO_2=(1.5×HCO_3^-+8)±2$，极限为 10 mmHg

5. 治疗

治疗

- ①病因治疗
  - 各种原因致休克——抗休克纠正低血容量，纠酸
  - 心搏骤停——心肺复苏，脏器功能支持，纠酸
  - 糖尿病酮症酸中毒——胰岛素治疗
  - 腹泻、肠瘘——治疗原发病
  - 高血钾——5% $CaCl_2$ 1 g 静注
- ②轻度代酸有脱水和 Na^+ 的丢失，纠正脱水后代酸即可纠正
- ③酸中毒伴低 K^+，应首先纠正低 K^+，再纠酸，防止纠酸过程中，K^+→细胞内而加重低血 K^+ 症
- ④酸中毒时游离 Ca^{2+}↑。纠酸后结合 Ca^{2+}↑而游离 Ca^{2+}↓，可出现手脚抽搐，应适当补 Ca^{2+}
- ⑤终末期肾衰的代酸往往较重，可用血透来纠正

⑥碱性药物 {

时机:pH<7.25,HCO_3^-≤16 mmol/L,BE<−10 mmol/L

首选药物:5% $NaHCO_3$(高渗溶液)→Na^++HCO_3^-,HCO_3^-直接缓冲H^+(1.25% $NaHCO_3$为等渗液)

用量:补碱量=0.6×BE×kg(体重),先补1/2～2/3,或5% $NaHCO_3$ 1～2 mL/kg,静注,30 min后查血气,再调整补碱量。pH>7.25,HCO_3^->17 mmol/L,BE>−8 mmol/L暂时不补碱,严密监测

注意事项:$NaHCO_3$纠酸后最后分解为CO_2与H_2O,CO_2经肺排出,故要加强通气。补碱应少量分次,避免大量盲目输注,监测后调整用药

⑦其他碱性药物(已少用) {

11.2%乳酸钠:通过肝可转化为HCO_3^-,可用于代酸的治疗,高血钾或普鲁卡因胺引起的心律失常伴有酸血症者应用为宜

用量:11.2%乳酸钠液5～8 mL/kg,先用1/2,或11.2%乳酸钠20 mL与5%～10% GS 100 mL按比例配成1.9%稀释液(等渗)静滴,成人500～2000 mL/次。高血钾时,11.2%乳酸钠60～100 mL静注

注意:肝功不良或乳酸酸中毒者不宜使用

三羧基氨基甲烷:为不含Na^+的氨基缓冲剂,能摄取H^+而纠正酸,作用强,能透过细胞膜纠正细胞内酸中毒,适用于心脏复苏或心衰合并酸中毒以及巴比妥类、水杨酸中毒的治疗

用量:7.28% THAM溶液2～3 mL/kg加等量5% GS,静滴1～2 h

注意:药物为高碱性pH 10.2,注射时切勿溢出静脉外,可引起低血糖、低血压、恶心呕吐,可抑制呼吸(静滴),慢性呼酸及肾性酸血症禁用

(二)代谢性碱中毒

以细胞外液碱增多或H^+丢失过多而引起血浆HCO_3^-原发性升高和pH↑为特征。

1. 病因及机制

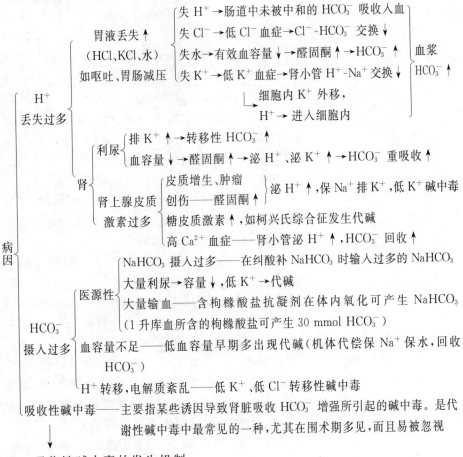

吸收性碱中毒的发生机制：

(1)体液容量不足,包括:①细胞外液容量↓,如呕吐、胃肠减压、出汗、利尿等;②血容量不足,如失血、手术、创伤、低蛋白等;③肾血流不足,如严重腹胀、心衰、低血压等。

容量不足,RAAR 被激活致肾小球滤过率(GFR)降低,为保持血容量,肾脏保 Na^+ 保水,加强 Na^+ 的重吸收,而为保持电中性,必须有等量的阴离子被吸收,即在重吸收 Na^+ 的同时将 HCO_3^- 大量吸收入血,而致 HCO_3^- 升高造成碱中毒;同时保 Na^+、排 K^+,Cl^- 随 K^+ 排出增加,低 K^+ 导致 H^+ 向细胞内转移也引起碱中毒。

(2)应激反应如手术、创伤、严重感染等,既有体液的丢失,又可激活

RAAS 系统;醛固酮使肾小管重吸收 Na^+、HCO_3^- 增加,K^+、H^+ 与 Na^+ 交换 ↑ 而从尿中排出而造成碱中毒;输血带入的枸橼酸钠在机体代谢后转化为 $NaHCO_3$ 也增加了 HCO_3^-。

(3)低氯血症——低 Cl^- 是形成和维持碱中毒的重要因素,如胃液丢失或利尿丢失。可通过如下几种机制:

①直接促进 HCO_3^- 的重吸收。因为 Na^+ 的重吸收,必然要伴随阴离子的吸收,除 HCO_3^- 外,Cl^- 是唯一直接与 Na^+ 一起重吸收的阴离子。血浆 HCO_3^- 与 Cl^- 正常时,HCO_3^- 增加会产生碱性尿以排出多余的 HCO_3^-,但当 Cl^- 减少时,尿排 HCO_3^- 减少,而重吸收仍不变,结果 HCO_3^- 回收入血,形成碱中毒。

②低 Cl^- 刺激 RAAS、醛固酮泌 H^+、泌 K^+、保 Na^+,促进肾小管重吸收 HCO_3^-。

③低 Cl^- 抑制 Cl^--HCO_3^- 的交换作用,当 HCO_3^- 增多出现碱血症时,肾脏通过 Cl^--HCO_3^- 交换排出过多的 HCO_3^-;当 Cl^- 减少时,提供交换的 Cl^- 不足,肾脏不能排出过多的 HCO_3^-。

(4)低 K^+ 对碱中毒的形成和维持

①低 K^+ 可增加肾小管重吸收全部或绝大部分滤过的 HCO_3^-。

②低 K^+ 血症,K^+-Na^+ 交换减少,H^+-Na^+ 交换增加,H^+→细胞内转移,细胞内酸中毒,从而增加肾对 HCO_3^- 的重吸收。

③K^+ 减少,刺激 H^+-K^+-ATP 酶使之活性增强,K^+ 重吸收和 H^+ 的分泌增加,H^+ 分泌增加必然伴随 HCO_3^- 重吸收增多。

④K^+ 减少可刺激肾脏通过谷氨酸盐代谢产生 NH_4^+,此过程中代谢产物为 HCO_3^-,最终进入血循环。

2. 分类

分类 {
盐水反映性碱中毒:主要为由呕吐、胃液丢失及利尿所引起的碱中毒。常伴有血容量不足、低 K^+、低 Cl^-,肾排出 HCO_3^- ↓。用生理盐水补充细胞外液、补充 Cl^-,促进肾脏排出过多的 HCO_3^- 而得到纠正

盐水抵抗性碱中毒:多见于原发性醛固酮增多症、严重低 K^+ 血症,及柯兴氏综合征,给予生理盐水治疗无效果
}

3. 代偿调节

代偿调节

血液的缓冲及离子交换
- 代碱时 H^+ ↓，OH^- ↑
- OH^- 可被血浆中缓冲系统的弱酸（H_2CO_3、$HHbO_2$、HHb、HPr、$H_2PO_4^-$）所缓冲，使 HCO_3^- 及非 HCO_3^- 浓度升高
- H^+ ↓，细胞内的 H^+ 逸出，而细胞外的 K^+ 进入细胞内 →低 K^+ 血症

肺代偿
- 代碱 HCO_3^- ↑，肺代偿肾，反应较快（数分钟即可出现），但有限，H^+ ↓致呼吸中枢受抑制→呼吸变浅而慢，通气量 ↓，导致 $PaCO_2$ 排出 ↓，故 $PaCO_2$ ↑，以维持 HCO_3^-/$PaCO_2$ 的比值不变
- $PaCO_2$ ↑后，PaO_2 ↓，刺激呼吸中枢兴奋→限制 $PaCO_2$ 过度 ↑，肺代偿肾，$PaCO_2$ 继发性 ↑，极限为 55 mmHg

肾自身调节
- 肾代偿作用发挥较晚，较慢，3～5 天达最大代偿
- H^+ ↓、pH ↑使肾小管上皮碳酸酐酶和谷氨酰胺酶活性 ↓，泌 H^+、泌 NH_4^+ ↓，HCO_3^- 重吸收 ↓，在代碱中肾脏以增加 HCO_3^- 的排出来代偿
- 低 K^+、低 Cl^- 和醛固酮 ↑所致的代碱因肾脏泌 H^+ ↑，尿呈酸性

血气特点——pH ↑＞7.45，HCO_3^- ↑＞26 mmol/L，HCO_3^-/$PaCO_2$ 比值＞0.6，AB、SB、BB 均 ↑，AB＞SB，BE 正值加大。肺代偿肾 $PaCO_2$ 继发性 ↑，但代偿极限 $PaCO_2$ 不会超过 55 mmHg

4. 代碱对机体的影响

对机体的影响

CNS
- pH↑，γ-氨基丁酸转氨酶活性↑，对 CNS 的抑制作用↓，患者出现烦躁不安、精神错乱、谵妄、意识障碍等症状
- pH↑，脑脊液 H^+↓→呼吸抑制

氧离曲线左移
- 血液 pH↑，Hb 与 O_2 的亲和力↑，氧离曲线左移，Hb 不易将结合的 O_2 释放出来，引起组织供氧不足
- 脑组织对缺 O_2 特别敏感，易发生缺 O_2→脑血管收缩→脑组织缺 O_2

神经肌肉
- pH↑，血浆游离 Ca^{2+}↓，致神经肌肉应激性↑，可引起手足抽搐，腱反射亢进
- 合并低血 K^+ 时，肌肉无力或麻痹，则可暂时不出现抽搐，一旦低 K^+ 纠正后，抽搐症状即可发生

低 K^+ 血症，除对神经—肌肉的影响外，主要增加心肌的兴奋性，严重时可发生心律失常，甚至 VF。代碱、呼碱均可引起低血 K^+，但代碱更严重

酶反应受阻→乳酸↑

心排量↓→心肌缺血，缺 O_2

5. 治疗

治疗

①对因呕吐、胃液丢失或低血容量、低 Cl^- 所致的代碱，只要补充生理盐水、纠正脱水即可纠正代碱

②低 K^+、低 Cl^- 不仅是代碱的原因，也是持续因素，低 K^+ 要补充足够的 K^+，而且只有补 KCl 才有效

③低 Cl^-，轻者补充 0.9% NaCl 即可，重者可用 7.5%～10% NaCl 1～2 mL/kg 加入生理盐水配成 3% NaCl 静滴

④严重代碱可酌情给予酸治疗，如维生素 C 5 g＋5% GS 500 mL 静滴，0.1 mmol/L HCl 静滴，NH_4Cl 2～3 mL/kg 配成 0.8% 溶液静滴

⑤游离 Ca^{2+}↓的患者可补充 $CaCl_2$ 1 g 静脉缓推

⑥其他阴离子如 HCO_3^-、醋酸根、枸橼酸根替代 Cl^-，均能促进 H^+ 的排出，使代碱得不到纠正

⑦代碱时 HCO_3^-↑，$PaCO_2$ 呈代偿性↑，应加强通气，若 $PaCO_2$ 超过代偿极限 55 mmHg，≥60 mmHg 则合并呼酸，更需加强通气

⑧肾上腺皮质激素过多所致碱中毒，需用抗醛固酮药物和补 K^+

⑨对全身性水肿患者，应尽量少用髓袢或噻嗪类利尿剂，预防发生碱中毒

6.典型病例

病例 1 女,60 岁,39 kg,因"胃痛、呕吐,不能进食"入院,近 1 月体重减轻 10 斤,经治疗后胃痛、呕吐好转。体检中发现左侧甲状腺弥漫性肿大,拟在全身麻醉下行左甲状腺切除术。

麻醉诱导平稳顺利,气管内插管,全凭静脉维持麻醉,接呼吸机辅助呼吸,30 min 后查血气:pH 7.596,$PaCO_2$ 36.6 mmHg,PaO_2 289 mmHg,FiO_2 60%,BE 14 mmol/L,HCO_3^- 35.6 mmol/L,Na^+ 131 mmol/L,K^+ 6.7 mmol/L,Ca^{2+} 1.06 mmol/L,Cl^- 89 mmol/L,Hb 11.9 g/dL,Hct 35%,监测 CVP 为 3 cmH_2O。

分析:①患者近一月胃痛,反复呕吐,丢失大量的胃液(胃酸),致低 Cl^- 血症;

②进食不佳,体重减轻 10 斤,患者当时的体重仅 39 kg,极度消瘦,细胞外液、有效血容量均严重不足,CVP 3 cmH_2O;

③术前虽然胃痛已经好转,但患者的营养状态未能得到良好的改善。

诊断:①代碱。诊断依据——低 Cl^- 性代碱;容量不足,肾脏调节保钠保水,HCO_3^- 重吸收增加致代碱。

②高 K^+ 血症。依据——与血容量不足、血液浓缩有关。

③低 Na^+ 血症。依据——呕吐丢失 NaCl。

治疗:0.9% NaCl 400 mL VD,琥珀酰明胶(佳乐施)500 mL VD,钠钾镁钙葡萄糖注射液 500 mL VD。

由于患者长期消耗,极度消瘦,输注速度不宜过快,在 CVP 监测下逐步补充。术毕入 PACU,生命体征平稳,清醒,复查血气示:pH 7.439,$PaCO_2$ 39.2 mmHg,PaO_2 137 mmHg,FiO_2 30%,BE 6 mmol/L,HCO_3^- 29.7 mmol/L,Na^+ 136 mmol/L,K^+ 3.9 mmol/L,Ca^{2+} 1.14 mmol/L,Cl^- 97 mmol/L,Hb 8.2 g/dL,Hct 24%。拔除气管导管。从血气结果可以看出,经补充 NaCl,扩容治疗,代碱基本纠正;被浓缩升高的血 K^+ 也得到纠正;血液浓缩纠正后,Hb、Hct 下降,说明原有 Hb、Hct 是浓缩后升高的数值。

(三)呼吸性酸中毒

由肺泡通气量下降,CO_2 排出障碍或吸入过多引起,造成体内 CO_2 蓄积,血浆 H_2CO_3 增多。$PaCO_2$ ↑,pH ↓,$HCO_3^-/PaCO_2$ 比值<0.6,pH<7.4,形成高碳酸血症。

1. 病因

病因
- ①呼吸中枢抑制
  - 疾病——脑肿瘤，癫痫，脑血管意外，脑缺血、缺氧
  - 外伤——颅脑外伤、严重创伤
  - 药物——麻醉药、鸦片类药，药物中毒
- ②呼吸道阻塞
  - 上呼吸道——喉痉挛、喉头水肿
  - 下呼吸道——支气管痉挛、哮喘、异物阻塞
- ③呼吸肌麻痹，神经—肌肉损害，CO_2 排出障碍
- ④胸廓病变
  - 肥胖
  - 多发肋骨骨折，胸部或上腹部手术后
  - 畸形——严重的脊椎侧弯、驼背、漏斗胸等
- ⑤肺部疾患
  - 肺水肿、ARDS
  - 肺炎、肺部肿瘤
  - 老慢支、COPD
  - 肺大疱、严重肺组织损伤
- ⑥CO_2 吸入过多——燃烧不完全的物质，通风不良的环境，吸入气 CO_2 含量↑
- ⑦电解质紊乱——高 K^+ 血症
- ⑧心跳呼吸骤停
- ⑨机械通气参数或呼吸模式不当、呼吸机故障、钠石灰失效等

2. 分类

分类
- 急性呼吸性酸中毒
  - 急性气道阻塞
    - 喉头、声门水肿
    - 支气管痉挛、异物阻塞、气管外伤
  - 急性心源性肺水肿，心跳呼吸骤停
  - 中枢或呼吸肌麻痹、药物过量、中毒——呼吸暂停
  - 机械呼吸参数不妥、困难气道、困难插管、导管脱落等
- 慢性呼吸性酸中毒
  - 指 $PaCO_2$↑，>24 h
  - 气道及肺部慢性炎症引起的 COPD
  - 肺广泛性纤维化或肺不张

（1）急性呼吸性酸中毒——围术期最常见的酸碱失衡

机体的代偿

①呼酸发生最主要的环节是肺通气功能障碍,肺本身代偿,调节不能发挥作用

②细胞内外离子交换和细胞内的缓冲作用是急性呼酸的主要代偿方式

急性呼酸,$CO_2 \uparrow$,$CO_2 + H_2O \rightarrow H_2CO_3 \rightarrow H^+ + HCO_3^-$ → 与 H_2CO_3 维持比值

$H^+ + Pr^-$ 缓冲 ← 进入细胞内 → 胞内 K^+ 外移,血 $K^+ \uparrow$

③血红蛋白的缓冲

$CO_2 \uparrow$,进入红细胞 $+ H_2O \xrightarrow{CA} H_2CO_3$

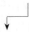

→ $H^+ + HCO_3^-$ → 与 Cl^- 交换,血浆 $Cl^- \downarrow$

→ $H^+ + Hb$

→ $H^+ + HbO_2^-$

缓冲

④缓冲有限:肾代偿慢,来不及代偿,$PaCO_2$ 每升高 10 mmHg,血浆 HCO_3^- 升高仅 0.7~1 mmol/L,不足以维持 $HCO_3^- / PaCO_2$ 20:1 的比值,故 pH 往往随 $PaCO_2$ 升高而降低

血气特点:pH<7.35,$PaCO_2 \uparrow$ >45 mmHg,HCO_3^- 代偿性增高,代偿极限为 32 mmol/L,BE 正常,PaO_2 下降。

对机体的影响

发病急,机体调节系统来不及代偿——临床表现明显

细胞内代偿良好——生命体征多稳定(非常严重者除外)

CNS——$CO_2 \uparrow$,抑制大脑皮层→兴奋性↓,故患者易嗜睡。当 $PaCO_2$>80 mmHg,皮层下抑制→CO_2 麻醉→昏迷。CO_2 为脂溶性,能迅速自由通过血脑屏障,而 HCO_3^- 为水溶性,不易通过屏障,脑脊液缓冲能力弱而缓慢,pH↓明显→CNS 功能易发生紊乱,呼酸时较代酸时明显

脑血管扩张——脑血管对 CO_2 非常敏感,CO_2 为脑血管的扩张剂,$PaCO_2$ 20~100 mmHg 时,每上升 1 mmHg 脑血流增加 4%~7%,当 $PaCO_2$ 70 mmHg 时,脑血流量可增加 1 倍。$PaCO_2$ 150 mmHg 时,脑血管极度扩张,其容积达正常的 240%,脑血流↑↑,颅内压↑

对机体的影响

循环系统——HR↑，心肌收缩力↑，CO↑，$PaCO_2$ 40～60 mmHg，CO 增加 1 倍。内脏血管收缩，皮肤血管扩张，BP↑，脉搏洪大，皮肤潮红。$PaCO_2$ 升高，肺血管收缩，肺循环阻力↑，肺动脉压力↑

呼吸系统——呼吸中枢兴奋，呼吸加深、加快

内分泌系统——刺激肾上腺素能神经，释放去甲肾上腺素；刺激肾上腺髓质释放肾上腺素；刺激垂体—肾上腺系统，皮质醇↑

对电解质的影响——高钾血症：呼酸时，细胞内外 H^+-Na^+ 交换增强，K^+-Na^+ 交换抑制，血 K^+↑。pH 每下降 0.1，血 K^+ 升高 0.6 mmol/L

治疗

①病因治疗为主
解除呼吸道梗阻，保持呼吸道通畅
积极治疗原发病，如气道异物
解除呼吸抑制等

②改善通气
吸痰、雾化、湿化、排痰
扩张支气管、解痉
气管插管、气管造口

③机械通气——调整呼吸参数或呼吸模式

④逐步降低 $PaCO_2$，切忌过急使 $PaCO_2$ 迅速下降至正常：

● 防止发生 CO_2 排出综合征，CO_2 突然排出可使冠状血管和脑血管收缩，心、脑供血不足，BP↓，心动过缓，心律失常，甚至心跳骤停

● 防止 $PaCO_2$ 过快下降，而出现代谢性碱中毒，使病情复杂化（这在慢性呼酸时特别重要）

● 防止人工呼吸 $PaCO_2$↓而出现呼碱

● 急性呼酸合并高 K^+ 时，应积极改善通气，随着呼酸的纠正，轻度高血 K^+ 自然缓解。当血 K^+ 较高时，也可用钙剂拮抗 K^+ 对心脏的毒性

（2）慢性呼吸性酸中毒

①机体代偿——肾代偿肺，肾小管上皮泌 H^+、泌 NH_4^+ 和 HCO_3^- 重吸收增加→HCO_3^-↑，$PaCO_2$ 每升高 10 mmHg，HCO_3^- 升高 3～4 mmol/L 以维持 HCO_3^-/$PaCO_2$ 20：1 的比值，2～3 天达高峰，故轻度或中度慢性呼酸 pH 可接近正常。

②血气特点——pH 降低或正常，$PaCO_2>45$ mmHg，HCO_3^- 代偿性升高，AB、SB、BB 均增高，AB＞SB，BE 正值或正值加大，HCO_3^- 代偿极限 42～

45 mmol/L。

③临床表现

多有明显的基础疾病,如 COPD,往往同时又有换气功能障碍而伴有低氧血症

肾代偿肺 $PaCO_2$ 80 mmHg 时,HCO_3^- 可达 42～45 mmol/L,pH 可正常。若患者吸 O_2 后无明显的缺 O_2 表现,临床症状可不显著

电解质紊乱

低 K^+ 血症——慢性呼酸老年人多见。肾脏保 K^+ 功能差,慢性消耗状态,细胞内 K^+ 储量下降,使用利尿剂后,K^+ 排出增加,摄入减少等,故慢性呼酸发生低血 K^+ 的机会较多

低 Cl^- 血症——慢性高碳酸血症 $PaCO_2\uparrow$,HCO_3^- 代偿性升高。为保持正负电荷平衡,Cl^- 进入红细胞内,血 $Cl^-\downarrow$

低 Na^+ 血症——多见于老年人。慢性消耗细胞外 K^+,$Na^+\rightarrow$细胞内,利尿剂使 Na^+ 排出增加,水潴留,稀释性低 Na^+、低 K^+ 为诱因等致低 Na^+ 血症

低 Ca^{2+}、低 Mg^{2+}、低磷血症——与慢性消耗、pH 变化、糖代谢增强等因素有关

④治疗

慢性呼酸由于肾有足够的代偿时间,排酸保碱,使 HCO_3^- 含量增加,应慎用碱性药物,特别是通气尚未改善前,错误地使用碱性药物,可引起医源性代碱,并使呼酸病情加重

原发病治疗为主,改善通气功能,但应避免过度通气而使 $PaCO_2$ 下降过快,代偿性 $HCO_3^-\uparrow$一时不能下降而出现代碱

严重时可用三羟甲基氨基甲烷(THAM)治疗

合并低 K^+ 者应及早补 K^+,否则呼酸改善,易发生严重低 K^+

合并低 Na^+ 应适当补 Na^+

合并低 Ca^{2+} 出现抽搐时补 Ca^{2+}

(四)呼吸性碱中毒

以肺通气过度引起 $PaCO_2$ 过低,血浆 H_2CO_3 浓度原发性降低为特征。

1. 病因

病因 {
中枢性通气过度——癔病、脑外伤、感染发烧、肿瘤、药物、酸中毒等

肺部疾病——ARDS、SIRS、肺炎、肺气肿、慢阻肺

高空、高原、潜水、剧烈运动、贫血、休克

外周性通气过度——呼吸机参数或模式不妥,胸腹部术后疼痛、胸外伤、妊娠等
}

2. 分类

分类 {
急性 {
常见于人工呼吸机使用不当造成过度通气

高热和低氧血症、疼痛、哭闹

指 $PaCO_2$ 在 24 h 内急剧下降而导致 pH↑
}

慢性 {
慢性颅脑疾病

肺部疾病

肝脏疾病

缺 O_2 和氨兴奋呼吸中枢引起持久的 $PaCO_2$↓
}
}

(1)急性呼碱

机体代偿 {
以细胞内、外离子交换和细胞内缓冲作用为主,肾来不及代偿

血浆内 H_2CO_3 浓度迅速下降,HCO_3^- 相对升高,在 10 min 内 H^+ 从细胞内移出至细胞外与 HCO_3^- 结合,并与细胞外的 Na^+ 和 K^+ 交换

另一方面 HCO_3^- 进入红细胞,Cl^- 和 CO_2 移出红细胞,促使血浆 H_2CO_3 回升,HCO_3^-↓

一般 $PaCO_2$ 每下降 10 mmHg,血浆 HCO_3^- 代偿性减少 2 mmol/L
}

对机体的影响 {
呼碱比代碱更易出现眩晕、四肢及口周围感觉异常、意识障碍以及抽搐等症状

呼碱使游离 Ca^{2+}↓,低 Ca^{2+},神经—肌肉兴奋性增高,抽搐

碱中毒($PaCO_2$↓)→脑血管收缩→脑血流量下降

由于细胞内外离子交换,细胞外 K^+→细胞内而出现低 K^+ 血症

pH↑→血红蛋白氧离曲线左移→组织供 O_2 不足

严重呼碱,血浆磷酸盐浓度明显下降
}

治疗 {
以原发病治疗为主,去除引起过度通气的原因

可吸入 5% CO_2 的混合气体,或让患者反复屏气或用信封、塑料袋套于患者口鼻处呼吸,使其反复吸入呼出的 CO_2 以维持的 H_2CO_3 浓度

使用呼吸机者应及时监测血气,及时调整呼吸参数,避免过度通气

伴有疼痛或精神性通气过度的患者,应给予镇痛、镇静药物

有手足抽搐者应在镇静的同时静注 $CaCl_2$ 1 g 或葡萄糖酸钙 1 g
}

(2)慢性呼碱

肾代偿肺 {
慢性呼碱时才会有肾代偿的调节,需几天时间才能达到完善

慢性呼碱,低碳酸血症持续存在,使肾小管上皮细胞代偿性泌 H^+、泌 NH_4^+ ↓,H_2CO_3 的重吸收减少,血浆 HCO_3^- 代偿性下降

慢性呼碱 $PaCO_2$ 每降低 10 mmHg,HCO_3^- 代偿性减少 5 mmol/L,有效地避免 pH 的大幅度波动

血气特点:$PaCO_2$ ↓,pH ↑,AB<SB;代偿后,代谢性指标继发性减少,AB、SB 及 BB 均减少,BE 正值加大,代偿极限 HCO_3^- 12~15 mmol/L

低血 K^+,血 Cl^- ↑
}

治疗 {
原发病治疗为主

与急性呼碱相似,特别要避免由于 HCO_3^- 呈代偿性 ↓ 而错认为代酸进行补碱治疗
}

二、混合型酸碱平衡紊乱

围术期混合型(双重性)酸碱平衡紊乱非常常见,即既有呼吸因素又有代谢因素的混合型酸碱失衡。

(一)酸碱一致性

1. 呼酸+代酸

呼吸性酸中毒合并代谢性酸中毒(呼酸+代酸) {
病因——严重的呼吸通气障碍引起的呼酸,同时因持续缺氧而发生代酸,为临床上常见的一种混合型酸碱紊乱。如心跳呼吸骤停、COPD 合并心衰、老慢支手术中发生低血压

特点 {
呼吸性和代谢性指标均向酸性方向变化

$PaCO_2$ ↑,肾不能代偿肺,HCO_3^- ↓,肺不能代偿肾,两者不能互相代偿,呈严重不能代偿状态,pH 明显 ↓

pH ↓,$PaCO_2$ ↑,HCO_3^- ↓,AB、SB、BB 均减少,BE 负值加大,AB>SB

血 K^+ ↑,AG 增大
}
}

2. 呼碱＋代碱

呼吸性碱中毒合并代谢性碱中毒(呼碱＋代碱)

病因
- 常见于高烧伴呕吐者,高烧通气↑→呼碱;呕吐,胃液↓→代碱
- 围术期呕吐、胃管引流、疼痛→通气量↑,胃液丢失
- 细胞外液、血容量↓＋发热、疼痛、紧张等
- 血容量不足＋机械通气过度

特点
- 呼吸性和代谢性因素指标均向碱性方向变化
- $PaCO_2$↓,HCO_3^-↑,肾与肺互相不能代偿 pH 变化明显
- 血气 pH↑,SB、AB、BB 均↑,AB＜SB,BE 正值加大
- 血 K^+↓

(二)酸碱混合型

1. 呼酸＋代碱

呼吸性酸中毒合并代谢性碱中毒

病因
- 常见于慢阻肺患者引起慢性呼酸,合并呕吐、心衰,应用利尿药,而丢失 Cl^-、K^+→代碱
- 机械呼吸通气不足和血容量不足或医源性碱中毒

特点——原发性 $PaCO_2$↑,HCO_3^- 代偿性增加,但超出代偿范围,AB、SB、BB 均↑,如患者 $PaCO_2$ 55 mmHg,HCO_3^- 32 mmol/L。分析:$PaCO_2$ 每升高 10 mmHg,HCO_3^- 代偿性增加 3 mmol/L(慢性),目前 $PaCO_2$ 已升高 15 mmHg,HCO_3^- 应代偿性增加 4.5 mmol/L,应为 24＋4.5＝28.5 mmol/L,但 HCO_3^- 32 mmol/L已超出代偿范围,存在代碱。pH 偏高或偏低或正常

2. 代酸＋呼碱

代谢性酸中毒合并呼吸性碱中毒

病因
- 创伤、休克、缺氧、糖尿病、肾衰等危重病人→代酸＋通气过度
- 围术期多见——缺血缺氧、休克、机械通气过度或疼痛、焦虑

特点——原发性 HCO_3^-↓,$PaCO_2$ 代偿性下降,但超出代偿范围,$PaCO_2$ 低于预算值。如:$PaCO_2$ 20 mmHg,HCO_3^- 15 mmol/L,预算 $PaCO_2$＝1.5×15＋8＝30.5 mmHg,而目前 $PaCO_2$ 仅 20 mmHg,存有呼碱。pH 偏低或正常

3. 代酸＋代碱

$$
代谢性酸中\\
毒合并代谢性\\
碱中毒
\begin{cases}
病因
\begin{cases}
糖尿病、肾衰患者因频繁呕吐而丢失大量 H^+ 与 Cl^-\\
围术期创伤、休克，血容量不足，低 Cl^-、低 K^+\\
补碱过量
\end{cases}\\
特点
\begin{cases}
AG\uparrow 的代酸合并低 Cl^-、低 K^+\\
HCO_3^- 升高和降低的原因同时存在，彼此相互抵消，常\\
\quad 使血浆 HCO_3^- 及 pH 在正常范围内\\
PaCO_2 也常正常或略高、略低\\
如乳酸\uparrow（AG\uparrow）\rightarrow 代酸＋低 Cl^-\rightarrow 代碱
\end{cases}
\end{cases}
$$

（三）三重性酸碱失衡

危重患者常出现，围术期要特别注意分析。

$$
1.\ 呼酸＋代酸＋代碱
\begin{cases}
PaCO_2\uparrow\\
AG>16\\
HCO_3^- 一般呈代偿性增加或超出正常范围\\
Cl^-\downarrow 或合并低 K^+\\
pH 正常或轻度变化\\
代酸＋代碱患者通气不足即可成"三重性"酸碱紊乱
\end{cases}
$$

如血气值：pH 7.46，$PaCO_2$ 27 mmHg，HCO_3^- 19 mmol/L，K^+ 3.7 mmol/L，Na^+ 120 mmol/L，Cl^- 65 mmol/L，AG 36，PaO_2 65 mmHg。

分析：

pH＞7.45，碱血症；

AG＞16，AG 增高型代酸，AG 较正常值上升 24；

HCO_3^- 19 mmol/L，低于正常值 5 mmol/L，$\Delta AG>\Delta HCO_3^-$，存在代碱；

Cl^- 65 mmol/L，较正常值下降 33 mmol/L，Cl^- 与 HCO_3^- 呈负相关，低 Cl^- 性碱中毒；

Cl^- 与 Na^+ 的关系：$Cl^-\downarrow35\%$，$Na^+\downarrow15\%$，Cl^- 下降幅度大于 Na^+，代碱；

$PaCO_2$ 27 mmHg，有代偿因素，肺代偿肾，$PaCO_2$ 预计值＝[(1.5×19)＋8]±2＝34.5 mmHg，而目前 $PaCO_2$ 仅 27 mmHg，存在呼碱；

最后诊断：代酸＋代碱＋呼碱，"三重性"酸碱紊乱。

2. 呼碱＋代酸＋代碱 $\begin{cases} PaCO_2 \downarrow \\ AG > 16 \\ HCO_3^- \text{ 可高可低} \\ Cl^- \text{ 低于正常或低 } K^+ \\ pH \text{ 变化不大} \\ \text{代酸＋代碱患者通气过度即可呈呼碱＋代酸＋代碱} \end{cases}$

又如血气值：pH 6.97，$PaCO_2$ 34 mmHg，HCO_3^- 8 mmol/L，K^+ 3.9 mmol/L，Na^+ 143 mmol/L，Cl^- 97 mmol/L，AG 38。

分析：

pH < 7.35，酸血症，与 $HCO_3^- \downarrow$ 倾向一致，$HCO_3^\pm \downarrow$ 为原发性；

HCO_3^- 8 mmol/L，低于正常值 16 mmol/L；

AG > 16，AG 增高型代酸，AG 38 较正常值增加了 24，$\Delta AG > \Delta HCO_3^-$，存在代碱；

$HCO_3^- \downarrow$，肺代偿肾，$PaCO_2$ 预计值 $= [(1.5 \times 8) + 8] \pm 2 = 22$ mmHg，但实际 $PaCO_2$ 为 34 mmHg，超过代偿极限，存在呼酸；

最后诊断：代酸＋代碱＋呼酸。

（四）混合型酸碱失衡的处理原则

1. 以原发病治疗为主，混合型、三重性酸碱失衡患者病情多复杂，应以治疗原发病为主，呼吸因素靠肺，代谢因素靠肾。

2. 维持 pH 在基本范围内，不用特意去"纠酸或纠碱"，用药需慎重，小量分次，机体逐渐代偿。急病急治，慢性病逐步治。

3. 避免发生严重的电解质紊乱。

4. 积极查找肺部或其他脏器出现的新问题，预防病情恶化。

5. 宁酸勿碱。

（1）pH 7.35～7.45，体液正常的酸碱度是维持内环境稳定最基本的因素之一。

（2）pH 明显改变会影响机体的代谢和细胞的电活动；会造成电解质紊乱；会影响氧合程度与氧的释放；会影响血管的扩张性和组织供血，尤其是脑供血。

（3）pH 6.8～7.8 是细胞生存的极限范围，机体对酸的缓冲能力远强于碱，机体对酸的耐受性是碱的 3 倍多。

（4）酸中毒与碱中毒对机体的危害不同，如酸中毒，使氧离曲线右移，氧易释放被利用,而碱中毒使氧离曲线左移,氧不易释放致组织供氧不足。碱中毒,心脑血管收缩,供血减少。pH>7.55,致死率41%;pH>7.65,致死率高达80%。

(5)呼衰合并代酸病人纠酸要慎重补碱,先靠呼吸治疗纠正呼酸,再酌情补碱。

(6)代酸患者补碱要分次用药,宜小不宜大,并严密监测,当pH>7.25时补碱更要慎重。

(7)宁酸勿碱,碱中毒更难。

第四节　围术期机械呼吸对酸碱平衡紊乱的影响

目前全麻几乎都要用肌松药,上呼吸机进行机械通气。在患者没有自主呼吸的条件下,呼吸因素对机体酸碱平衡的调节就变成了医生通过对呼吸机呼吸参数和呼吸模式的设置来实现。麻醉医生一般根据生理需要、病情变化和自己的经验来调节呼吸机的参数,如潮气量一般以 $8\sim12$ mL/kg 计算,多数医生会按 $8\sim10$ mL/kg,呼吸频率 $9\sim24$ bpm,一般会按 $10\sim12$ bpm 给予。这种通气量,据我们监测,约50%的患者会发生过度通气,20%会出现通气不足,只有30%左右是合适的,说明凭"经验"给呼吸参数是不够的,必须在呼吸机通气 15 min 后,查血气,根据血气结果对呼吸参数进行调整,直至机械通气这个人为的呼吸因素适合于这个患者当时的机体需要,这是非常重要的。因为患者无自主呼吸不能自我调整,必须由医生给予调整,若不能及时调整事必会因为"呼吸因素"的原因而出现医源性急性呼酸或呼碱,影响细胞内环境的稳定。

1. 过度通气 $PaCO_2$ 排出过多, $PaCO_2$ 迅速下降,而肾代偿缓慢来不及代偿,血液中 HCO_3^- 不能相应下降,导致急性呼碱,pH↑,这与一般碱中毒相比,后果更严重。因为 $PaCO_2$ 在短时间内下降,造成血浆中 pH↑,细胞内外 pH 相同,但由于血浆中的缓冲作用,血浆 pH 得到一定程度的缓解,而细胞内对碱的代偿能力弱,使细胞内较高的 pH 维持时间较长。由于脑组织存在血脑屏障,脑脊液本身又缺乏补充酸性物质的能力,脑脊液的碱中毒更显著,可影响脑细胞的代谢而出现神经—精神症状。

2. 通气不足则出现 CO_2 蓄积, $PaCO_2$↑,发生急性呼酸,同样肾代偿肺来不及, HCO_3^- 不能迅速提高,pH 随 CO_2 的升高而降低。高碳酸血症使心脑血管扩张，CO↑，心跳加快而洪大，面色潮红，当 $PaCO_2>80$ mmHg 时，可出现 CO_2 麻醉。应及时增加通气量，逐渐降低 CO_2，纠正呼酸。但 CO_2 的排出不能过快，否则可出现 CO_2 排出综合征。心脑血管收缩，供血减少，严重时可发生心跳骤停。

除呼吸参数外，影响 CO_2 排出的另一个严重因素是麻醉机中的钠石灰——CO_2 吸收剂。因麻醉机与呼吸机不同，其气体是循环的，故必须将呼出气中的 CO_2 用钠石灰将其吸收。由于钠石灰功能失效，CO_2 不能被全部吸收时，可造成 CO_2 蓄积，患者出现高碳酸血症。一般麻醉机上都有 CO_2 重吸收指标，正常应为"0"，一旦钠石灰吸收 CO_2 不完全时，重吸收指标即有数字显示，数字越大表示 CO_2 吸收率越差，应立即更换钠石灰，避免钠石灰失效而造成 CO_2 蓄积。这里需强调的是，麻醉期间或病情需要患者无自主呼吸，或呼吸功能不良需进行机械通气维持呼吸功能时，影响酸碱平衡的"呼吸因素"由医务人员控制呼吸参数，是否适合患者机体的需要，除观察 $P_{ET}CO_2$ 外，一定要通过血气监测，及时地、动态地进行呼吸参数的调整，使之适应当时的患者机体需要，避免医源性呼酸、呼碱等酸碱失衡的发生，应以预防为主。

3. 关于呼末 CO_2（$P_{ET}CO_2$）监测

$P_{ET}CO_2$ 是指呼气末呼出的混合肺泡气含有的 CO_2 分压，或 CO_2 浓度（$C_{ET}CO_2$），其正常值：$P_{ET}CO_2$ 为 $35\sim40$ mmHg，$C_{ET}CO_2$ 为 5%。

目前在麻醉期间或呼吸机治疗中，多以 $P_{ET}CO_2$ 来监测和评估肺泡通气量，气道及回路通畅情况，通气功能、肺血流，确定气管导管的位置，及发现呼吸机的机械故障等，是麻醉期间和呼吸机治疗中不可缺少的一项重要监测措施。

正常情况下，由于 CO_2 具有很强的弥散能力，极易从肺毛细血管进入肺泡内，肺泡和动脉血 CO_2 很快达到完全平衡，故 $PaCO_2\approx P_ACO_2$，最后呼出的气体为肺泡气，所以 $P_{ET}CO_2\approx P_ACO_2\approx PaCO_2$。大气中的 CO_2 浓度极低，约为 0.04%，其分压约为 0，呼气末气体混有气道中的大气与死腔气，$P_{ET}CO_2$ 会受死腔气 CO_2 浓度的影响。全麻期间常根据 $P_{ET}CO_2$ 来调节通气量以避免发生通气不足或过度，调节呼吸机参数及指导呼吸机的撤除。但在 V/Q 比异常或有肺内分流时，$P_{ET}CO_2\neq PaCO_2$。

在临床实际检测中，$P_{ET}CO_2$ 变化受多种因素的影响，而且与 $PaCO_2$ 有时有较大的差距。据我们监测，如患者监测血气采血时的 $P_{ET}CO_2$ 为 33 mmHg，血气监测结果 $PaCO_2$ 为 44 mmHg，相差 11 mmHg；当时的 $P_{ET}CO_2$ 为 38 mmHg，血气 $PaCO_2$ 为 40 mmHg，相差 2 mmHg；当时的 $P_{ET}CO_2$ 为 25 mmHg，血气 $PaCO_2$ 为 29 mmHg，相差 4 mmHg。诸如此类，$P_{ET}CO_2$ 的值常<

$PaCO_2$的值,$PaCO_2$与$P_{ET}CO_2$相差少则$1\sim2$ mmHg,多则$12\sim15$ mmHg,提示仅用$P_{ET}CO_2$来监测评估通气量会有一定误差,从而误导麻醉期间对通气量的判断。我们目前采取的方法:凡是全麻患者,接麻醉机行机械通气后$15\sim20$ min,查血气并与当时的$P_{ET}CO_2$进行比较,记录两者的差值,并根据血气结果进行呼吸机参数的调整,以后未查血气期间则根据$P_{ET}CO_2$与血气的差值来进行调整,如血气$PaCO_2$ 44 mmHg,当时$P_{ET}CO_2$ 33 mmHg,相差11 mmHg,计划将$PaCO_2$下降$4\sim6$ mmHg至$38\sim40$ mmHg,调整呼吸参数,增加潮气量和呼吸频率,观察$P_{ET}CO_2$。当$P_{ET}CO_2$逐渐下降至27 mmHg,预计$PaCO_2$可达38 mmHg,麻醉机的呼吸参数即可相对固定了;若$P_{ET}CO_2$下降至20 mmHg,$PaCO_2$可达31 mmHg,说明通气过度,再调整呼吸参数。

总之,第一次采血时记录当时的$P_{ET}CO_2$值并与所测得的$PaCO_2$值比较,用其差值来进一步调整呼吸参数,如此既可了解$P_{ET}CO_2$与$PaCO_2$的差值,又可根据$P_{ET}CO_2$来调整,必要时再查血气。由于每台监测仪型号不同,每个患者当时的具体病情况不同,其结果均不一样,进行实际$PaCO_2$与$P_{ET}CO_2$的比较,更能准确了解病情,避免人为因素对酸碱平衡的干扰,提高麻醉的安全性。

第五节　围术期常见酸碱失衡病例分析

一、代谢性酸中毒

围术期因创伤、出血、休克、心跳骤停等,致组织缺血、缺氧,而发生代谢性酸中毒是最为常见的酸碱紊乱。严重代酸是伤害机体的大敌,特别 pH<7.10对机体伤害严重,严重影响细胞的代谢。酸碱紊乱多为混合型。

病例1　严重创伤患者的酸碱失衡。

患者,女,40岁,60 kg,车祸致胫骨开放性骨折,骨盆骨折,腹膜后巨大血肿,失血性休克入院。HR 158 bpm,BP 60/50 mmHg,全麻下抗休克,清创。

第一份血气:

时间点	pH	$PaCO_2$	PaO_2	SvO_2	BE	HCO_3^-	Na^+	K^+	Ca^{2+}	Hct	Hb	血糖
4:30　中心V血	6.502	51	82	62%	<−30	4	143	6.2	0.91	10%	1.9	27.9

(注:血气计量单位PaO_2、$PaCO_2$为 mmHg,HCO_3^-、BE、电解质、血糖单位为 mmol/L,Hb 单位为 g/dL,下同。)

分析：中心静脉血，严重代酸＋呼酸，高 K^+ 血症。

第二份血气：

时间点	pH	$PaCO_2$	PaO_2	SvO_2	BE	HCO_3^-	Na^+	K^+	Ca^{2+}	Hct	Hb	血糖
4:42 A 血	6.786	27.8	337	100%	<−30	4.2	143	7.2	0.9	<10%	3	25.9

分析：严重代酸，$PaCO_2$ 代偿性降低，应为 14.3 mmHg，但目前人工呼吸后为 27.8 mmHg，应有呼酸，合并高血 K^+。经抗休克、输血、输液、补钙，调整呼吸参数，胰岛素治疗后复查。

第三份血气：

时间点	pH	$PaCO_2$	PaO_2	SvO_2	BE	HCO_3^-	Na^+	K^+	Ca^{2+}	Hct	Hb	血糖
5:22 A 血	7.286	40	208	100%	−5	21.5	150	5.0	0.51	15%	5	19.7

分析：代酸、呼酸、高 K^+ 已基本纠正，血糖有所↓。由于输血，血 Ca^{2+} ↓，再经补 Ca^{2+}、输血、清创治疗后结束手术。

第四份血气：

时间点	pH	$PaCO_2$	PaO_2	SvO_2	BE	HCO_3^-	Na^+	K^+	Ca^{2+}	Hct	Hb	血糖
术毕 A 血	7.328	40	192	50%	−5	21.7	145	4.5	0.98	25%	8.5	16.3

讨论：患者为严重创伤，右胫骨骨折，右腿毁损伤，骨盆骨折，失血性休克，严重贫血，严重的代谢性酸中毒，呼酸，高 K^+ 血症，低 Ca^{2+} 血症，应激性高血糖症，混合型酸碱紊乱。

1. 严重代谢性酸中毒的原因与处理

由于失血性休克，细胞外液丢失，有效血容量严重不足，内脏及肾血流急剧下降，造成 BP↓，脉压仅 10 mmHg，HR 呈代偿性加快，达 158 bpm，四肢冰冷，面色苍白，无尿，Hb、Hct 极低。机体氧的运送要靠心排量（CO）、血红蛋白（Hb）和氧饱和度。正常人 CO 为 5000 mL/min，Hb 14～15 g/dL，1 g 血红蛋白在 SaO_2 100% 的条件下可携 O_2 1.34 mL，即正常成人的动脉氧含量（CaO_2）＝Hb×SaO_2×1.34＋物理溶解的 O_2，约为 1000 mL/min 左右，而其中 200 mL 是不能被利用的。

该患者的心排量是低的（虽然未能监测），Hb 仅 1.9～3 g/dL，SaO_2 100%，动脉氧含量约为正常的 1/5，即 200 mL/min，已远不能达到正常的氧供，机体组织处于严重的缺 O_2 状态，组织细胞无氧代谢必然出现严重的代谢性酸中毒，患者的 pH 已达到人体的极限 6.8 以下（6.502 和 6.786），所幸处理及时,代酸逐渐被纠正。

处理:积极抗休克外,主要用5% $NaHCO_3$ 纠酸紧急救治,按 2 mL/kg 静脉推注。本例体重 60 kg,第一次使用 5% $NaHCO_3$ 125 mL 静脉推注,第二次 125 mL,以后 60 mL 两次,HCO_3^- 逐渐上升至 21.5 mmol/L,pH 上升至 7.28,而后虽然未再补碱,随抗休克治疗病情好转,术毕酸碱平衡紊乱已正常。提示纠酸补碱当 pH>7.25 时即可观察,补碱要慎重,避免过量。

2. 高 K^+ 血症的处理

第一份血 K^+ 为 6.2 mmol/L,最高为 7.2 mmol/L,原因有:(1)严重的酸中毒合并高 K^+ 血症,为机体代偿离子交换的结果;(2)严重的组织毁损伤,细胞内 K^+ 逸出加重了高 K^+ 血症。在纠酸使用 $NaHCO_3$ 的同时应用 $CaCl_2$,既利用 Ca^{2+} 和 Na^+ 拮抗 K^+ 对心肌的抑制作用,又促使 K^+、H^+ 的离子交换,纠正酸中毒。

3. 低血 Ca^{2+} 的原因

第一份静脉血与第二份动脉血监测时间仅相差 12 min,血 Ca^{2+} 分别为 0.91 mmol/L 与 0.9 mmol/L,低于正常值 0.98 mmol/L 的下限,而在拮抗高血 K^+ 中应用 $CaCl_2$ 1 g 后,血 Ca^{2+} 上升到 1.25 mmol/L,输血后 Hb 上升,血 Ca^{2+} 最低降为 0.51 mmol/L,显然血 Ca^{2+} 的下降与输血有关(保养液中的枸橼酸钠与 Ca^{2+} 结合而被消耗)。

病例 2 心跳骤停后的酸碱失衡。

患者,女,67 岁,56 kg,全麻下行腰椎(3~4)滑脱固定术。术前一般情况尚可,心、肺、肝、肾功能正常,ASA Ⅲ 级,入室后常规监测。

11:45 开始麻醉诱导,气管内插顺利;

11:48 左桡动脉穿刺置管动脉测压;

11:50 行右侧锁骨下深静脉穿刺;

11:55 发现血压骤降,继而 VF;

11:59 心肺复苏;

12:02 血气监测;

12:03 电除颤,同时补钾 1 g;

12:15 除颤;

12:25 再除颤,心跳复律;

12:42、13:01、13:19 各补钾 1 g;

15:00 送 ICU。

心肺复苏前后的血气:

时间点		pH	PaCO₂	PaO₂	FiO₂	BE	HCO₃⁻	Na⁺	K⁺	Ca²⁺	Hct	Hb
12:02	A血	7.276	61.4	504	100%	2	28.6	144	2.6	1.16	32%	10.9
12:21	A血	7.356	45.9	554	100%	0	25.7	149	3.5	1.01	26%	8.8

复跳后血气：

时间点		pH	PaCO₂	PaO₂	FiO₂	BE	HCO₃⁻	Na⁺	K⁺	Ca²⁺	Hct	Hb
12:41	A血	7.201	58.6	529	100%	−5	23	145	2.3	1.32	26%	8.8
12:59	A血	7.252	45.6	551	100%	−7	20	146	2.3	1.19	25%	8.5
13:16	A血	7.268	45.1	573	100%	−6	20.6	145	2.6	1.2	28%	9.5
14:16	A血	7.265	44.9	563	100%	−5	21	144	3.2	1.15	26%	8.8

送 ICU 后血气：

时间点		pH	PaCO₂	PaO₂	FiO₂	BE	HCO₃⁻	Na⁺	K⁺	Ca²⁺	Hct	Hb
15:34	A血	7.296	44	258	55%	−5	21.4	146	3.2	1.17	32%	10.9

诊断：心跳骤停心肺复苏后，急性呼酸＋代酸。

分析：①患者术前一般情况尚可，麻醉诱导与插管顺利，已实施机械呼吸，动脉压已监测，在锁骨下静脉穿刺完毕时发现血压骤降，气道压升至 40 cmH₂O，全身出现红疹、红斑，心电图提示室速→VF。心跳骤停原因为过敏性休克和低钾。

②心跳骤停时已有监测，发现快，心肺复苏及时，第一分血气距离心跳骤停仅 5 分钟，能较准确反映当时机体内环境的状态。

③第一份血气主要表现为呼酸，PaCO₂ 61.4 mmHg，HCO₃⁻ 代偿性升高，达 28.6 mmol/L，但仍在代偿范围内，故为单纯性呼酸（急性呼酸 PaCO₂ 每升高 10 mmHg，HCO₃⁻ 代偿性上升 1 mmol/L）。

④由于心跳骤停期间无氧代谢所产生的酸性物质有待于肺和肾的排出，在以后的血气中表现为代偿变化（急性呼酸 HCO₃⁻ 不应小于 26 mmol/L，患者心脏复跳后的几份血气中，HCO₃⁻ 均小于 26 mmol/L，说明有代酸）。诊断：呼酸＋代酸。pH＜7.35，酸中毒，酸血症。

⑤患者肺部无疾病，第一份血气 PaO₂ 达 504 mmHg，FiO₂ 为 100%。氧合指数高达 500，属完全正常，说明肺的换气功能良好，尔后的多份血气均提示肺的换气功能正常，无缺 O₂ 状态。

⑥多份血气提示低血 K⁺。一般情况下酸中毒常合并高血 K⁺，这是离子

交换的结果。酸中毒合并低血 K^+,提示机体总血 K^+ 降低。低血 K^+ 可能是患者发生 VF 的主要诱因。患者过敏性休克,血压骤降,加之低 K^+,心肌兴奋性极高,室颤阈值低,易发生 VF,而且除颤不易成功,经补 K^+ 后除颤成功,后补 K^+ 总共 3 g,血 K^+ 才恢复至 3.2 mmol/L。

⑦由于该患者心跳骤停时间短,心肺复苏快,缺 O_2 时间短,代酸较轻,呼酸为主,主要以调整呼吸参数纠正呼酸。少量补碱纠正代酸,5% NaH-CO_3 50 mL 静滴,之后 pH 7.252 时,补 5% $NaHCO_3$ 20 mL,未发生医源性碱过多。

病例 3 患儿,男,2 岁,9 kg,左肱骨小端小头骨折,全麻下手术复位。

09:12 给 5% GS 40 mL 静滴;

10:00 钠钾钙镁葡萄糖注射液(乐加)100 mL 静滴。

血气指标:

时间点	pH	$PaCO_2$	PaO_2	FiO_2	BE	HCO_3^-	Na^+	K^+	Ca^{2+}	Hct	Hb
09:10 A 血	7.256	38.3	167	30%	−10	17	162	3.8	1.33	31%	10.5
10:41 A 血	7.386	38.6	98	30%	−2	23	141	4.2	1.33	27%	9.2

诊断:脱水,代酸+呼酸。

分析:①患儿瘦弱,2 岁才 9 kg,加之骨折后术前一天未进食,也未正规输液,患儿处于严重的脱水状态。Na^+ 162 mmol/L,低血容量,代酸,高 Na^+ 血症。

②肺代偿肾,$PaCO_2$ 代偿性下降,预计值应为 $(1.5 \times 17 + 8) \pm 2 = 33.5 \sim 35.5$ mmHg,但患儿 $PaCO_2$ 38.3 mmHg,超出代偿范围,应有呼酸(呼吸机参数设置不合适)。

③经补水 5% GS 40 mL,补平衡液 100 mL 后,脱水纠正,内环境酸碱平衡也得到纠正,10:41 血气基本正常,未补碱。

病例 4 患儿,8 个月,9 kg,脑内结节性硬化症,癫痫,全麻下开颅癫痫灶切除术。

09:17 经中心静脉补 KCl 0.2 g;

11:03 RBC 1 U,静滴;

13:30 RBC 1 U,静滴;

14:08 关硬脑膜,术毕,送 ICU。

血气监测结果:

时间点		pH	PaCO₂	PaO₂	FiO₂	BE	HCO₃⁻	Na⁺	K⁺	Ca²⁺	Hct	Hb
09:16	A 血	7.344	35.8	333	65%	−6	19.5	140	2.9	1.32	22%	7.5
11:01	A 血	7.310	37.7	282	60%	−7	19.0	142	3.8	1.30	22%	7.5
12:08	A 血	7.321	35.6	273	60%	−8	18.4	141	3.8	1.30	48%	16.3
13:27	A 血	7.339	34.4	309	60%	−7	18.5	141	4.0	1.35	28%	9.5
14:05	A 血	7.372	27.7	189	50%	−9	16.1	141	3.5	1.35	26%	8.8
14:47	A 血	7.425	23.7	114	30%	−9	15.6	144	3.7	1.30	27%	8.6

诊断:代酸(单纯性),14:00 后,代酸+呼碱。

分析:①患儿麻醉、手术顺利,前几份血气主要改变为单纯性、轻度代酸,由于 pH＞7.30,未补碱。

②患儿术中 BP、HR 均正常,平稳,无低血压、低血容量等情况。代酸的原因与输血、给药中使用 0.9% NaCl 有关。手术麻醉近 6 h,共输血、输液 760 mL,其中 0.9% NaCl 260 mL,占 1/3,偏多,造成高 Cl⁻ 性酸中毒。血 Cl⁻＝103−BE＝103−(−6～−9)＝109～112(高 Cl⁻)。

③14:00 后麻醉机的呼吸参数进行了调整,结果通气过度,出现了呼碱,并未纠正直至术毕。

病例 5　男,65 岁,76 kg,食道癌,全麻胸腔镜下食道癌根治术。单肺通气,单侧气胸,CO₂ 压力 9～6 mmHg,FiO₂ 80% 后,SpO₂ 从 99% 逐渐下降至 90%,监测血气。

术中血气监测结果:

时间点		pH	PaCO₂	PaO₂	FiO₂	BE	HCO₃⁻	Na⁺	K⁺	Ca²⁺	Hct	Hb
11:07	A 血	7.182	64.4	59	80%	−4	24.1	141	4.0	1.26	24%	8.2
11:30	A 血	7.226	58.6	78	90%	−3	24.3	142	3.8	1.30	23%	8.0
12:23	A 血	7.350	45.3	372	75%	−1	25	141	3.9	1.29	25%	8.4

诊断:CO₂ 气胸后,呼酸、低氧血症。

分析:①胸腔镜下食道癌根治术要求单肺通气,并用 CO₂ 加压,造成一侧肺萎陷,通气障碍,PaCO₂↑;加之 CO₂ 胸内加压,且压力过高使对侧肺受压移位,以及 CO₂ 的部分吸收致 PaCO₂ 明显升高,肾来不及代偿,pH 随 PaCO₂ 的升高而下降,而出现严重的呼酸。

②单肺通气,一侧肺萎陷,不仅通气功能障碍,换气功能也受影响,PCO₂↑,肺泡气 PaO₂↓,出现 PaO₂＜60 mmHg,即低氧血症。

③将 CO_2 压力降至 6 mmHg 后,肺受压有所改善,同时 FiO_2 提高至 90%,$PaCO_2$ 由 68.9 mmHg 降至 58.6 mmHg,PaO_2 由 59 mmHg 上升至 78 mmHg,病情有所改善,pH 上升至 7.226。这是"呼吸因素靠肺"的典型例子,肾来不及代偿,HCO_3^- 和 BE 均无明显变化。

④双肺通气后血气正常。

⑤提示:胸腔镜 CO_2 气胸病理生理变化极明显,应及时监测血气并给予各方面的及时调整,预防发生严重的内环境紊乱。

病例 6 男,75 岁,60 kg,冠心病,腹泻后补液,输液过快引起急性左心衰,肺水肿。

血气结果:

时间点		pH	$PaCO_2$	PaO_2	FiO_2	HCO_3^-	Na^+	K^+	Cl^-	AG	输入/排出(mL)
07:20	A 血	7.39	17	66	33%	10	142	4.1	106	26	650/1100
07:21	A 血	7.39	26	63	29%	15	137	3.5	102	22	1700/1500
07:23	A 血	7.39	31	65	29%	19	143	2.9	98	26	550/1750

分析:①07:20 PaO_2 66 mmHg,FiO_2 33%,氧合指数 66/0.33=200,急性肺损伤;

②根据病史,腹泻 HCO_3^-↓为原发性,AG↑,存在代酸;

③肺代偿肾,$PaCO_2$ 代偿性减少,$PaCO_2$ 的预计值=1.5×10+8=23,患者 $PaCO_2$ 仅 17 mmHg,应有呼碱。

诊断:输液过快肺水肿,AG 增高型代酸+呼碱。

07:21 呼碱基本消失,氧合指数 63/0.29=217,略有进步。

07:22 Na^+↑,呼吸又加快,HCO_3^- 变化量为 5 mmol/L,AG 变化量为 10 mmol/L,△AG>△HCO_3^-,合并代碱。

诊断:代酸+代碱。

经强心、利尿,病情逐渐好转,病程中未补碱,提示诊断代碱。注意计算 AG 变化与 HCO_3^- 变化的差值,若 △AG>△HCO_3^-,则有代碱。

二、代谢性碱中毒(医源性补碱过多)

病例 1 男,42 岁,70 kg,大面积烧伤。

患者血气监测情况:

时间点		pH	PaCO$_2$	HCO$_3^-$	Na$^+$	K$^+$	Cl$^-$	处理
入院	A 血	7.198	29	15	135	3.0	100	
第一天	A 血	7.41	41	30	137	2.6	104	补 5% NaHCO$_3$ 700 mL 后
第二天	A 血	7.51	51	41	137	2.6	105	补 5% NaHCO$_3$ 500 mL 后
第三天	A 血	7.45	52	36	139	4.6	107	补 5% NaHCO$_3$ 100 mL 后
第四天	A 血	7.35	52	29	145	5.4	110	气管切开
第五天	A 血	7.35	26	13	140	4.7	115	

分析：①患者大面积烧伤，休克，pH 7.198，HCO$_3^-$ 15 mmol/L，PaCO$_2$ 代偿性下降，在代偿范围内为单纯性代酸。第一天补 5% NaHCO$_3$ 700 mL（420 mmol/L），补碱后 HCO$_3^-$ 达 30 mmol/L，说明补碱多了，同时呼吸功能不良未能将补 NaHCO$_3$ 后分解的 CO$_2$ 排出，使 PaCO$_2$ 上高达 41 mmHg，造成医源性代碱＋呼酸，同时碱中毒造成血 K$^+$ ↓，致低 K$^+$ 血症。

②由于机体处于高分解状态，第二天又补了 5% NaHCO$_3$ 500 mL（300 mmol/L），进一步加重代碱，pH 7.51，同时合并严重的低 K$^+$ 血症，血 K$^+$ 2.6 mmol/L，处于危险状态。

③第三天按血气监测补 5% NaHCO$_3$ 100 mL，代碱好转。

④第四天气管切开后 CO$_2$ 排出过多又出现呼碱。

⑤第五天血 Cl$^-$ 升至 115 mmol/L，即高氯性酸中毒——代酸，之后病情逐渐好转。

诊断：入院，大面积烧伤，休克，单纯性代酸（PaCO$_2$ 在代偿范围内）；第 2～3 天，补碱过多，医源性代碱＋呼酸；第五天，呼碱＋代酸。

提示：补碱不能一次性大量输注，应小量分次，同时应加强呼吸管理，此患者应早一天做气管切开。另外要加强电解质的监测，患者补碱造成低血 K$^+$ 是很危险的（pH 每上升 0.1，血 K$^+$ 下降 0.6 mmol/L）。

病例 2　女，45 岁，50 kg，高血压，用双克利尿后腹泻，三天。

血气监测情况：

时间点		pH	PaCO$_2$	HCO$_3^-$	Na$^+$	K$^+$	Cl$^-$	血压(mmHg)
第一天	A 血	7.51	45	35	137	3.1	90	136/83
第三天	A 血	7.42	39	25	138	2.8	105	114/70

分析：①第一天以利尿为主，pH↑与 HCO$_3^-$ ↑倾向一致，HCO$_3^-$ ↑为原发性，为代碱；

②血 Cl^- 90 mmol/L,低氯性代碱;

③血 K^+ 3.1 mmol/L,代碱合并低 K^+ 血症(离子交换);

④$PaCO_2$ 代偿性增高(HCO_3^- 每上升 1 mmol/L,$PaCO_2$ 代偿性增高 2~9 mmHg,但不超过 55 mmHg),在代偿范围内。

诊断:代碱,低 Cl^- 性代碱,合并低 K^+ 血症。

腹泻三天:①酸碱参数"正常",主要与腹泻后 HCO_3^- ↓,而 Cl^- ↑有关,纠正了低 Cl^- 性碱中毒;

②利尿、腹泻,血 K^+ 进一步下降——低血 K^+ 症;

③患者 BP↓,可存在脱水和轻度高 Cl^- 代酸。

经补液纠正脱水,补 K^+ 后,病情稳定。

三、急性呼吸性酸中毒

病例 1 女,70 岁,66 kg,右肾上腺肿瘤,腔镜下右肾上腺肿瘤切除术。全麻气管内插管,机械通气,全凭静脉麻醉维持,左侧卧位。潮气量 500 mL,呼吸频率 12 次/min,吸呼比 1:1.5。

09:10 机械通气;

10:44 后腹膜腔注气;

10:59 调整呼吸参数;

13:16 术毕准备拔管。

术中血气监测结果:

时间点		pH	$PaCO_2$	PaO_2	FiO_2	BE	HCO_3^-	Na^+	K^+	Ca^{2+}	Hct	Hb
09:45	A 血	7.468	32.4	201	60%	0	23	145	3.3	1.17	31%	10.5
10:54	A 血	7.277	56.8	152	60%	0	26.5	146	4.1	1.22	30%	10.2
11:24	A 血	7.328	47.1	209	60%	−1	24.7	146	3.8	1.20	29%	9.9
13:17	A 血	7.347	43.7	129	30%	−2	24.0	147	3.4	1.23	30%	10.2

诊断:急性呼吸性酸中毒(单纯性)。

分析:①全麻插管后机械呼的呼吸参数尚合适,血气正常,血 K^+ 偏低,补 KCl 1 g VD;

②气腹充 CO_2 及侧卧拆刀位后 $PaCO_2$ 升至 56.8 mmHg,HCO_3^- 代偿性上升,但在代偿范围内;

③$PaCO_2$ 升高的原因与 CO_2 气腹有关,与体位改变后通气量未能及时调整有关;

④肾代偿肺较慢，HCO_3^- 26.5 mmol/L，仅上升 2 mmol/L，pH 随 CO_2 的升高而下降；

⑤经及时调整呼吸参数（潮气量 550 mL/min，呼吸频率 14 bpm）后，$PaCO_2$ 降至 47.1 mmHg，pH 恢复基本正常（pH>7.328）；

⑥术毕患者清醒，自主呼吸良好，拔管前血气正常。

四、急性呼吸性碱中毒

病例 1　患童，男，7 岁，25 kg，全麻下阑尾切除术。潮气量 250 mL/min，呼吸频率 14 bpm，吸呼比 1:2，机械通气 15 min 查血气。血气结果：

时间点		pH	$PaCO_2$	PaO_2	FiO_2	BE	HCO_3^-	Na^+	K^+	Ca^{2+}	Hct	Hb
09:45	A 血	7.56	21	250	55%	0	21	140	3.5	1.08	36%	12

诊断：急性呼吸性碱中毒（单纯性）。

分析：机械通气后通气过度，CO_2 排出过多而致急性呼碱。

①潮气量为 10 mL/kg，呼吸频率 14 bpm，通气量 3500 mL/min，血气监测结果证明此通气量过大；

②吸呼比 1:2，吸气时间 1.4 s，而呼气时间 2.8 s，吸气时间短而呼气时间偏长，有利于 CO_2 的排出，致使 CO_2↓；

③急性呼碱肾来不及代偿，pH 随 $PaCO_2$ 降低而升高；

④该患者 $P_{ET}CO_2$ 显示为 30 mmHg，与 $PaCO_2$ 相差 9 mmHg，不利于病情判断，说明仅靠 $P_{ET}CO_2$ 的监测是不够的，必须与血气 $PaCO_2$ 进行比较。

五、三重性酸碱失衡

病例 1　男，47 岁，60 kg，股骨骨折，休克。

12:30 血气分析；

12:40 补充生理盐水 250 mL；

13:40 再次补充生理盐水 250 mL。

患者血气监测结果：

时间点		pH	$PaCO_2$	PaO_2	FiO_2	BE	HCO_3^-	Na^+	K^+	Cl^-	AG
12:30	A 血	7.46	27	65	40%	−6	19	121	3.7	65	35
13:00	A 血	7.54	25	120	60%	−5	21	130	4.5	90	9
14:00	A 血	7.40	35	130	60%	−3	22	135	3.6	100	9

分析:第一份血气

①pH 正常偏高,HCO_3^-↓,BE↓,患者休克,代酸为原发性;$PaCO_2$代偿性降低,$PaCO_2$预计值$=1.5×19+8=36.5(mmHg)$,目前患者$PaCO_2$仅 27 mmHg,有代偿因素但超出代偿范围,有呼碱。

②AG 35,比上限 16 高出 24,为 AG 增高型代酸。

③Cl^- 65 mmol/L 与 HCO_3^- 呈负关,Cl^- 低,HCO_3^- 必然高,低氯性碱中毒。

④PaO_2 65 mmHg,FiO_2 40%,预计 $PaO_2=40×5=200$ mmHg,氧合指数:$PaO_2/FiO_2=65/0.4=162.5<200$,肺损伤。

诊断:骨折,休克,代酸+呼碱+代碱——三重性酸碱失衡,肺损伤。

处理:抗休克,改善循环,气管内插管,呼吸机治疗,改善呼吸。再分析第二份血气,即有好转。

①pH 7.45 与 $PaCO_2$ 低的倾向性一致,呼碱。

②AG 9,在正常范围,代酸基本纠正。

③Cl^- 90 mmol/L 仍低,低氯性碱中毒尚未纠正,代碱;呼碱+代碱,pH>7.45,碱血症,碱中毒。

④PaO_2 120 mmHg,氧合指数 120/60=200。比前份血气有改善,患者经抗休克后,病情逐渐平稳,呼吸仍需调整,纠正呼碱。

⑤由于有代碱存在,未补碱,若根据 HCO_3^- 19 mmol/L 给予补碱药物,则会加重代碱的程度,使病情复杂化。经呼吸调整参数后 $PaCO_2$ 升至 35 mmHg,内环境基本稳定。

病例 2 女性,80 岁,42 kg,慢性支气管炎、肺心病,哮喘加重 1 月余。

血气分析:

时间点		pH	$PaCO_2$	PaO_2	FiO_2	HCO_3^-	Na^+	K^+	Cl^-	AG
入院	A 血	7.38	71	62	29%	42	134	5.1	72	20
治疗后	A 血	7.26	76	26	29%	33	134	4.3	90	11

分析:①慢支+哮喘一月余,$PaCO_2$↑达 71 mmHg,肾脏有较长时间代偿,HCO_3^-↑,但不会超过 45 mmol/L,此病人 HCO_3^- 42 mmol/L 在代偿范围内,为呼酸。

②AG 20,已超过 16,AG 增高型代酸。

③Cl^- 仅 72 mmol/L,低氯性代碱。

诊断:呼酸+代酸+代碱,三重性酸碱失衡,pH"正常"。

治疗:由于慢性呼酸,肾代偿完全,已不是主要问题,而低氯性代碱是主要矛盾,给予生理盐水、盐酸、精氨酸 10 g,CaCl$_2$ 1 g 静滴。当天排尿 3000 mL,第二天血 Cl$^-$ 明显上升,至 90 mmol/L,HCO$_3^-$ ↓,代碱得到纠正,AG 也下降至正常,三重性酸碱失衡转变为原发病——慢支所致的单纯性慢性呼酸(pH 7.26,PaCO$_2$ 76 mmHg),再经抗炎排痰改善呼吸,病情明显好转。

第六节　提高酸碱平衡紊乱的临床诊断和治疗水平

一、明确目的

临床治疗酸碱紊乱的目的是治疗酸血症或碱血症,即纠正 pH,使其接近正常范围,这是因为:

1. 正常 pH 是内环境稳定的基本因素之一,超出 pH 7.35~7.45 的正常范围,会影响机体的基本代谢和细胞电活动。细胞能生存的 pH 范围仅为 6.8~7.8,超过此范围,细胞不可逆改变。

2. pH 不正常会导致电解质紊乱,反之,pH 改变可能是机体电解质紊乱的结果。

3. pH 改变影响 O$_2$ 与 Hb 的结合和释放,如碱中毒,氧离曲线左移,O$_2$ 释放困难,引起组织缺氧。

4. pH 改变影响血管的张力和组织供血,如 PaCO$_2$ ↑,脑血管扩张→脑水肿;PaCO$_2$ ↓,脑血管收缩,脑供血不足。

二、正确诊断

首先诊断要正确,错误的判断必然招来错误的治疗,酸碱失衡是多种疾病、多种因素造成的结果,故诊断一定要结合病史和临床有关资料综合分析。

血气检测中要注意分析五项核心指标:pH、PaO$_2$、PaCO$_2$、HCO$_3^-$ 和 AG,并同时测定电解质 K$^+$、Na$^+$、Cl$^-$、Ca^{2+},注意代偿变化及其预计值,也就是注意代偿范围与限度,不要把在代偿范围内的变化诊断为疾病。如急性呼酸时,PaCO$_2$ 升高,HCO$_3^-$ 在代偿范围内的升高而误诊断为呼酸＋代碱;又如急性呼碱,PaCO$_2$ 降低,HCO$_3^-$ 在代偿范围内的降低误认为是呼碱＋代酸,并用 5% NaHCO$_3$ 去补碱治疗,这都是错误的;也不能将超出代偿范围的疾病遗漏掉,如代酸,HCO$_3^-$ 减少,PaCO$_2$ 代偿性降低,但超过了代偿范围,应有呼碱存在,只诊断代酸而遗漏了呼碱；或 $PaCO_2$ 不但不降低或正常或升高，则有呼酸存在，只诊断代酸而遗漏了呼酸等，都是诊断上的失误，应特别注意。

计算 AG 可以帮助分析代酸的分类和程度；比较 Na^+ 与 Cl^- 的浓度、Cl^- 与 HCO_3^- 的浓度有利于判断酸中毒的性质。

三、救治顺序

治疗上要注意轻重缓急。围术期酸碱失衡常以急性酸碱失衡为多，需要急治，而对慢性酸碱失衡，由于机体已有较长时间的代偿，治疗中就不能过急。如全麻中使用呼吸机，由于机械通气参数或呼吸模式不合适而造成过度通气或通气不足所造成的 $PaCO_2$ 升高或降低，应及时纠正，否则就会造成围术期病情变化或增加原发病的复杂性；慢性支气管炎所致的 $PaCO_2$ 升高，肾代偿肺已达极限，HCO_3^- ↑，pH 值可以在正常范围，麻醉中若使用呼吸机过度通气，使 $PaCO_2$ 迅速下降，而肾代偿缓慢，已升高的 HCO_3^- 不能随之迅速下降，而造成 pH↑，为医源性代碱。

四、针对治疗

治疗要有针对性，要分析哪是原发病，哪是继发因素或继发病。呼吸因素靠肺，代谢因素靠肾。呼吸性酸中毒和呼吸性碱中毒都是由呼吸因素造成的，也可以看作 $PaCO_2$ 的过剩或不足引起，故要靠呼吸管理来治疗，以改善通气，促进氧合为主，抗感染、解痉、排痰，甚至人工呼吸机的应用等。如急性呼碱，CO_2 排出过多，$PaCO_2$↓，HCO_3^- 代偿性减少，治疗时，应以原发病呼碱为主，以调整呼吸频率与潮气量，减少通气量，使 CO_2 排出减少即可以达到治疗的目的。随 $PaCO_2$ 的升高，呼碱纠正，代偿性 HCO_3^- 减少也就随之纠正，没有必要用 $NaHCO_3$。

急性呼酸的治疗以改善通气，逐步降低 $PaCO_2$ 为主。$PaCO_2$ 不宜快速下降，而且补碱要非常慎重，因呼酸时肾代偿肺 HCO_3^- 重吸收增加，补碱会增加肾脏负担，一旦肺通气功能改善，$PaCO_2$↓，肾代偿时所增高的 HCO_3^- 不会能迅速回落，即可出现代碱。如果补碱则会加重代碱，这是在治疗急性呼酸时要特别重视和预防的。急性呼酸常合并高 K^+ 血症，pH 每降低或升高 0.1，血 K^+ 升高或下降 0.6 mmol/L。代谢性酸碱失衡是由于各种原因引起体内酸的异常积蓄，或异常丢失，主要是 HCO_3^- 的过剩或不足引起的，故要靠肾脏代谢来解决。

代酸：要分清是哪种性质的代酸，是 AG↑ 的代酸，还是高 Cl^- 性代酸。

轻度代酸时,当纠正休克脱水后,代酸即可消除。当 pH<7.25,HCO_3^-<15 mmol/L,BE<−10 mmol/L,需要补碱来治疗时,补碱量宜小不宜大,在血气监测下分次补给,因为随着全身情况的改善,净酸的排泄,肾脏可产生新的 HCO_3^-,乳酸也可转化为 HCO_3^-。5% $NaHCO_3$ 补给后最终代谢为 CO_2,需经肺排出,可出现一过性 CO_2 增加,故治疗过程中应确保呼吸道通畅,防止医源性呼酸或补碱过多出现医源性代碱。

代碱:轻度代碱,可给患者输液,补充血容量,改善肾血流,纠正低 Cl^-、低 K^+ 即可。Cl^- 与 HCO_3^- 呈负相关,Cl^- 是可以自由交换的阴离子,Cl^- 升高,HCO_3^- 必然下降,轻度代碱补充 0.9% NS 即可奏效。Cl^- 的补充可以直接减少肾对 HCO_3^- 的重吸收,低 K^+ 性碱中毒,补 KCl 最好,既补了 K^+ 又补了 Cl^-。Cl^- 将 Na^+ 带出,H^+-Na^+ 交换减少,肾小管排出 H^+ 减少,Na^+ 被带出,总之,补 Cl^- 即可使 HCO_3^- 降低,纠正碱中毒。严重碱中毒,HCO_3^- 45~50 mmol/L,pH>7.65,则应补酸治疗,用大量的稀盐酸或盐酸精氨酸、盐酸赖氨酸等溶液静滴来中和过多的 HCO_3^-,速度不宜过快。

混合性酸碱紊乱的治疗要抓主要矛盾。如 AG↑ 型代酸为主要矛盾时补液,改善循环,适当利尿,AG 自会下降;低 Cl^- 性代碱为主要矛盾,则补 Cl^- 为主。代酸+代碱输液后尿量增加,肾会排出多余的酸和碱,但注意尿多,需补 K^+。

加强监测,不论单纯性、混合性或三重性酸碱紊乱,都要在血气、电解质的不断监测条件下,逐渐进行调整,不能盲目只凭经验或公式补充。严重酸碱失衡和电解质紊乱,可用透析疗法。

代酸常合并高 K^+,当代酸合并低 K^+ 时,纠酸时要先补 K^+,防止纠酸后出现严重的低 K^+ 血症。

代碱常合并低 K^+,或低 K^+ 所致的代碱,应先补 K^+,随血 K^+ 水平的升高,代碱可随之得到治疗。

五、宁酸勿碱

正常 pH 7.35~7.45,而 pH 6.8~7.8 是生命极限范围,低于或高于此值将威胁生命。pH 值是 H^+ 浓度的负对数,将 pH 值换算成 H^+ 浓度,pH 6.8 时,H^+ 浓度为 160 nmol/L;7.8 时,H^+ 浓度为 16 nmol/L;7.4 时,H^+ 浓度为 40 nmol/L,可以看出机体对酸的耐受力是对碱的耐受能力的 3 倍多,即机体较易耐受酸性环境,机体对酸的缓冲能力远强于碱,而对碱中毒较敏感,缓冲能力也较弱。

临床资料也证实,肺心病病人死于呼酸合并代碱或单纯代碱的是死于呼酸或呼碱合并代酸的 3 倍,死亡率高达 60%。这可能是机体易发生酸中毒,对酸性环境适应较好有关。

对呼衰病人的纠酸要慎重补碱,主要靠呼吸因素纠正。

对代酸病人的纠酸,5% $NaHCO_3$ 要分次应用,宜小不宜大,严密监测血气,及时调整纠酸给药量,当 pH>7.25 时更要慎重。

重症病人发生代酸+代碱者并不少见,pH 多在"正常"范围,慎重补碱极为重要,避免医源性碱中毒。

临床上对碱中毒对机体危害的认识不如酸中毒对机体危害的认识深入,而对碱中毒的治疗手段不如酸中毒多,故一旦发生碱中毒,治疗上更困难些,故宁酸勿碱。

六、常记内容

1. 正常值:pH 7.4±0.05,$PaCO_2$(40±5) mmHg,HCO_3^-(24±2) mmol/L,BE ±3 mmol/L,PaO_2 80~100 mmHg,AG(12±2)。

2. H-H 方程中 pH、$PaCO_2$ 和 HCO_3^- 三量中知道任意两项,第三项即可算出。

3. 如果不是混合性酸碱失衡,初起的 pH<7.35 为酸血症,>7.45 为碱血症。

4. 急性呼酸:$PaCO_2$ 每升高 10 mmHg,肾代偿肺 HCO_3^- 增加 1 mmol/L,但不会超过 32 mmol/L,若>32 mmol/L,则有代碱。

5. 慢性呼酸:$PaCO_2$ 每升高 10 mmHg,HCO_3^- 代偿性增加 3~4 mmol/L,但不会>45 mmol/L,若>45,则有代碱;但也不会<26 mmol/L,如<26 mmol/L,则合并代酸。

6. 代酸:HCO_3^- 每下降 1 mmol/L,$PaCO_2$ 代偿性降低 1.2 mmHg,$PaCO_2$ 预计值=(1.5×HCO_3^-+8)±2,若 $PaCO_2$ 高于预计值,则合并有呼酸。$PaCO_2$ 15~20 mmHg 是肺代偿的极限。

7. 代碱:HCO_3^- 每升高 1 mmol/L,$PaCO_2$ 代偿性增加 2~9 mmHg,但肺代偿肾 $PaCO_2$ 不会超过 55 mmHg,若 $PaCO_2$>60 mmHg,则合并呼酸。

8. 重症病人,若 pH"正常"往往提示为混合性或三重性酸碱平衡紊乱。

第十一章
血液的血气监测与临床

本章主要叙述血液中的氧（O_2）、二氧化碳（CO_2）、氮（N_2）和水蒸气（H_2O）的分析，是近 30 年来的重要进展。血气分析与监测是判断呼吸功能、循环功能和酸碱平衡的重要指标，是围术期和危重医学监测治疗中不可缺少的重要的内容。

第一节　基础知识

一、人类生存需要 O_2 与排出 CO_2——气体交换

人类生命没有 O_2 就不能生存，生命活动需要能量，能量由细胞利用 O_2 进行物质代谢而产生。如纸张、木材燃烧产生光和热的能量，消耗 O_2，产生 CO_2。

成人安静时 1 min 消耗 O_2 250 mL，产生 CO_2 200 mL，运动时两者可增加几倍，甚至十几倍。

CO_2 产生量与 O_2 消耗量之比，即气体交换的比率为呼吸商，因人而异，一般为 0.75～0.9，平均 0.8。呼吸商（R）＝CO_2/O_2＝200/250＝0.8。呼吸商 0.8 的含义是指每摄取 1 mL O_2 就放出 0.8 mL CO_2。

运动时通气增加，排出也增加，R 增大，慢性消耗性疾病 R 减小。

(一)呼吸——气体交换

分为三个环节：外呼吸、血循环、内呼吸。

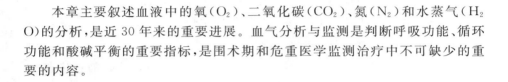

$$\text{呼吸}（\text{三个环节}）\begin{cases}\text{外呼吸——空气}（O_2）\to\text{气道}\to\text{肺泡}（O_2）\to\text{肺泡毛细血管}\to\\\quad\text{血循环}（O_2）\to\text{毛细血管}\to\text{组织利用 }O_2，\text{排出 }CO_2\to\text{血}\\\quad\text{循环}（CO_2）\to\text{气道}\to\text{排出体外}（CO_2）\\\text{血循环——}O_2\text{ 和 }CO_2\text{ 的运输}\\\text{内呼吸}（\text{细胞呼吸}）\text{——毛细血管 }O_2\to\text{细胞利用 }O_2，\text{排出 }CO_2\\\quad\to\text{毛细血管}\end{cases}$$

(二)肺脏——气体交换的器官和场所

主要功能是摄取 O_2，排出 CO_2。

$$肺生理特性\begin{cases}3 亿个肺泡\\70 \text{ m}^2 \text{ 的肺泡表面积}\\1 \text{ min } 5{\sim}6 \text{ L 空气进出}\\1 \text{ min } 5{\sim}6 \text{ L 血液流过}\\1 \text{ cmH}_2\text{O 的压力膨胀 } 150 \text{ mL 的顺应性}\end{cases}$$

具备以上条件时，肺才能完成充分的气体交换。

(三)通气：吸→呼→吸→呼吸运动

$$1. 通气功能\begin{cases}潮气量（VT）：8{\sim}12 \text{ mL/kg}，平均 10 \text{ mL/kg}，静息状态的\\\qquad 通气功能\\呼吸频率（RR）：9{\sim}24 \text{ bpm}\\死腔量（VD）：成人 150 \text{ mL}\\分钟通气量＝潮气量×呼吸频率＝5{\sim}6 \text{ L/min}\\肺泡通气量（有效通气量）＝（潮气量－死腔量）×呼吸频\\\qquad 率，4{\sim}5 \text{ L/min}\\VT/VD \text{ 比：正常为 } 0.25{\sim}0.3\end{cases}$$

注：肺通气与心脏收缩不同：

①肺本身并不能运动，气体的吸入和排出依靠胸廓肌肉的活动，也就是靠膈肌和肋间肌的运动使胸廓扩张和收缩。兴奋、运动时通气增加，也可随意识短暂停止呼吸，与心脏自主运动，不能随意停止不同。

②自主呼吸与机械通气不同。自主呼吸（自然呼吸）是胸廓扩张将空气吸入肺内（负压吸入），机械通气是把空气压入肺（正压压入）。

2. 呼吸调节中枢

大脑→延髓化学感受器→脊髓→神经→呼吸肌、膈肌→胸廓运动→肺扩张、收缩。

PaO_2、$PaCO_2$ 刺激周围化学感受器（颈动脉体，主动脉体）。

(四)换气——肺泡水平(肺泡膜两侧)的气体交换

1. 通气/血流比(V/Q)

肺泡气与血流量需匹配，肺泡有效通气量为 4000 mL/min，心排血量为 5000 mL/min。

V/Q＝4000/5000＝0.8；

V/Q＞0.8，气＞血流，呈通气过度，为死腔效应；

V/Q＜0.8，气＜血流，呈静脉掺杂，为分流效应。

2. 弥散——气体从浓度高（分压高）的一侧向浓度低（分压低）的一侧扩散称弥散。单位时间内气体弥散的量称弥散能力，影响弥散能力的因素有：

影响因素 {
　弥散面积（70 m^2 肺泡表面积）
　肺泡膜的厚度
　膜两侧的气体压力差
　接触时间（红细胞与气体接触时间）
　各种气体的弥散性能，如 CO_2 的弥散能力比 O_2 大 20 倍
　毛细血管内的容量
}

3. 静脉性分流率（Q_s/Q_T）——反映肺内分流的百分比。

肺内分流 {
　生理分流（Qsp）＝解剖分流＋功能分流（肺泡分流），正常占心排出量的 3%～5%
　解剖分流——静脉血未经氧合而直接流入动脉内，正常占心排血量的 2% 左右
　功能分流（肺泡分流）：肺上、中、下部 V/Q 比不同
　病理分流：先心病右→左分流，ARDS（肺内分流）
}

小结：

影响气体交换的三要素：

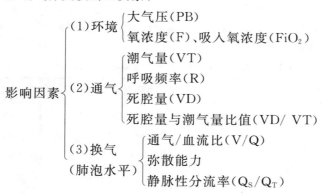

影响因素 {
　(1)环境 {
　　大气压（PB）
　　氧浓度（F）、吸入氧浓度（FiO_2）
　}
　(2)通气 {
　　潮气量（VT）
　　呼吸频率（R）
　　死腔量（VD）
　　死腔量与潮气量比值（VD/ VT）
　}
　(3)换气（肺泡水平） {
　　通气/血流比（V/Q）
　　弥散能力
　　静脉性分流率（Q_s/Q_T）
　}
}

二、大气压与分压

(一)大气压

大气是混合气体，成分复杂。

$$大气成分\begin{cases}氮气(N_2)占>78\% \\ 氧气(O_2)占21\% \\ 二氧化碳(CO_2)占0.04\% \\ 饱和水蒸气(H_2O)和其他\end{cases}$$

大气压(PB)——混合气体的总压力,为 760 mmHg(标准状态下一个大气压值)。

(二)分压

是混合气体中各种气体占总气体中的压力,即各种气体的浓度就是该气体的分压。

如:N_2 的分压 $=(760-47)\times79\%=713\times79\%=563$ mmHg;

O_2 的分压 $=(760-47)\times21\%=713\times21\%=150$ mmHg。

三、血液和肺泡中的气体与分压

(一)气相与液相两侧的气体分压相等

气体与流体接触时,气体分子可以自由进入液体,同时也有气体分子外溢,进出的分子处于相等的状态称平衡状态。

人体内血液中气体分压的和与大气压处于平衡状态,为 760 mmHg,高空与深水则不相同。

(二)血液和肺泡中的气体与分压

血液和肺泡中有 O_2、CO_2、N_2 和饱和水蒸气,在动脉、静脉中含量相等。有生理作用的是 O_2 与 CO_2。

表 11-1　各气体在各部位的分压(mmHg)

气体	空气	气道	肺泡	动脉血	混合静脉血	组织
PO_2	156	150	100	95	40	38~30
PCO_2	0	0~20	40	40	46	45~50
PH_2O	0~15	47	47	47	47	47
PN_2	589	563	573	573	573	656~663
总压力	760	760	760	755	706	760

(三)肺内气体交换

新鲜空气由气道入肺泡,带有较高浓度 CO_2 和较低浓度 O_2 的肺动脉血进入肺毛细血管,与肺泡气进行气体交换;带有较高浓度 O_2 和较低浓度 CO_2 的肺静脉血进入心脏,输送致全身各组织细胞,即肺泡气体交换,见图 11-1。

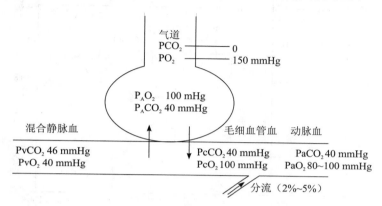

图 11-1 肺内气体交换示意图

第二节 血氧与二氧化碳

一、血氧

血氧——血液中氧气,主要指溶解的 O_2 及与血红蛋白(Hb)结合的氧。

(一)氧合与氧离

$$O_2 + Hb \underset{组织}{\overset{肺}{\rightleftharpoons}} HbO_2$$

1. 血红蛋白(Hb)

血红蛋白是一个多肽链的球状蛋白,一个分子的 Hb 能与 4 个 O_2 相结合,结合的速度与 PO_2 呈正相关。Hb 与 O_2 的结合与解离主要取决于 PaO_2 的高低以及氧饱和度(SO_2)的大小。Hb 与 O_2 的结合与解离非直线关系而呈 S 形,以 PaO_2 为横坐标,SO_2 为纵坐标所表示的 SO_2 与 PaO_2 相关的曲线称为氧离曲线。

2. 氧离曲线

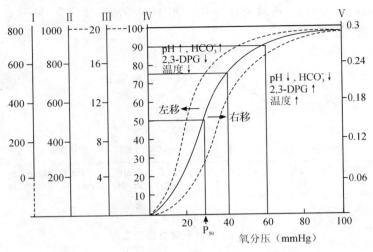

图 11-2　氧离曲线及曲线相关参数示意图

注:曲线图中各时点数据解读:

(1)纵坐标:Ⅰ.机体可利用氧(单位:mL/min);Ⅱ.体内储备氧(单位:mL/min);Ⅲ.血氧含量(单位:mL/dL);Ⅳ.血氧饱和度(单位:%);Ⅴ.每 100 mL 物理溶解氧量(单位:mL)。

(2)横坐标——氧分压(mmHg)。

(3)P_{50}:正常氧离曲线的定点线——P_{50},SO_2 为 50% 时的氧分压,此时,PaO_2 为 26.6 mmHg。

若 SO_2 50%,$PaO_2 > 26.6$ mmHg,则氧离曲线右移;而 SO_2 50%,$PaO_2 < 26.6$ mmHg,则氧离曲线左移。

3. 影响氧离曲线偏移的因素

氧离曲线右移,Hb 与 O_2 的亲和力降低,O_2 容易释放而被利用;氧离曲线左移,Hb 对 Hb 与 O_2 的亲和力增加,O_2 不易释放,组织供 O_2 减少。

影响氧离曲线因素 $\begin{cases} 左移——pH\uparrow,碱中毒,低温,2,3\text{-DPG}\downarrow \\ 右移——pH\downarrow,酸中毒,体温升高,2,3\text{-DPG}\uparrow \end{cases}$

影响因素中,pH 最密切,pH 每升高 0.1,P_{50} 减少 3 mmHg。

红细胞内的 2,3-二磷酸甘油酸(2,3-DPG)是调节 Hb 与 O_2 亲和力最重要的物质。2,3-DPG 能与 Hb 相结合,稳定 Hb 分子结构,使 Hb 与 O_2 亲和力减弱。促使 2,3-DPG 增多的原因有:低氧血症、贫血,2,3-DPG↑,氧离曲线右移,有利于 O_2 的利用;促使 2,3-DPG 减少的原因为输入库血,血库存 10

天,红细胞内 2,3-DPG 明显减少,可由每 μL 红细胞 4.5 μmol 减少至 0.5 μmol,这提示大量输库血时,患者的氧离曲线左移,极不利于向组织供 O_2。

4.“S”曲线的生理意义

PO_2 处于 60～100 mmHg 时,曲线处于较平坦。当 PaO_2 为 60 mmHg 时,SO_2 为90%,血氧含量为 18 mL/dL。虽然 PaO_2 从 100 mmHg 降至 60 mmHg 变化较大,但 SO_2 和血氧含量变化不大,当大气压下降,PO_2 随之下降,只要 PO_2 不低于 60 mmHg,SO_2 仍可达到90%,这有利于供 O_2。

5. 氧离曲线中 PaO_2 与 SO_2 几个对应点的意义:

(1)$PaO_2 \geqslant 80$ mmHg,$SaO_2 \geqslant 95\%$,为吸空气条件下的正常值。

(2)PaO_2 为 60 mmHg,SaO_2 为90%,低氧血症的界线。

(3)PaO_2 为 40 mmHg,SaO_2 为75%,严重低氧血症。

(4)PaO_2 为 36 mmHg,SaO_2 为60%,维持生命最低安全线。

(5)PaO_2 30 mmHg 是组织最低氧分压,故 PaO_2 超过 30 mmHg 时,组织才能利用 O_2。

(6)PaO_2 为 20 mmHg 时,SaO_2 为36%,此时脑组织细胞不能从血中摄取 O_2。人体正常需 O_2 250 mL/min,当 PaO_2 为 20 mmHg 时,SaO_2 为36%,血氧含量为 8 mL/dL,可提供的 O_2 仅为 200 mL,已不能维持生命,为死亡线。

(二)氧在血液中的溶解与运输

1. **氧从肺泡进入血液的动力——肺泡两侧的氧分压差**(P_AO_2 100 mmHg,P_VO_2 40 mmHg),压差为 60 mmHg,O_2 从肺泡进入动脉,PaO_2 为 95 mmHg(见图 1-1)。

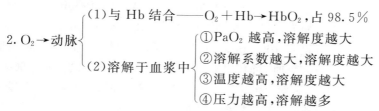

2. $O_2 \rightarrow$ 动脉
　(1)与 Hb 结合——O_2＋Hb→HbO_2,占 98.5%
　(2)溶解于血浆中
　　①PaO_2 越高,溶解度越大
　　②溶解系数越大,溶解度越大
　　③温度越高,溶解度越大
　　④压力越高,溶解越多

1 mmHg 氧分压下,每 100 mL 血中溶解的 O_2 为 0.003 mL。O_2 在血中的溶解量是决定 PaO_2 大小的关键因素,并直接影响 SaO_2,同时也是决定血浆与组织间的氧分压差,决定组织细胞供 O_2 的重要因素。

结合 O_2 的运输——Hb 是运输 O_2 和 CO_2 的主要物质(携 O_2 能力为溶解的 81 倍)。

$$O_2 与 Hb 的结合 \begin{cases} 特点：反应迅速，可逆性结合，不需要酶的催化 \\ 受 PO_2 的影响 \begin{cases} 肺内 PO_2 高，O_2 + Hb \rightarrow HbO_2（正协 \\ \quad 同作用） \\ 组织内 PO_2 低，HbO_2 \rightarrow O_2 + Hb（负 \\ \quad 协同作用） \end{cases} \end{cases}$$

3. 血氧含量（$C\text{-}O_2$）——指 100 mL 血中实际结合的氧量，主要受 PO_2 的影响（常温、常压下 100 mL 血溶解的 O_2 量仅为 0.3 mL 可忽略不计）。

$$C\text{-}O_2 = \underset{\underset{\text{15 g/dL}}{\uparrow}}{Hb} \times \underset{\underset{\text{1 g Hb 结合的 } O_2 \text{ 量}}{\uparrow}}{1.34} \times \underset{\underset{\longrightarrow \text{氧饱和度 100\%}}{}}{SaO_2}$$

$$= 15 \times 1.34 \times 100\%$$

$$= 20 \text{ mL/dL}$$

注：每克 Hb 结合 1.34 mL 的 O_2 由来：

$$Hb + 4O_2 = Hb(O_2)_4，\quad \frac{22400 \text{ mL}}{16700} = 1.34 \text{ mL}$$

（22400 mL 为每 mol O_2 容积，16700 是 Hb 生理分子量）

理论上每克 Hb 可结合 1.39 mL O_2，由于 Hb 中含有少量正铁 Hb 和 HbCO，实际上只能携带 1.34 mL O_2。

4. 氧供（DO_2）——指正常人体内储存的氧量，心脏每分钟输出量×每 100 mL 血能结合氧的量。

$$氧供（DO_2）= 心排出量（CO）\times 氧含量（C\text{-}O_2）$$
$$= 5000 \text{ mL/min} \times 20 \text{ mL/100 mL}$$
$$= 1000 \text{ mL/min}（700 \sim 1400 \text{ mL/min}）$$

氧供除以体表面积为氧供指数，平均为 600 mL/（min·m²）。

体内可储备的氧量为 1000 mL，但机体可利用的氧量与 SaO_2 的高低有关。当 SaO_2 80%～100%时，可利用氧气量为 600～800 mL；当 SaO_2 60%时，为 400 mL；当 SaO_2 40%时，为 200 mL；当 SaO_2 20%时，为 0 mL。另有 200 mL O_2 机体是不能被利用的（见氧离曲线图）

(三)氧在组织中的释放和利用

1. 氧在组织中的释放取决于
$$\begin{cases} (1)血浆\ PaO_2\ 与组织\ PO_2\ 的差:PaO_2\ 95\ mmHg,组织\\ \quad\quad PO_2\ 30\ mmHg,压差\ 65\ mmHg,O_2\ 从动脉\rightarrow组织\\ (2)毛细血管数量(弥散面积)及通透性\\ (3)弥散距离——间质、组织及细胞有无水肿 \end{cases}$$

2. 氧→细胞→线粒体基质内进行生物氧化

氧的利用
(1分子葡萄糖氧化)
$$\begin{cases} 有氧代谢\begin{cases}6\ 分子\ CO_2\\ 6\ 分子\ H_2O\\ 38\ 分子\ ATP——供机体能量消耗\end{cases}\\ 无氧代谢\begin{cases}2\ 分子乳酸\\ 2\ 分子\ ATP\end{cases} \end{cases}$$

线粒体的氧化磷酸化过程须在 PO_2 0.75～1 mmHg 下进行。

3. 氧耗(VO_2)指机体代谢所消耗的氧量

$$氧耗(VO_2)量 = 心排量 \times Hb \times (SaO_2 - SvO_2) \times 1.34$$
$$= 5000 \times 15 \times (100\% - 75\%) \times 1.34$$
$$= 5000 \times 15 \times 0.25 \times 1.34$$
$$= 250\ mL/min$$

VO_2 200～300 mL/min,平均 250 mL/min 或 110～130 mL/(min·m^2)。

4. 氧摄取率(ERO_2)——氧耗与氧供的比值

$ERO_2 = VO_2/DO_2 \times 100\% = 250/1000 \times 100\% = 25\%$,正常值 23\%～32\%,平均 25\% 或 0.23～0.32(平均 0.25)。

5. 组织利用氧量——动脉血氧含量与混合静脉血氧含量差值,即

$$CaO_2 - CvO_2 = (20-14) 或 (19.3-14.3)$$
$$= 6\ mL\ 或\ 5\ mL$$

二、二氧化碳(CO_2)——血液中的 CO_2

(一)二氧化碳分压(PCO_2)

PCO_2——血液中物理溶液的 CO_2 所产生的压力。

$$PCO_2\begin{cases} 空气(0.04\%)PCO_2 = 0\\ 肺泡——全部来自组织代谢所产生的\ CO_2,由静脉\rightarrow肺泡\\ 肺毛细血管血\ CO_2(PcCO_2)\\ 肺泡气\ CO_2(P_ACO_2)\\ 动脉血\ CO_2(PaCO_2) \end{cases}\left.\begin{array}{l}由于\ CO_2\ 弥散力很强(O_2\ 的\ 20\\ 倍),三者很快达平衡,故\ PaCO_2\ 是\\ 反映肺通气功能的可靠指标\end{array}\right.$$

正常值：$P_ACO_2 = PaCO_2$，$PaCO_2$ 40 mmHg，混合静脉血 CO_2（$PvCO_2$）46 mmHg，后二者相差约 6 mmHg。

(二)血中 CO_2 存在的形式——溶解＋结合

血中 CO_2 存在形式：

- 溶解（5%）：溶解量＝ $PCO_2 \times$ 溶解系数＝40 mmHg×0.03 mmol/(L·mmHg)＝1.2 mmol/L，决定 $PaCO_2$ 数值的大小，直接影响体液的 pH
- 化学结合：$CO_2 + H_2O \rightarrow H_2CO_3 \rightarrow H^+ + HCO_3^-$，血中主要以 HCO_3^- 存在，正常值（24±2）mmol/L
- CO_2 总量：溶解＋结合＝1.2＋24＝25.2(mmol/L)

按容积计算，每 100 mL 血液中，动脉血 CO_2 含量为 48.5 mL%，静脉血 CO_2 含量为 52.5 mL%，二者相差 4 mL%，即每分钟每 100 mL 血释放 CO_2 4 mL。

每分钟肺毛细血管流量为 5000 mL，而每分钟经肺释放的 CO_2 为 5000/min×4 mL%＝200(mL/min)，即每分钟机体产生的 CO_2 为 200 mL，并从肺排出体外，则可计算出呼吸商：CO_2/O_2＝200/250＝0.8。

(三)二氧化碳的运输

1. 气体移动的动力

气体移动主要靠分压差，即由分压高的一侧弥散至分压低的一侧。

气体弥散形式：
- 气相弥散（气道→肺泡）
- 膜相弥散（肺泡内外、肺泡膜）
- 血相弥散（气体与红细胞之间）

表 11-2 体内 O_2 与 CO_2 的弥散情况

O_2 的弥散		CO_2 的弥散	
大气 PO_2（P_1O_2）	150 mmHg	组织 CO_2	50～58 mmHg
↓	↓	↓	↓
肺泡气（P_AO_2）	100～102 mmHg	静脉血 P_VCO_2	46 mmHg
↓	↓	↓	↓
混合静脉血（P_VO_2）	40 mmHg	肺泡 P_ACO_2	40 mmHg
↓	↓	‖	‖
动脉血（$PaCO_2$）	80～95 mmHg	动脉 $PaCO_2$	40 mmHg
↓	↓		↓
组织 PO_2	30 mmHg	大气 PCO_2	0 mmHg

2. CO_2以结合的形式运输

组织产生的 CO_2 扩散入血 $\begin{cases} \text{溶解于血浆中 } CO_2 \to \text{经肺排出体外} \\ \text{大部分进入红细胞 } CO_2 + H_2O \to H_2CO_3 \end{cases}$

H_2CO_3在碳酸酐酶（CA）的催化下又离解为 H^+ 和 HCO_3^-，HCO_3^- 进入血浆，Cl^- 进入 RBC（氯转移）维持电平衡。

RBC 内 $HCO_3^- + K^+ \to KHCO_3$；血浆内 $HCO_3^- + Na^+ \to NaHCO_3$。离解出来的 $H^+ + Hb \to HHb$。在肺内反应相反，血浆中 CO_2 经肺泡排出体外。

RBC 中 $HCO_3^- + H^+ \to H_2CO_3$，在碳酸酐酶（CA）的作用下，$H_2CO_3 \to H_2O + CO_2$，最终，$CO_2$经肺排出体外（见图 3）。

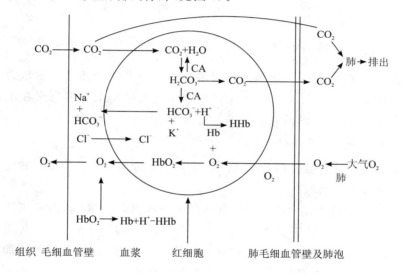

图 11-3　O_2 与 CO_2 以结合的形式运输示意图

3. CO_2的转运

CO_2的转运主要通过 HCO_3^-，HCO_3^- 是机体中最重要的碱，它不断缓冲体内多余的非挥发酸，产生挥发酸（H_2CO_3），转为 CO_2 和 H_2O，CO_2 经肺排出。体内 HCO_3^- 约 450 mmol（骨中贮存除外），储备在 3 升血浆和 12 升组织液中，随时备用。

4. CO_2运输与 Hb 的关系（Haldane 效应）

HbO_2(氧合血红蛋白)在组织中脱 O_2，CO_2 与 Hb 亲和力增加，有利于组织释放 CO_2；HHb(还原血红蛋白)在肺内氧合时，CO_2 与 Hb 的亲和力下降，有利于 CO_2 自血中释放。CO_2 运输还与 Hb 的量有关，Hb 浓度越高，运输量越大。

总之，体内气体交换，即 Hb 与 O_2 的结合与分离、HHb 与 CO_2 的结合与分离，是 2,3-DPG、H^+、CO_2 三者相互作用的结果。

第三节　血气监测的常用指标及其临床意义

一、血氧分压(PO_2)

血氧分压(PO_2)——血液中物理溶解的氧分子(O_2)所产生的压力，虽然常温常压下，每 100 mL 血中溶解的 O_2 仅 0.3 mL，但其重要意义在于：首先 O_2 必须溶解于血中，然后才有 PO_2，才会有 O_2 与 Hb 的结合。

(一)动脉血氧分压(PaO_2)

动脉血从肺内摄取 O_2 形成 PaO_2，它反映了肺毛细血管的摄氧状况，是反映外呼吸状况的指标。

PaO_2 的高低主要取决于吸入气体的氧分压，即与 FiO_2 浓度呈正比，并随年龄的增长而进行性下降。$PaO_2 = 100 - (0.3 \times 年龄) \pm 5$，如 70 岁，$PaO_2 = 100 - 0.3 \times 70 \pm 5 = (79 \pm 5)$ mmHg。也可以按 60 岁以后，年龄每增加 1 岁，PaO_2 降低 1 mmHg 来计算，最低不低于 60 mmHg。

PaO_2 是缺氧最敏感指标，PaO_2 正常值：80～100 mmHg(吸空气条件下 FiO_2 21%)。

PaO_2 60～80 mmHg——轻度缺 O_2；

PaO_2 45～60 mmHg——中度缺 O_2；

$PaO_2 < 45$ mmHg——严重缺 O_2。

$PaO_2 < 60$ mmHg 为低氧血症并作为呼吸衰竭的诊断标准。由于组织 PO_2 为 30 mmHg，故 $PaO_2 > 30$ mmHg 才能进行气体交换，若 $PaO_2 \leqslant 20$ mmHg，脑细胞不能再从血中摄取 O_2，有氧代谢即停止，故 PaO_2 20 mmHg 为死亡线。

由于气体的弥散取决于弥散两侧的分压差，PaO_2 与组织的氧分压差，即

PaO_2 向组织供 O_2 的动力。PaO_2 随吸入氧浓度(FiO_2)的升高而升高。

$$PaO_2 与 FiO_2 的关系 \begin{cases} \end{cases}$$

(1) FiO_2 每升高 0.1(或 10%),则 PaO_2 相应升高 50 mmHg,如 FiO_2 为 0.4,PaO_2 为 $0.4×500＝200$ mmHg,若不能达到预计值,提示肺功能不良

(2) 氧合指数——即 PaO_2/FiO_2 之比,正常:PaO_2(80～100)/FiO_2(0.21)＝400～500。

＜300 mmHg,提示肺换气功能下降;

＜200 mmHg,即为 ARDS,应给予呼吸机治疗

表 11-3　PaO_2 升高或降低的因素

		$PaO_2 ↓$	$PaO_2 ↑$
环境因素	大气压	低(高原、高空)	高(高压氧压)
	氧浓度(FiO_2)	低(缺 O_2 环境)	高(给 O_2 时)
机体因素	肺泡通气(V_A)	少	多
	$A-aDO_2$	大(肺泡气体交换障碍)	少(肺泡气体交换顺利)

(二)混合静脉血氧分压(PvO_2)

PvO_2 是反映内呼吸状态的指标,是 DO_2、CO、CaO_2 和 CvO_2 综合指标。

全身各组织器官耗氧量不同,即摄 O_2 率利用 O_2 量不尽相同,如心脏利用 O_2 最多,摄 O_2 率高达 57%,而肾脏摄 O_2 率仅为 6.5%,两者静脉血的含 O_2 量、PaO_2 都不同,各自都不能代表混合静脉血氧分压。当上、下腔及心内静脉血汇入右房,右室进入肺动脉后,基本可以代表混合静脉血。

表 11-4　安静时人体各主要器官的氧耗量

器官(或组织)	PvO_2(mmHg)	SO_2(%)	CaO_2-CvO_2 mL(%)	摄氧率(%)
脑	36.8	69	6.3	31.5
心脏	30.0	56	11.4	57
胃肠道	45.0	80	4.1	20.5
肾脏	74.3	94	1.3	6.5
骨骼肌	38.3	60	8.0	40
皮肤	75	95	1.0	5

$$混合静脉血氧分压 \begin{cases} PvO_2\ 降低 \begin{cases} 血循环供\ O_2\ 不足,如休克、缺氧,组织 \\ \quad 低灌注 \\ 组织耗\ O_2\ 量增加,如运动、代谢增加 \end{cases} \\ PvO_2\ 增高 \begin{cases} 氧在组织中释放减少,如氧离曲线左移, \\ \quad 碱中毒,低温等 \\ 组织细胞利用氧障碍,如组织细胞中毒 \end{cases} \end{cases}$$

(三)动—静脉血氧分压差(Pa-vO₂)

指动脉血与混合静脉血的氧分压差,是反映组织摄取和利用氧的状态的指标,正常值:$PaO_2 - PvO_2 = 80 \sim 95 - 40 \pm 5 = (50 \pm 5)$ mmHg。

$Pa\text{-}vO_2$ 减少:组织摄取 O_2 ↓ 或利用的能力 O_2 ↓,如低温;

$Pa\text{-}vO_2$ 增大:组织耗 O_2 量↑,PvO_2 ↓,如运动。我们监测发现,马拉松运动员赛后的 PvO_2 均降低,$Pa\text{-}vO_2$ 均增大。

二、血氧饱和度(SO_2)

SO_2 指血液中 Hb 与 O_2 结合程度的百分比,即 Hb 氧含量(Hb 实际结合的氧量)与氧容量(Hb 所能结合的最大氧量)之比值(%)。

$$SO_2 = Hb\ 氧含量 / Hb\ 氧容量 \times 100\%$$

(一)动脉血氧饱和度(SaO_2)

SaO_2 反映了 Hb 和 O_2 结合的能力,与 PO_2 直接相关,随 PaO_2 的升高而升高,但不是直线上升,而是呈"S"形升高,即氧离曲线。SaO_2 与 Hb 的多少无关。

1 g Hb 在 PaO_2 100 mmHg 的条件下,最多能结合 1.34 mL O_2,即达到了 100% 饱和,其 SO_2 为 100%;PaO_2 60 mmHg 时,SaO_2 约为 90%;PaO_2 40 mmHg时,SaO_2 75%。记住氧离曲线中 PaO_2 与 SaO_2 关系中这三个关键点,有助于临床对缺 O_2 程度和氧离曲线是否偏移进行判断。

PaO_2 80～100 mmHg,$SaO_2 \geqslant 95\%$,正常水平;

PaO_2 60 mmHg,SaO_2 90%,低氧血症的临界线;

$PaO_2 < 60$ mmHg,$SaO_2 < 90\%$,低氧血症;

PaO_2 40 mmHg,SaO_2 75%,严重缺氧。

若患者为 COPD,PaO_2 60 mmHg 时,SaO_2 应该为 90% 左右,但该患者血气结果 SaO_2 80%,提示 Hb 与 O_2 的亲和力降低,氧离曲线右移;若该患者 SaO_2 95%,提示 Hb 与 O_2 的亲和力增强,氧离曲线左移。

氧离曲线的定点为 P_{50}，即 SaO_2 50％，PaO_2 为 26.6 mmHg（见氧离曲线及曲线相关参数示意图）。

（二）脉搏血氧饱和度（SpO_2）

由脉搏血氧饱和度仪测得，与 SaO_2 有良好的相关性，为无创、连续监测。临床上常以 SpO_2 来间接反映 SaO_2 的变化，方便、快捷、直观、安全，因此 SpO_2 对监测低氧血症有重要的价值，SpO_2＜90％为低氧血症的界线。正常值：吸空气时，$SpO_2 \geqslant$95％，吸 O_2 时应$\geqslant$97％。未能达到此值者提示肺的换气功能可能存在问题；吸空气时 SpO_2＜90％，吸 O_2 时 SpO_2＜94％，提示肺换气功能不良，存在缺氧。

SpO_2 的局限性 $\begin{cases} 受光电、指甲油、皮肤颜色、碳氧血红蛋白、高铁血红蛋白的干扰 \\ 低血压、休克、低温、低灌注、低 SaO_2 时（SaO_2＜75％）准确性下降 \\ 运动、振动、颤抖时准确性下降 \end{cases}$

（三）混合静脉血氧饱和度（SvO_2）

SvO_2 又称肺动脉血的氧饱和度，是反映组织供氧和摄取关系的重要指标，正常 60％～75％（平均 75％）；＞80％，氧供↑或氧耗↓；＜60％，氧供↓或氧耗↑。

（四）动—静脉血氧饱和度差（$Sa\text{-}vO_2$）

反映氧的释放、组织摄取 O_2 和利用 O_2 的状况，$Sa\text{-}vO_2$ 降低提示氧的释放减少或组织摄 O_2 与耗 O_2 减少。

（五）中心静脉血氧饱和度

由于混合静脉必须是肺动脉血，采血困难，而中心静脉血采血容易，中心静脉导管一般放至上腔入房处，采集的血为头、臂回流的血，是否与混合静脉血有良好相关性，作者进行了临床观察（30 例）。结果显示：中心静脉血 PO_2 平均为（37.0±6.6）mmHg，SO_2（64.6±11.8）％低于 PvO_2 5％左右；中心静脉血 PCO_2 平均（45.9±5.01）mmHg，与 $PvCO_2$ 平均 46 mmHg 非常接近，故在无条件监测混合静脉血血气时以上数据可供参考。

三、氧含量($C\text{-}O_2$)、氧供(DO_2)与氧耗(VO_2)——气体在血液中的运输

相关概念及正常值

1. 氧含量($C\text{-}O_2$)——指 100 mL 血液中含 O_2 量的总和,与 Hb 的多少及 SaO_2、PaO_2 高低有关

$$C\text{-}O_2 \begin{cases} 溶解 = PO_2 \times 0.0031 \\ 结合 = Hb \times 1.34 \times SaO_2 \end{cases}$$

$$C\text{-}O_2 = Hb \times 1.34 \times SaO_2 + PO_2 \times 0.0031$$
$$= 15 \times 1.34 \times 100\% + 100 \times 0.0031$$
$$= 20 \text{ mL/dL}$$

2. 氧供(DO_2)——每分钟携氧量 = 心排量 $\times$ $C\text{-}O_2$
$$= 5000 \text{ mL/min} \times 20 \text{ mL}\%$$
$$= 1000 \text{ mL/min}$$

3. 氧耗(VO_2)——机体代谢所消耗的氧量。正常 $200\sim300$ mL/min,平均 250 mL/min 或 $110\sim130$ mL/(min·m^2)
$$VO_2 = (CaO_2 - CvO_2) \times CO$$
$$= (20 - 15) \times 5000$$
$$= 5 \text{ mL}\% \times 5000$$
$$= 250 \text{ mL/min}$$

4. 氧摄取率(ERO_2)——为氧耗量与氧供量两者之比,正常值 $23\%\sim32\%$,平均 25%
$$ERO_2 = VO_2/DO_2 \times 100\%$$
$$= 250/1000$$
$$= 25\%$$

5. 组织利用量 $= CaO_2 - CvO_2$
$$= 20 - 14 = 6 \text{ mL/dL}$$
$$或 = 19.3 - 14.3 = 5 \text{ mL/dL}$$

每分钟组织利用量 $200\sim300$ mL,平均 250 mL,即氧耗 250 mL

四、肺泡气氧分压（P_AO_2）——气体在肺泡水平的交换

肺泡气氧
分压（P_AO_2）

1. 肺泡气氧分压（P_AO_2）——肺泡气的氧分压与大气（吸入气）O_2 浓度和肺泡气内 CO_2 浓度有关

2. 肺泡—动脉血氧分压差（$A\text{-}aDO_2$）——肺泡气和动脉血氧分压之间的差，是判断氧弥散能力（换气功能）即肺泡水平气体交换的重要指标

   $A\text{-}aDO_2 = P_AO_2 - PaO_2$，一般情况下 $P_AO_2 = PaO_2$ 或 P_AO_2 略大于 PaO_2

   正常 $A\text{-}aDO_2 = 6$ mmHg 或小于 10 mmHg，最高不超过 15 mmHg

   $A\text{-}aDO_2$ 随年龄增加而增大，70 岁时可高达 30 mmHg

3. 影响 PaO_2 的三大因素及 PaO_2 与 $A\text{-}aDO_2$ 的关系和计算方法

   $PaO_2 = (P-47) \times FiO_2 - PaCO_2 \div R - A\text{-}aDO_2 \cdots\cdots$①

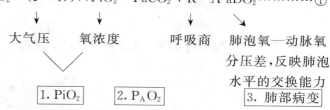

| ↓ | ↓ | ↓ | ↓ |
| 大气压 | 氧浓度 | 呼吸商 | 肺泡氧—动脉氧分压差，反映肺泡水平的交换能力 |

| 1. PiO_2 | 2. P_AO_2 | 3. 肺部病变 |

   由公式①可以得出公式②：

   $A\text{-}aDO_2 = (760-47) \times 21\% - 40 \div 0.8 - PaO_2 \cdots\cdots$②
   $= 150 - 50 - PaO_2$

   若 $PaO_2 = 100$ mmHg，代入公式②，$A\text{-}aDO_2 = 150-50-100 = 0$

   若 $PaO_2 = 85$ mmHg，代入公式②，$A\text{-}aDO_2 = 150-50-85$
   $= 15$ mmHg

4. $A\text{-}aDO_2$
增大因素

   年龄，如随年龄的增加而 $A\text{-}aDO_2$ 增大

   通气/血流比（V/Q 比）<0.8，如肺炎、阻塞性肺疾病

   气体弥散能力下降，见于肺水肿、肺纤维化等，与肺泡面积、肺泡与毛细血管之间的距离、接触时间及血容量有关

   静脉性分流，如 ARDS、肺内 A-V 瘘

   FiO_2↑，如 FiO_2 为 100% 时，$A\text{-}aDO_2$ 可达 25～75 mmHg

五、二氧化碳分压（PCO₂）

PCO_2是指溶解在血浆中的CO_2所产生的压力，是反映通气功能状态的重要指标，也是酸碱平衡"呼吸因素"的重要指标。

（一）PCO₂几个常见形式

$$
PCO_2常见形式
\begin{cases}
P_BCO_2：干燥空气中CO_2浓度为0.04\%，P_BCO_2＝0 \\
P_ACO_2：肺泡内的CO_2全部来自组织代谢，由静脉血携带弥散\\
\qquad 至肺泡，CO_2弥散能力很强，肺毛细血管血（P_CCO_2）、肺\\
\qquad 泡气（P_ACO_2）、动脉血（PaCO_2）三者迅速达到平衡，\\
\qquad P_ACO_2＝PaCO_2或略低PaCO_2（1.5±1.3）mmHg \\
PaCO_2：动脉血PaCO_2，反映肺通气功能的可靠指标，酸碱平\\
\qquad 衡判定中"呼吸因素"的指标 \\
P_VCO_2：混合静脉血CO_2分压，正常值为46\ mmHg \\
P_{A-V}CO_2＝P_VCO_2－PaCO_2＝46－40＝6\ mmHg，即A-V血CO_2
\end{cases}
$$

分压差为6 mmHg

肺泡通气V_A与肺内CO_2的生成量（VCO_2）成正比，而与单位时间内呼出的CO_2浓度（$CO_2\%$）呈反比，即：

$$V_A＝VCO_2/PCO_2×K(0.863)（为常数）$$
$$
\begin{aligned}
PaCO_2 &＝0.863×VCO_2/V_A \\
&＝0.863×200/(4.0\sim4.5) \\
&＝43\sim48\ mmHg（平均40\ mmHg）
\end{aligned}
$$

（二）血中CO₂含量——血中CO₂的运输

$$
血中CO_2
\begin{cases}
HCO_3^-——结合的CO_2，24\ mmol/L，是运输的主要形式 \\
PCO_2——溶解的游离CO_2，1.2\ mmol/L \\
A\text{-}CO_2，含量48.5mL\% \\
V\text{-}CO_2，含量52.5mL\%
\end{cases}
$$

右侧：$25.2\ mmol/L$，$A\text{-}V\ CO_2$含量差$4\ mL\%$

$$
\begin{aligned}
每分钟机体产生CO_2 &＝CO×A\text{-}VCO_2差值 \\
&＝5000\ mL/min×4\ mL\% \\
&＝200\ mL/min
\end{aligned}
$$

六、血气监测常用指标及临床意义小结

表 11-5 血气监测常用指标及临床意义小结

主要意义	名称	符号	正常值
反映氧合状态与 FiO_2 浓度有直接关系	氧分压	PO_2	80～100 mmHg
	动脉血氧分压	PaO_2	
	混合静脉血氧分压	PvO_2	（40±5）mmHg
	动、静脉血氧分压差	$Pa-vO_2$	50～60 mmHg
反映 Hb 与 O_2 结合程度与 PaO_2 高低有关，与 Hb 的多少无关	血氧饱和度	SO_2	吸空气≥95%
	动脉血氧饱和度	SaO_2	吸 O_2≥97%
	脉搏血氧饱和度	SpO_2	吸 O_2≥97%
反映通气功能	动脉血 CO_2 分压	$PaCO_2$	（40±5）mmHg
	肺泡气 CO_2 分压	P_ACO_2	40 mmHg
	混合静脉血 CO_2 分压	$P\overline{v}O_2$	45 mmHg
	氧离曲线定点 P_{50} P_{50} 血氧饱和度 50% 时的氧分压		26.6 mmHg
	呼气末二氧化碳	$P_{ET}CO_2$	35～40 mmHg
反映气体交换的指标	肺泡气氧分压	P_AO_2	100 mmHg
	肺泡气动脉氧分压差	$P_{A-a}O_2$	0～10，<15 mmHg
	氧合指数	PaO_2/FiO_2	400～500
	分流率	Qs/Qt	<5%
	死腔率	V_D/Vt	0.25～0.30
反映气体血液运输和组织呼吸的指标	氧含量	$C-O_2$	
	动脉血氧含量	CaO_2	20 mL%（200 mL/L）
	混合静脉血氧含量	CvO_2	15 mL%（150 mL/L）
	动、静脉血氧含量差	$Ca-vO_2$	5 mL%
	氧供 氧供指数	DO_2	1000 mL/min 520～720 mL/(min·m²)
	氧耗 氧耗指数	VO_2	250 mL/min 110～160 mL/(min·m²)
	氧摄取率	ERO_2	0.22～0.3，平均 0.25
	动-静脉血氧分压差	$Pa-vO_2$	40～60 mmHg，平均 50 mmHg

第四节　血气监测与临床及病例分析

一、血气监测与临床意义

通过血气监测可以反映以下方面的问题：

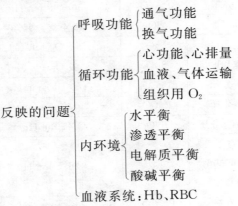

反映的问题 {
　呼吸功能 { 通气功能 / 换气功能
　循环功能 { 心功能、心排量 / 血液、气体运输 / 组织用 O_2
　内环境 { 水平衡 / 渗透平衡 / 电解质平衡 / 酸碱平衡
　血液系统：Hb、RBC
}

(一)血气监测的目的

1. 维持生命的"指南针"

人体生命的维持与 PaO_2、$PaCO_2$、酸碱平衡和电解质平衡息息相关，了解患者围术期内这些指标的变化，即掌握了维持生命的"指南针"。

2. 掌握气体交换的能力

交换能力的三个方面 {
　(1)肺功能 { 外呼吸 / 气体的运输 / 内呼吸
　(2)氧供与氧耗、CO_2 的排出
　(3)循环功能(气体的运输能力)
}

3. 诊断气体交换障碍的部位

气体交换部位 {
　通气(潮气量、频率、死腔量)
　换气(V/Q、弥散、分流)
　运输(Hb、SaO_2、CO、$C-O_2$)
　组织($Pa-vO_2$、CaO_2、CvO_2)
}

4. 诊断酸碱紊乱

$pH = HCO_3^- / PCO_2$。

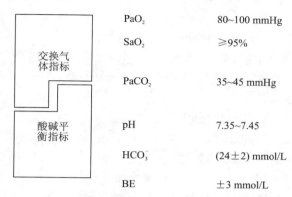

交换气体指标	PaO_2	80~100 mmHg
	SaO_2	≥95%
	$PaCO_2$	35~45 mmHg
酸碱平衡指标	pH	7.35~7.45
	HCO_3^-	(24±2) mmol/L
	BE	±3 mmol/L

图 11-4　血气与酸碱平衡关系示意图

(二)换气功能的监测

指机体的氧合状态,主要受 PaO_2、V/Q 比、分流、死腔量和弥散功能的影响,可通过以下监测来判断。

1. PaO_2——反映外呼吸状态

PaO_2 是缺 O_2 最敏感指标,正常吸空气时为 $80\sim100$ mmHg,与年龄相关(60 岁年龄每增加一岁,PaO_2 下降 1 mmHg,但 90 岁者也为 60 mmHg)。

表 11-6　缺氧程度分类及相应指标变化情况

缺氧程度	PaO_2	SaO_2	SpO_2
轻度	80~60 mmHg	≥90%	≥90%
中度	60~45 mmHg	75%~90%	75%~90%
重度	<45 mmHg	<75%	<75%

$PaO_2 < 60$ mmHg,$SaO_2 < 90\%$,$SpO_2 < 90\%$,即可诊断为低氧血症,是肺换气功能障碍主要的早期指标,也是 Ⅰ 型呼衰的诊断指标。

2. 氧合指数

氧合指数 $= PaO_2 / FiO_2$,正常$(80\sim100)/0.21 = 400\sim500$,反映动脉血的摄氧功能。≤300,即可考虑为急性肺损伤,如肺炎、肺水肿、呼吸机相关性肺损伤等;≤200,则诊断为 ARDS。

$$影响肺交换功\begin{cases}通气/血流:4000 \text{ mL}/5000 \text{ mL}=0.8\\弥散功能:肺泡数量、面积、肺泡壁厚度\\\quad\quad RBC 与 O_2 接触时间、理化特点\\动、静脉分流:功能性、病理性\end{cases}$$
能的主要因素

3. **肺泡膜两侧(肺泡水平)的气体交换**

通过肺泡—动脉氧分压差(A-aDO_2)监测与判断，A-aDO_2 是反映肺换气功能的重要指标。

$$影响膜两侧\begin{cases}膜两侧的分压差\\肺泡面积\\肺泡膜的厚度\\气体的弥散能力(理化性质)\end{cases}$$
气体交换因素

由于 CO_2 的弥散能力比 O_2 大 20 倍，虽然静脉血与肺泡 CO_2 分压差仅为 6 mmHg，但仍能充分弥散，所以 $P_ACO_2=PaCO_2$。

而 O_2 与 CO_2 不同，即 O_2 在肺泡膜两侧的弥散常受到多种因素的影响而出现 P_AO_2 与 PaO_2 差，因此可以通过 P_AO_2 与 PaO_2 差(A-aDO_2)来判断肺的换气功能——O_2 在肺泡水平的交换。

肺泡气氧分压(P_AO_2)与动脉血氧分压(PaO_2)差正常为 $0\sim15$ mmHg，即 $150-40\div0.8-PaO_2=(150-50)-(80\sim100)=100-(80\sim100)=0\sim20$ mmHg。

例 1 患者 PaO_2 40 mmHg，$PaCO_2$ 80 mmHg，请分析低氧血症的原因。

分析：A-$aDO_2=150-80\div0.8-40=150-100-40=10$ mmHg，肺泡水平的氧交换没有问题，而 $PaCO_2$ 过高，使 PaO_2 下降，低氧血症不是由于 O_2 的弥散有问题，而是由于通气功能不良影响了 O_2 的摄取。

例 2 患者 PaO_2 45 mmHg，$PaCO_2$ 65 mmHg，试分析低氧血症的原因。

分析：A-$aDO_2=150-65\div0.8-45=30$ mmHg，A-aDO_2 显著升高，患者不仅有通气功能障碍，同时有换气功能障碍。

例 3 患者第一天血气分析：PaO_2 72 mmHg，$PaCO_2$ 32 mmHg；第二天血气：PaO_2 78 mmHg，$PaCO_2$ 40 mmHg，试问该患者第二天肺泡水平的换气功能是否有改善？

分析：

第一天，A-$aDO_2=150-32\div0.8-72=150-40-72=38$ mmHg；

第二天，A-$aDO_2=150-40\div0.8-78=150-50-78=22$ mmHg；

第二天的 A-aDO_2 比第一天减少了 16 mmHg，肺的换气功能有改善。

例4 患者肺炎,吸空气时 PaO_2 55 mmHg,$PaCO_2$ 32 mmHg;第二天,FiO_2 30%,PaO_2 75 mmHg,$PaCO_2$ 40 mmHg,病情有好转吗?

分析:

第一天,$A\text{-}aDO_2 = 150 - 32 \div 0.8 - 55 = 55$ mmHg;

第二天,$A\text{-}aDO_2 = (760 - 47) \times 0.3 - 40 \div 0.8 - 75 = 214 - 50 - 75 = 89$ mmHg;

$A\text{-}aDO_2$第二天比第一天增大了 34 mmHg,应考虑病情恶化。

4.PvO_2 反映内呼吸状态

PvO_2 40 mmHg 是供 O_2、CO、CaO_2、CvO_2 的综合指标。

(三)通气功能的监测

$P_ACO_2 = PaCO_2$,通过 $PaCO_2$ 值分析肺的通气功能,$PaCO_2$ 正常值为 35~45 mmHg。

<35 mmHg 为过度通气,即 CO_2 排出过多;

>45 mmHg 为通气不足,即 CO_2 排出过少,体内 CO_2 蓄积。

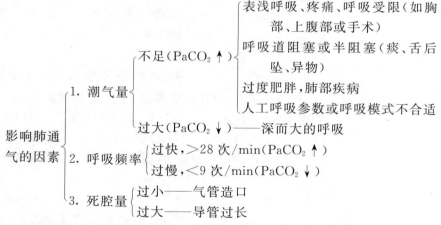

最终结果是肺泡通气量(有效通气量)不足或过大,使 CO_2 排出过多或不足引起 $PaCO_2 \downarrow$ 或 $\uparrow$。

(四)血气监测的临床应用范围

目前临床所用的血气分析仪一次监测项目已达十几项,实用性很强,主要广泛用于以下几个方面:

1. 术前肺功能的评估和预测

肺功能的监测除一般常规项目外,血气是主要内容,尤其对老年和小儿患者,$PaCO_2 > 50$ mmHg,$PaO_2 < 60$ mmHg,应找出原因给予一定的治疗,有所改善后再行手术为妥。

2. 危重病人术前、术中、术后的监测以及对呼吸、循环系统疾病患者进行早期诊断、病情分析,指出治疗依据,进行预后评估。

如严重创伤、胸部创伤 $PaO_2 < 60$ mmHg,$PaCO_2 > 50$ mmHg,应给予呼吸机支持;创伤后 ARDS,一般给 O_2 治疗后,$PaO_2 < 60$ mmHg,氧合指数 < 300,尤其是 $\leqslant 200$,应立即呼吸机治疗。

顽固性低氧血症应计算 $A\text{-}aDO_2$,有助于诊断和治疗。

3. 围术期呼衰的诊断

Ⅰ型呼衰——$PaO_2 < 60$ mmHg;

Ⅱ型呼衰——$PaCO_2 > 50$ mmHg,$PaO_2 < 60$ mmHg。

4. 酸碱失衡的判断、分析与治疗(已在第十章中叙述)

5. 氧治疗的效果监测、判断及调整。

6. 麻醉期间的监测

麻醉期间的监测
- (1) 麻醉前——监测(必要时)
- (2) 麻醉中
  - ① 全麻气管插管接麻醉机呼吸 $15\sim30$ min,进行血气监测,根据结果,调整呼吸机参数
  - ② 椎管内麻醉平面 $> T_4$
  - ③ CO_2 气腹、气胸、单肺通气、各种需大量灌洗的手术,应在其手术的前、中、后监测血气
  - ④ 使用镇痛、镇静药后,对呼吸抑制程度的判断
  - ⑤ 急、危、重症手术过程中随时需要监测时
  - ⑥ 心、肺、大血管、颅脑及器官移植手术过程中
  - ⑦ 小儿、老人手术过程中
  - ⑧ CPB 前、中、后
- (3) 入 PACU
  - 麻醉复苏过程病情的监测、判断及治疗
  - 全麻拔管条件的重要指标

7. 重症监护室(ICU)监测

如大手术后和危重病人病情与治疗的监测、用药及治疗方案的调整;机械通气中呼吸参数、呼吸模式的选择与调整以及呼吸机撤离、拔管时机的掌握等。

8. 其他,如危重病人途中转运;特殊有创检查术中,如宫腔镜等。

二、病例分析

病例 1 男,35 岁,60 kg,车祸致严重创伤性休克,入手术室立即抢救,气管内插管接呼吸机控制呼吸。中心静脉置管与动脉置管查血气:

	pH	$PaCO_2$	PaO_2	SaO_2	BE	HCO_3^-	Na^+	K^+	Ca^{2+}	Hct	Hb
中心 V 血	6.504	52	81	62%	<−30	4	143	6.2	0.91	<10%	2.4
A 血	6.780	27.8	307	100	<−30	4.2	143	7.2	0.91	<10%	3.0

注:血气计量单位 PaO_2、$PaCO_2$ 为 mmHg,HCO_3^-、BE、电解质、血糖单位为 mmol/L,Hb 单位为 g/dL,下同。

分析:

①人体能耐受的 pH 值为 6.8~7.8,该患者中心静脉血与动脉血 pH 分别是 6.504 与 6.780,严重代酸,pH 已达人体的极限,病情十分危重。

②造成严重代酸的原因是 Hb 太低,仅 2~3 g/dL,Hct<10%,造成严重的组织供 O_2 不足。氧含量(CaO_2)=3×1.34×100%=4 mL/dL,为正常值 20 mL 的 1/5,心排出量(CO)按 5000 mL 计算,O_2 供(DO_2)=5000 mL/min ×4 mL/dL=200 mL/min。人体正常携 O_2 为 1000 mL/min,其中有 200 mL 是不能利用的,最多可利用的 O_2 为 800 mL,正常人耗氧为 250 mL/min,最少需携带 450 mL/min,才能维持有氧代谢。而目前患者仅能携 O_2 200 mL/min,已不能满足机体的有氧代谢,故出现严重的缺氧(已达死亡线)和无氧代谢,从而造成严重的代酸。

处理:

抗休克快速输液输血,纠酸。包括:输注浓缩 RBC 8 U 和 5% $NaHCO_3$ 120 mL、120 mL、200 mL、100 mL,分四次静滴。

纠酸后复查血气:

	pH	$PaCO_2$	PaO_2	FiO_2	BE	HCO_3^-	Na^+	K^+	Ca^{2+}	Hct	Hb
第一次	6.82	36	342	65%	−29	5.6	140	7.8	0.75	20%	7.1
第二次	7.306	45	208	50%	−5	21.5	155	5.8	0.51	13%	4.4

分析:

①行输血、纠酸后病情明显好转,pH 逐渐上升至 7.306,BE −5 mmol/L,HCO_3^- 21.5 mmHg,代酸基本纠正。

②Hb 与 Hct 已上升,第二份血气中 Hb 再度下降是由于开始手术后,又

继续有出血而使 Hb 再次下降。

③第二次血气中的 PaO_2 和 $PaCO_2$ 均在正常范围,氧合指数第一次:342/0.65=526,第二次:208/0.5=416,说明患者肺的换气功能与通气功能均良好。

术毕复查血气:

	pH	$PaCO_2$	PaO_2	FiO_2	BE	HCO_3^-	Na^+	K^+	Ca^{2+}	Hct	Hb
A 血	7.361	41	205	55%	-5	20.5	150	5.0	1.0	22.4%	7.8

病情好转,术毕送入 ICU。

病例 2 女,80 岁,肺心病,哮喘加重 1 月,嗜睡。

查动脉血血气结果:

时间	pH	$PaCO_2$	PaO_2	FiO_2	HCO_3^-	Na^+	K^+	Cl^-	AG
第一天	7.38	71	60	30%	42	134	5.1	72	20

分析:

(1)pH 正常,$PaCO_2$ > 50 mmHg,PaO_2 60 mmHg,Ⅱ型呼衰。

(2)氧合指数:60/30=200,肺损伤,应立即行机械通气呼吸支持。

(3)肾代偿肺,CO_2 每升高 10 mmHg,HCO_3^- 对应升高 1～2 mmol/L,HCO_3^- 应在 28 mmol/L 以下,而目前患者 HCO_3^- 42 mmol/L,明显超过代偿范围,有代碱。

(4)Cl^- 仅 72 mmol/L,明显下降,HCO_3^- 必然升高,存有低 Cl^- 性代碱。

(5)AG↑——AG 增高型代酸。

(6)$A-aDO_2$ = (760-47)×0.3-71/0.8-60。

$$= (713×0.3-88.8)-60$$
$$= (214-89)-60$$
$$= 65 \text{ mmHg}$$

$A-aDO_2$ 吸空气时应 < 15 mmHg,老年人 < 30 mmHg,FiO_2 1.0 时,为 25～75 mmHg,而患者 FiO_2 仅 30%,$A-aDO_2$ 高达 65 mmHg,患者 PaO_2 60 mmHg 主要与高 PCO_2 和换气功能障碍有关。

最后诊断:Ⅱ型呼衰,肺损伤,三重性酸碱失衡(呼酸+代酸+代碱)。

处理:

①呼吸机辅助呼吸,纠正缺 O_2,排出 CO_2;

②补 NaCl,纠正低 Cl^-。

时间	pH	PaCO₂	PaO₂	FiO₂	HCO₃⁻	Na⁺	K⁺	Cl⁻	AG
第二天	7.26	76	76	30%	33	135	4.3	90	12

分析：

①Cl⁻上升至 90 mmol/L，低 Cl⁻性碱中毒有所纠正，HCO_3^- 由 42 mmol/L 下降至 33 mmol/L。

②pH↓，原来的 pH 处于正常范围，则往往是三重性酸碱失衡的结果，AG 12 mmol/L 已正常，目前的 pH 7.26，主要为呼酸所致。

③PaO_2 由 60 mmHg 上升至 76 mmHg，$A\text{-}aDO_2$＝(713×0.3)－76/0.8－76＝214－95－76＝43 mmHg，$A\text{-}aDO_2$ 由原来的 65 mmHg 下降至 43 mmHg，换气功能有好转，氧合指数 76/0.3＝253，换气功能有所改善。

④$PaCO_2$ 76 mmHg 高于原有的 71 mmHg，主要因机械通气中呼吸参数不合适所致。

处理：补 NaCl、抗炎治疗和调整呼吸参数。

时间	pH	PaCO₂	PaO₂	FiO₂	HCO₃⁻	Na⁺	K⁺	Cl⁻	AG
第三天	7.36	46	80	30%	27	136	4.4	98	11

分析：

①Cl⁻已正常，HCO_3^- 正常偏高，pH 正常，AG 正常，代酸已纠正。

②$PaCO_2$ 46 mmHg 基本正常。

③PaO_2 80 mmHg，氧合指数 80/0.3＝267。

④$A\text{-}aDO_2$＝(713×0.3)－46/0.8－80

$$＝(214－58)－80$$

$$＝76 \text{ mmHg}$$

从三次 $A\text{-}aDO_2$ 的数值的比较，分析换气功能：

第一天，PaO_2 60 mmHg，$PaCO_2$ 71 mmHg，$A\text{-}aDO_2$ 65 mmHg；

第二天，PaO_2 76 mmHg，$PaCO_2$ 76 mmHg，$A\text{-}aDO_2$ 43 mmHg；

第三天 PaO_2 80 mmHg，$PaCO_2$ 46 mmHg，$A\text{-}aDO_2$ 76 mmHg。

FiO_2 为 30%，三次的气道氧分压均为 214 mmHg，第一天和第二天由于 $PaCO_2$ 高，肺泡气 CO_2 均高达 89～95 mmHg，低 O_2 与高 CO_2 有关，肺泡氧分压分别为 125 mmHg 和 119 mmHg；$A\text{-}aDO_2$ 第二天比第一天有进步，第三次由于 $PaCO_2$ 降至 46 mmHg，P_AO_2 升为 156 mmHg，而 PaO_2 虽有所增加但仅轻度上升，为 80 mmHg，故 $A\text{-}aDO_2$ 反而增大至 76 mmHg，除去 $PaCO_2$ 增高

的因素后,可以看出患者的换气功能仍有障碍。

最后,$PaCO_2$ 46 mmHg,基本正常,对 80 岁肺心病患者不宜过低;PaO_2 80 mmHg,氧合指数 267>250;内环境基本稳定。病情基本好转,撤呼吸机,拔除气管导管,出 ICU 转入普通病房。

病例 3 产妇,剖宫产,胎儿娩出后突然呼吸困难,血压骤降,意识消失,立即气管内插管,控制呼吸,肾上腺素 1 mg iv,地塞米松 20 mg iv,罂粟碱 30 mg iv。

血气监测:

pH	$PaCO_2$	PaO_2	FiO_2	HCO_3^-	BE
7.45	20	45	80%	20	−8

分析:

①PaO_2 45 mmHg,严重缺 O_2(低氧血症)。

②$PaCO_2$ 20 mmHg,呼碱。

③氧合指数:45/0.8=56.3,严重肺损伤,ARDS。

④$A\text{-}aDO_2 = (713×0.8−20/0.8)−45$

$\qquad\qquad = (570−25)−45$

$\qquad\qquad = 500 \text{ mmHg}$

换气功能严重障碍,即动脉血不能从肺泡中摄取 O_2。

氧合指数 56.3

$A\text{-}aDO_2$ 明显增大 ⎫

V/Q 比例失调(肺梗塞有气无血) ⎬ → 低氧血症 换气功能障碍

ARDS——肺内分流静脉掺杂 ⎭

诊断:肺梗塞(羊水栓塞),严重低氧血症。

经全力抢救病情稳定送 ICU,在 ICU 继续救治 5 天,病情好转后转入普通病房,15 天后出院。

小结:血气监测是围术期病人生命安全和治疗效果重要的监测和评估措施。

第五节 围术期低氧血症和急性呼衰

低氧血症和急性呼衰是围术期患者常见的并发症,也是必须通过血气监测加以诊断、治疗的疾病,故了解低氧血症和急性呼衰的原因、分类、血气特点以及治疗方法甚为重要。

一、低氧血症

$PaO_2 < 60$ mmHg，$SaO_2 < 90\%$。

(一)低氧血症的分类

分类
- (1)按发生原因分型
  - 低 O_2 性缺 O_2
  - 循环性缺 O_2
  - 贫血性缺 O_2
  - 组织中毒性缺 O_2
- (2)按 PaO_2 高低分
  - 轻度，PaO_2 60～80 mmHg
  - 中度，PaO_2 60～45 mmHg
  - 重度，$PaO_2 < 45$ mmHg

(二)低氧血症的原因及临床常见低氧血症类型

1. 原因
- (1)$P_AO_2\downarrow$、$FiO_2\downarrow$、V_A 不足——高原、高空、COPD、呼吸机故障、气管导管被阻塞、N_2O 吸入浓度过高、麻醉药抑制呼吸
  血气特点：主要表现为 $PaO_2\downarrow$、$CaO_2\downarrow$、V_A 不足者，$PaO_2\downarrow$，$PaCO_2\uparrow$
- (2)V/Q 比例失调
  - 呼吸系统疾病所致的低氧血症，多与 V/Q 比例失调有关
  - 气道阻塞，如慢阻肺
  - 肺泡壁破坏或增厚，如肺水肿
  - 毛细血管床减少，如肺炎、肺梗塞
  - 心血管疾病，如肺 A 狭窄，右→左分流的心脏病
  - 低心排——休克
- (3)分流
  - 是低氧血症的常见原因
  - 解剖分流——右→左分流的心脏病，肺内 A-V 瘘
  - 肺内分流——ARDS、肺不张、肺水肿、单肺通气、支扩、心衰等
  - 效应分流——V/Q 不匹配、通气不足、气体分流不均
    V/Q 比例失调和分流所引起的低氧血症，除 $PaO_2\downarrow$ 外，主要表现为肺泡水平的气体交换功能障碍，$A\text{-}aDO_2$ 通常有变化
- (4)死腔增大
  - 解剖死腔↑，$V/Q=\infty$，如快而浅的呼吸
  - 肺泡死腔↑，$V/Q=\infty$，如急性肺梗、肺血流↓、肺 A 高压、CO↓
  - 效应死腔↑，V/Q↑，如肺气肿，肺通气量↑，但心排量未增

2. 临床常见低氧血症类型

(1)顽固性低氧血症：FiO 35％吸入 15 min，PaO_2 升高不超过 10 mmHg 或仍低于 35 mmHg 为顽固性低氧血症。

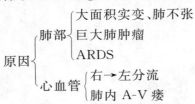

(2)脑外伤与低氧血症：脑外伤患者常出现低氧血症，除呼吸抑制的原因外，还与丘脑下部受伤，引起交感神经释放儿茶酚胺，使周围血管收缩，血液从高阻力体循环流向低阻力的肺循环；肺内分流增加，A-V 开放；分流增加，V/Q 比例失调有关。

(3)循环性缺氧：由于循环功能障碍，CO↓，直接影响动脉血的携 O_2 能力，即氧供下降（氧储备减少），氧供 ＝ CaO_2 × CO ＝ 20％ × 5000 ＝ 1000 mL/min，若 CO↓，氧供（DO_2）必然减少。

(4)贫血性缺氧（Hb↓）：由于 CaO_2 ＝ 1.34 × Hb × SaO_2 ＋ 0.003 × PaO_2 ＝20 mL/100 mL，即取决于 Hb 和 SaO_2（PaO_2）。当 Hb↓时，CaO_2 必然减少，而 CaO_2↓，氧供（DO_2）必然减少，PaO_2 与 SaO_2 正常。

(5)组织中毒性缺氧：组织利用 O_2 发生障碍，氧供正常，仅 CvO_2↓，$Cv-aO_2$↑。

3. 四种类型缺氧的血气分析特点

表 11-7　四种缺氧的血气特点

缺氧类型	FiO_2	PaO_2	SaO_2	CaO_2	CvO_2	$Ca-vO_2$	DO	Hb	CO
缺 O_2 性	↓	↓	↓	↓	正常	正常或↓	↓	正常	正常
循环性	正常	正常	正常	正常或↓	正常	↓	↓	正常	↓
贫血性	正常	正常	正常	↓	正常	↓	↓	↓	↑
组织性	正常	正常	正常	正常	↓	↑	正常	正常	正常

低氧血症的分类及病因小结：

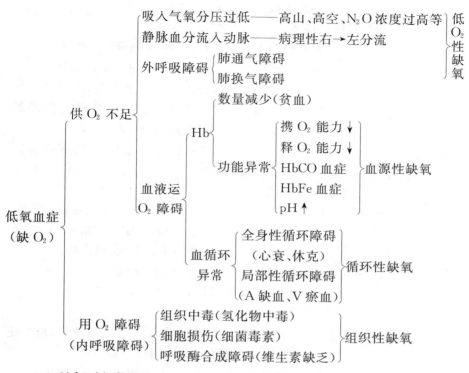

(三)缺氧对机体的危害

1. 呼吸系统
   - 代偿性反应
     - $PaO_2 < 60$ mmHg,刺激颈 A 体和主 A 体化学感受器→延髓→呼吸加深加快
     - $V_A \uparrow \rightarrow PaO_2 \uparrow$
     - $CO \uparrow \rightarrow$ 运输 $O_2 \uparrow$
   - 损伤性变化
     - 高原性肺水肿——头痛、胸闷、咳嗽、发绀、呼吸困难、血性泡沫痰、满肺湿啰音→昏迷
     - 急性缺 O_2——外周血管收缩→回心血量 $\uparrow$
     - 缺 $O_2 \rightarrow$ 肺血管收缩→肺 A 压力 $\uparrow \rightarrow$ 肺水肿
     - 肺水肿→ O_2 弥散能力 $\downarrow \rightarrow PaO_2 \downarrow$
     - 中枢性呼衰,$PaO_2 < 30$ mmHg→呼吸抑制→呼吸暂停→潮式呼吸

2. 循环系统
- 代偿反应
  - 心排血量↑——提高组织的供 O_2 量
  - HR↑
  - 心肌收缩↑——缺 O_2 交感 N 兴奋,儿茶酚胺↑
- 肺血管收缩
  - 肺循环以低压、低阻为特点,主要功能是使血液充分氧合,当缺 O_2 时→肺小 A 收缩,使血流转向通气充分的肺泡,这是肺循环的生理现象——缺 O_2 性肺血管收缩(HPV)
  - 肺血管 α 肾上腺素受体密度较高,交感 N 兴奋时肺小血管收缩
  - A 收缩
- 血流重新分布:心脑供血↑,而皮肤、内脏、骨骼肌和肾脏血流量↓
- 损伤性改变
  - 肺 A 高压——慢阻肺患者长期慢性缺 O_2,肺小 A 收缩,肺 A 压↑→右心肥大,肺心病
  - 心肌收缩功能↓→左心衰→全心衰
  - 心律失常——严重缺 O_2→HR↓→VF
  - 回心血量↓

3. 血液系统
- 代偿性反应——RBC↑,Hb↑,红细胞内 2,3-DPG↑,氧离曲线右移,Hb 与 O_2 的亲和力↓,利于释放 O_2
- 损伤性改变——RBC↑,血液黏滞→血流阻力↑→心脏负荷↑→心衰

4. 中枢神经系统(CNS)
- 脑对缺氧特别敏感
  - 脑血流占心排量的 15%
  - 脑耗量占总耗 O_2 量的 23%
  - 脑能量靠 O_2、靠葡萄糖,但储备很少
- 缺 O_2 直接扩张脑血管,血流↑
- 缺 O_2 致代酸→毛细血管壁通透性↑→间质性脑水肿
- 缺 O_2,ATP↓——细胞膜泵功能↓→细胞内钠、水潴留
- 脑充血→水肿→颅内压↑→缺血缺 O_2→恶性循环

5. 组织细胞变化
- 代偿——组织利用 O_2↑,糖酵解↑,低代谢状态
- 损伤
  - 细胞膜损伤——最早损伤的部位,Na^+ 内流,K^+ 外流,Ca^{2+} 内流
  - 线粒体损伤——ATP↓
  - 溶酶体损伤——细胞自溶

二、急性呼吸衰竭(ARF)

是指各种原因引起的肺通气和/或换气功能严重障碍,导致缺氧伴(或不伴)CO_2潴留,而发生一系列生理功能和代谢紊乱的临床综合征。

(一)急性呼衰的分类

分类 $\begin{cases} \text{急性低氧血症型(Ⅰ型呼衰)——}PaO_2<60 \text{ mmHg,换气功能障碍} \\ \text{急性高碳酸血症型(Ⅱ型呼衰)——}PaCO_2\uparrow\text{伴 }PaO_2\downarrow,\text{以通气功} \\ \text{能障碍为主} \end{cases}$

通气功能障碍 $\begin{cases} \text{限制性——吸气时肺泡的扩张受到限制} \\ \text{阻塞性——气道狭窄或阻塞} \end{cases}$
(肺泡通气不足)

血气结果:$P_ACO_2\uparrow$,P_AO_2正常,$PaCO_2\uparrow$,$PaO_2\downarrow$。

(二)呼衰时的血气变化

呼衰的
四个特点 $\begin{cases} \text{呼吸困难,气急明显,呼吸频率}>30\sim32 \text{ 次/min(呼吸窘迫)} \\ PaO_2\downarrow,<60 \text{ mmHg} \\ PaCO_2\uparrow,>50 \text{ mmHg} \\ pH\downarrow,<7.35 \end{cases}$

1.Ⅰ型呼衰

换气功能障碍,$PaO_2\downarrow$,由于肺泡水平的气体交换障碍,所以 P_AO_2正常而 $PaO_2\downarrow$,$A\text{-}aDO_2\uparrow$,通气功能基本正常。

特点:$PaO_2<60 \text{ mmHg}$,$PaCO_2\leqslant40 \text{ mmHg}$(低氧血症的原因见前述)。

2.Ⅱ型呼衰

以通气功能障碍为主,$PaCO_2\uparrow$,P_AO_2正常,PaO_2因 $CO_2\uparrow$而↓,而肺泡水平的气体交换基本正常,故 $A\text{-}aDO_2$正常。Ⅱ型呼衰不仅有通气功能的障碍而且有换气功能的障碍。

特点:$PaO_2\downarrow<60 \text{ mmHg}$,$PaCO_2\uparrow>50 \text{ mmHg}$,$A\text{-}aDO_2$正常。

(三)病因与发病机制

病因与
发病机制 $\begin{cases} FiO_2\downarrow\text{——高山、高空} \\ V_A\downarrow\text{——限制性、阻塞性} \\ V/Q \text{ 比失调——通气增加或减少,血流增加或减少} \\ \text{肺内右}\rightarrow\text{左分流——}Q_S/Q_T>10\% \\ \text{弥散功能障碍——膜两侧分压差}\downarrow,\text{肺泡面积}\downarrow,\text{膜变厚等} \\ \text{组织耗 }O_2\uparrow\text{——发热、感染、休克、运动} \end{cases}$

(四)临床表现

主要表现为即有低氧血症又有高碳酸血症引起的临床症状。

1. 低氧血症
（PaO_2 ↓）

神经系统
- 头痛、情绪波动、记忆力↓、判断力↓、烦躁不安、谵妄、抽搐→意识丧失→昏迷→死亡
- 脑静脉血 PO_2 为 34 mmHg，<28 mmHg，出现精神错乱；
  <19 mmHg，意识丧失；
  <12 mmHg，危及生命

心血管系统
- HR↑
- BP 先增高，而后降低
- 心律失常→VF
- 肺血管收缩→肺 A 压↑→右心负荷↑→右心衰

呼吸系统——PaO_2↓，中枢兴奋→RR 加快，>30 次/min，鼻翼煽动，三凹征；严重时→呼吸变浅不规律→呼吸停止

皮肤——PaO_2<50 mmHg 出现紫绀

凝血功能障碍→DIC

消化系统——胃肠缺血、缺 O_2→应激性溃疡

泌尿系统——肾血管收缩，血流↓→尿少，尿素氮↑，血肌酐↑

代谢——内环境紊乱，乳酸↑→酸中毒，血 K^+↑

2. 高碳酸血症
（$PaCO_2$↑↑）

神经系统
- 脑血管扩张，血流量↑，颅内压↑，头痛、烦躁、嗜睡→昏迷→抽搐
- $PaCO_2$>80 mmHg→CO_2 麻醉→神志不清

心血管系统——血管扩张 BP↑，HR↑并洪大，晚期 BP↓

呼吸系统——呼酸 $PaCO_2$↑，呼吸快而深

内环境紊乱
- pH↓
- $PaCO_2$↑，HCO_3^- 代偿性↑
- 血 K^+↑
- 血 Cl^-↓

(五)围术期急性呼衰的治疗

急性呼衰——急病急治（快速诊断，正确有效处理）。

1. 治疗原则
- (1)保持呼吸道畅通
- (2)改善通气,纠正 CO_2 潴留
- (3)提高氧合指数,纠正缺 O_2
- (4)调整内环境平衡

2. 病因治疗——针对性强,效果好。

3. 呼吸支持

(1)保持呼吸道通畅是最基本措施——通气功能障碍最常见的原因是气道不畅,行呼吸支持首先要开放气道,如分泌物、异物阻塞、喉头水肿、误吸等应吸净分泌物,取出异物;或建立人工气道——气管插管、气管造口、纤支镜吸除等;下呼吸道的痉挛,应积极解痉,抗感染。

(2)氧治疗

纠正缺 O_2,提高 FiO_2 和 P_AO_2,改善 PaO_2 和 SaO_2

给 O_2 途径
- 鼻导管吸 O_2:氧流量 1 L/min,可提高 FiO_2 4%,缺 O_2 时,应以高流量 O_2(4～6 L/min)吸入,FiO_2 可达 40%左右
- 面罩吸 O_2:FiO_2 可达 50%～60%
- 无复吸 O_2 面罩:FiO_2 可达 70%～80%
- 机械呼吸

Ⅰ型呼衰——换气功能障碍、低氧血症为主,应分析原因:
若 FiO_2 低为诱因,提高 FiO_2 可改善;
若 V/Q 比失调,除吸 O_2 外应改善循环

Ⅱ型呼衰
- 换气功能和通气功能↓,若分流率↑的病人即使吸入高浓度 O_2,仍不能解除缺 O_2 时,应以病因治疗为主＋呼吸机支持,如 ARDS,应用机械呼吸时可选用 PEEP 模式
- 以通气功能障碍为主,伴有换气功能障碍,围术期多为急性,仍以纠正低 O_2 血症为首,并积极改善通气功能

$\text{PaO}_2 \leq 45 \sim 60 \text{ mmHg}, \text{PaCO}_2 \geq 55 \sim 70 \text{ mmHg}$

适应证 ⎰ 氧合指数≤200

分泌物多且排痰障碍者

反流误吸可能性大、腹胀、呕吐者

呼吸中枢抑制,呼吸肌麻痹

分型 ⎰ 无创正压通气(MPPV)——意识清醒能配合,反流误吸可能性小,病情较轻者可用面罩,同步呼吸+压力支持

有创正压通气(IPPV)——气管插管或气管造口同步或非同步呼吸

(3)机械通气

机械控制呼吸(CMV)、IPPV——用于呼吸停止或麻醉期间使用肌肉松弛药物的病人

辅助呼吸(AMV)——同步辅助

同步间歇指令呼吸(SIMV)——正压通气与病人自主呼吸同步,在自主呼吸基础上,间隔一定时间行 A/C

常用
呼吸模式

压力支持(PSV)——自主呼吸加强气流支持

呼气末正压和持续气道正压(PEEP 与 CPAC)——可用于 ARDS 者,减少肺内分流

反比呼吸(IRV)——吸气时间延长,改善氧合,增加 CO_2 排出

(4)体外膜肺氧合(ECMO)——人工肺,当患者肺功能严重受损不能完成氧合和排出 CO_2 时,则可用人工肺来部分或完全代替肺功能,达到提高 PaO_2 和排出 CO_2 的目的,适用于可逆性极度肺功能损坏的患者。

(5)高压氧治疗——高压氧气(3 TAT)的环境下,溶解于血浆中的氧量已达到机体的耗氧量,可纠正组织细胞缺氧,常用于一氧化碳(CO)中毒、药物中毒等。

第六节　围术期患者常见呼吸道疾病血气特点

以下几种疾病是外科手术患者常见的呼吸道合并症,或老年患者常见的并存病,或围术期的并发症,其血气特点简述如下:

一、慢性支气管炎

老年人的慢性支气管炎——老慢支,是一种由于吸烟、长期反复呼吸道感染所致的支气管、支气管黏膜及其周围组织慢性、非特异性炎症为特征的慢性病。

早期支气管纤毛上皮细胞受损,尔后管壁纤维化,管腔狭窄,当病变蔓延至细支气管和肺泡壁时,肺泡组织结构受损,或纤维组织增生,最终形成阻塞性肺气肿和肺间质纤维化。

血气特点:阻塞性通气功能障碍为主。

血气分析 $\begin{cases} PaO_2 \downarrow (PaCO_2 \uparrow 对 PaO_2 的影响) \\ PaCO_2 \uparrow \end{cases}$

二、阻塞性肺气肿

肺气肿是支气管疾病最常见的并发症。细支气管狭窄,终末支气管远端气腔过度充气,气腔壁膨胀破裂而产生,肺过度充气、膨胀,肺组织弹性减低→肺大疱形成→弥散功能下降。

血气特点:换气功能降低,通气功能降低。

血气分析 $\begin{cases} PaO_2 \downarrow (换气功能 \downarrow, PaCO_2 \uparrow 的影响) \\ P_AO_2 \downarrow \\ PaCO_2 \uparrow \end{cases}$

三、支气管哮喘

支气管哮喘是由嗜酸性粒细胞、肥大细胞和 T 淋巴细胞等多种炎性细胞参与的气道慢性炎症,具有气道高反应性(AHR),即对刺激因子表现出过强或过早的收缩反应→支气管平滑肌痉挛→气道狭窄→可逆性气道阻塞。哮喘发作时,广泛的细支气管平滑肌痉挛,管腔黏膜水肿、堵塞,严重通气不足。

支气管疾病特点:可逆性支气管痉挛所致的气道阻塞,哮喘急性发作时,气道阻力增加,功能残气量(FRC)增加,V/Q 比例失调,通气量下降。

血气特点:通气功能障碍为主,换气功能降低,低氧血症。

$$血气分析 \begin{cases} PaO_2 \begin{cases} 轻度：PaO_2\ 正常，SaO_2\ 正常 \\ 中度：PaO_2\ 60\sim80\ mmHg，SaO_2\ 90\%\sim95\% \\ 重度：PaO_2<60\ mmHg，SaO_2<90\% \end{cases} \\ PaCO_2 \begin{cases} 轻度：PaCO_2\ 正常或\downarrow，<45\ mmHg \\ 重度：PaCO_2\uparrow，>45\ mmHg\rightarrow呼酸 \end{cases} \end{cases}$$

四、慢性阻塞性肺疾病(COPD)

COPD 是以不完全可逆的气流受限(气流阻塞)为特征的慢性病,造成气道狭窄(包含慢性支气管炎所致气道狭窄、阻塞和肺弹性回缩降低所致的肺气肿),阻塞性通气功能障碍,气道压增高;肺血管阻力增加→肺 A 高压形成→右心后负荷增加→右心衰。

血气特点:通气功能障碍为主,换能功能下降。

$$血气分析 \begin{cases} 轻、中度\ COPD：PaO_2\ 正常，PaCO_2\ 正常或轻度\uparrow \\ 运动时\ COPD：PaO_2\downarrow，60\sim80\ mmHg，V/Q\ 比失调 \\ 重者：PaO_2\downarrow，PaCO_2\uparrow \end{cases}$$

五、肺水肿

由各种原因引起肺毛细血管内压力增高或通透性增加,而致肺水增多,渗入肺泡,引起肺间质和肺泡内液体潴留。肺水肿造成弥散功能障碍(弥散面积减小,弥散距离增加),O_2弥散困难;V/Q 比失调→低氧血症,当代偿性呼吸通气量增加受阻时→CO_2蓄积→呼酸。

血气特点:低氧为主,换气功能障碍。

$$血气分析 \begin{cases} PaO_2\downarrow，<60\ mmHg \\ 氧合指数\downarrow \\ PaCO_2\uparrow \\ A\text{-}aDO_2\uparrow \end{cases}$$

六、急性呼吸窘迫综合征(ARDS)

非心源性肺水肿,急性进行性缺氧性呼衰。围术期多见,因严重创伤、出血、休克、感染、手术引起肺毛细血管内皮损伤,其通透性增加,引起肺间质水肿和肺泡水肿,O_2弥散障碍,肺内分流增加→低 O_2血症;肺泡Ⅱ型细胞受损,使肺表面活性物质减少→肺泡萎陷,肺泡水肿→肺内分流增加→低 O_2血症。

血气特点:低氧血症为主,换气功能障碍。

$$\text{血气分析}\begin{cases} \text{PaO}_2 \downarrow, <60 \text{ mmHg},\text{一般氧治疗效果不佳} \\ \text{氧合指数}(\text{PaO}_2/\text{FiO}_2)<200,\text{吸氧后或提高 FiO}_2,\text{PaO}_2 \uparrow \text{氧} \\ \quad \text{合指数仍}<300 \text{为顽固性低氧血症} \\ \text{PaCO}_2 \downarrow(\text{呼吸增快}),\text{晚期 PaCO}_2 \uparrow \\ \text{A-aDO}_2 \text{增大}(\text{P}_\text{A}\text{O}_2 \text{正常},\text{PaO}_2 \downarrow) \end{cases}$$

七、肺栓塞

由内源性或外源性栓子阻塞肺动脉或其分支引起肺循环障碍所致的临床综合征,如深静脉血栓栓塞、羊水栓塞、脂肪栓塞、空气栓塞等。

肺 A 栓塞后造成肺循环功能障碍,栓塞区域的血流下降,肺泡无效腔增大,V/Q 比失调→换气功能障碍→低 O_2;肺泡内有气无血流交换,CO_2 排出障碍,$PaCO_2 \downarrow \rightarrow P_\text{ET}CO_2 \downarrow$;肺泡气氧分压正常而动脉血 PO_2 显著下降→A-aDO_2 增大;栓塞物刺激→肺泡上皮和血管内皮细胞受损→肺毛细血管通透性增加→渗出增多,肺泡萎陷→肺不张→氧交换面积减少→低氧。

血气特点:换气功能障碍为主。

$$\text{血气分析}\begin{cases} \text{PaO}_2 \downarrow, <60 \text{ mmHg} \\ \text{PaCO}_2 \downarrow, <35 \text{ mmHg} \\ \text{P}_\text{ET}\text{CO}_2 \text{显著降低},\text{可至 0 mmHg} \\ \text{P}_\text{A}\text{O}_2 \text{正常} \\ \text{A-aDO}_2 \uparrow \uparrow (\text{P}_\text{A}\text{O}_2 \text{正常},\text{PaO}_2 \downarrow \downarrow) \end{cases}$$

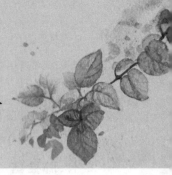

第十二章
血糖代谢平衡与异常

糖是正常人所需六大类营养物质中不可缺少的一种。人体内糖的主要形式是葡萄糖(glucose,Glu)及糖原(glycogen,Gn)。葡萄糖是糖在血液中的运输形式,糖原是葡萄糖的多聚体,包括肝糖原、肌糖原和肾糖原等,是糖在体内的储存形式,储存在肝脏和肌肉中。糖的功能是供给人体能量,并是构成组织细胞的基本成分,葡萄糖是机体供能的基本物质。血液中的葡萄糖称为血糖。血糖平衡对于保证人体各组织、器官的能量供应,保持人体健康有着非常重要的意义。如大脑的能量供应仅靠葡萄糖,糖对渗透压影响最大,在内环境稳定中有重要的作用。

第一节　血糖的来源与去路及正常值

体内血糖浓度是反映机体内糖代谢状况的一项重要指标。正常情况下,血糖浓度是相对恒定的,要维持这种恒定,必须保持血糖的来源和去路的动态平衡。

1. 来源
- 食物:食物中的糖主要为淀粉,是糖的主要来源,主要在小肠吸收
- 肝糖原分解:空腹时血糖的直接来源
- 非糖物质转化:如甘油、乳酸及生糖氨基酸通过糖异生作用产生葡萄糖,是长期饥饿时糖的来源

2. 去路
- 细胞内氧化分解供能——是血糖的主要去路
- 合成肝糖原、肌糖原等
- 转变为其他糖及其衍生物,如核糖、氨基糖和糖醛酸等
- 转变成脂肪和非必需氨基酸等非糖物质
- 血糖浓度过高,由尿液排出(血糖>8.9~10.0 mmol/L)

3. 血糖正常值:3.61~6.11 mmol/L(65~110 mg/dL)。正常情况下,血糖>120 mg/dL,主要原因在吸收过程;血糖<80 mg/dL,主要发生在氧化分

解过程。

(1)空腹血清葡萄糖:指隔夜空腹(饮水除外),禁食 8~12 h,次日晨早餐前所测的血糖。由于空腹血糖未受进食、应激等因素的影响,能比较客观地反映基础胰岛素的分泌水平。正常范围:3.61~6.11 mmol/L(65~110 mg/dL)。

(2)餐后血糖(餐后 2 h 血糖)——从进食开始血糖上升算起,一直到血糖回落至餐前空腹水平,这一段时间的血糖。通常用"餐后 2 h 血糖"来代表餐后血糖。影响餐后血糖的因素很多,其中包括饮食的质与量、胃肠道吸收功能、运动因素、餐前用药情况及自身胰岛 β 细胞的储备功能等。正常范围:<7.0 mmol/L(126 mg/dL)。

(3)随机血糖:指任意时间所测定的血糖值。正常范围:<11.1 mmol/L(200 mg/L)。

每天 24 h 内,人的血糖是在不停地波动和变化的,所以血糖监测应是全天候的。

第二节　糖的代谢与调节

一、糖的代谢

糖的代谢途径主要有葡萄糖的有氧氧化、糖的无氧酵解、磷酸戊糖途径、糖原合成与糖原分解、糖异生以及其他己糖代谢等。

(一)糖原合成与分解

糖原是体内糖的储存形式,包括肝糖原和肌糖原。

糖原分类 $\begin{cases} 肝糖原:合成与分解主要是为了维持血糖浓度的相对恒定 \\ 肌糖原:肌肉糖酵解的主要来源,是骨骼肌中随时可以动用 \\ \qquad\quad 的储备能源 \end{cases}$

1. 糖原合成:首先以葡萄糖为原料合成尿苷二磷酸葡萄糖,在酶的作用下合成多支糖原。

2. 糖原分解:在酶的作用下,使糖原水解变成游离葡萄糖,释放入血,维持血糖平衡。

在肝脏糖原合成与分解主要是维持血糖平衡,主要受胰岛素、胰高血糖素的影响。

在肌肉中糖原的合成与分解主要为肌肉提供 ATP,主要受肾上腺素的影响。

(二)糖的有氧氧化

有氧氧化是指葡萄糖生成丙酮酸后,在有氧条件下,进一步氧化生成乙酰辅酶 A,经三羧酸循环彻底氧化成 H_2O 和 CO_2,产生能量的过程。这是糖氧化的主要方式,氧化的主要功能是提供能量,也是机体获得能量的主要途径。1 分子葡萄糖氧化后产生 6 分子 CO_2、6 分子 H_2O 和 38 分子 ATP,是机体能量的主要来源。

脱羧反应生成的 CO_2 则通过血液运到呼吸系统被排出,是体内 CO_2 的主要来源。三羧酸循环是糖、脂肪和蛋白质三大物质代谢的最终代谢通路。糖、脂肪和蛋白质在体内代谢都最终生成乙酰辅酶 A,然后进入三羟酸循环彻底氧化分解成 H_2O 和 CO_2,产生能量。三羧酸循环是能量的产生过程,是三大物质代谢的枢纽。

(三)糖的无氧酵解

当机体处于缺 O_2 情况(如剧烈运动时),葡萄糖或糖原分解生成乳酸并产生能量的过程,称为糖的无氧酵解,又称糖酵解。

糖酵解的全部反应过程均在细胞质中进行(参与糖酵解反应的一系列酶存在于细胞质中),1 分子葡萄糖在缺 O_2 的条件下转变为 2 分子乳酸,产生 2 分子 ATP 供能。糖酵解的主要生理功能是在缺 O_2 时迅速提供能量。正常情况下也为一些细胞提供部分能量。

(四)糖异生作用

是指非糖物质如生糖氨基酸、乳酸、丙酮酸及甘油等转变为葡萄糖或糖原的过程。糖异生的最主要器官是肝脏。

糖异生最主要的生理意义是:①在空腹或饥饿时,维持血糖浓度的平衡。②乳酸再利用。乳酸大部分是由肌肉和红细胞中糖酵解生成的,经血液运输到肝脏或肾脏,经糖异生再形成葡萄糖,后者经血运输回各组织中继续氧化提供能量。在剧烈运动时肌糖原酵解产生大量乳酸→入肝,经糖异生→合成肝糖原或葡萄糖以补充血糖→可供肌肉利用。

二、血糖的调节

人体内存在着精细的调节血糖来源和去路动态平衡的机制,以保持血糖浓度相对恒定。

血糖的调节既有神经调节又有激素调节,是神经系统、激素及组织器官共同调节的结果。其中激素是最重要的调节因素。肝脏是调节血糖浓度最主要的器官。

（一）激素

对血糖的调节主要通过胰岛素、胰高血糖素、肾上腺素、糖皮质激素、生长激素及甲状腺激素之间相互协同，相互拮抗以维持血糖平衡。

激素分类 $\left\{\begin{array}{l}\text{升血糖的激素——胰高血糖素和肾上腺素}\\\text{降血糖的激素——胰岛素，是唯一的}\end{array}\right.$

刺激激素分泌最重要的因素是血糖的浓度。

胰岛素的功能是降低血糖浓度，是唯一能降低血糖的激素。胰岛素必须与细胞膜上的胰岛素受体结合，才能调节血糖平衡。其降低血糖的主要机制是加快内脏组织肝、肾、肠道摄取血糖而使血糖浓度降低，并抑制肝脏产生葡萄糖，阻止肝糖原分解；促使血糖转化为肝糖原和肌糖原；促进外周组织（骨骼肌、脂肪）对糖的利用。如果人体组织细胞膜缺乏该受体，使得细胞无法识别胰岛素，从而使胰岛素作用丧失，会导致细胞减缓血糖的摄取，结果血糖水平升高。

胰岛素与胰高血糖素两者在调节血糖浓度上的作用是互相拮抗的。血糖浓度高时，胰岛素分泌量增加会抑制胰高血糖素的分泌。低血糖时，胰高血糖素的分泌会促进胰岛素的分泌下降。

（二）神经调节

主要通过下丘脑和自主神经系统调节相关激素的分泌。

当血糖浓度低时，血管壁处的化学感受器兴奋→传入神经→下丘脑中调节血糖平衡的区域→传出 N→胰岛 A 细胞分泌胰高血糖素，肾上腺分泌肾上腺素→肝脏等处的体细胞→血糖浓度升高。

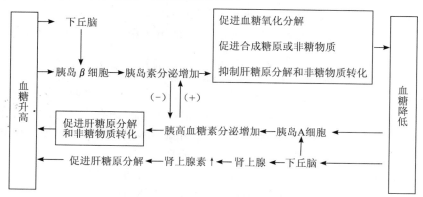

图 12-1　人体内血糖调节示意图

第三节 血糖异常

一、高血糖

血糖高于正常为高血糖。

(一)糖尿病

1. 糖尿病分型
   - 1 型糖尿病[胰岛素依赖型糖尿病(IDDM)]
   - 2 型糖尿病[非胰岛素依赖型糖尿病(NIDDM)],是由胰岛 β 细胞受损,胰岛素分泌绝对或相对不足以及靶细胞对胰岛素敏感性降低而引起的一种以高血糖为主的内分泌代谢性疾病

2. 症状
   - 高血糖——空腹血糖≥7.0 mmol/L(126 mg/dL)或/和餐后 2 h 血糖≥11.1 mmol/L(200 mg/dL)。葡萄糖进入细胞和在细胞内氧化利用发生障碍;肝糖原分解和非糖物质转化↑→血糖↑
   - 三多一少
     - 多食——细胞内能量供应不足,患者总感觉饥饿而多食
     - 多尿——肾小管液中葡萄糖浓度高,水分重吸收减少,出现多尿(渗透性利尿)
     - 多饮——高血糖使细胞外液渗透压↑→口渴→多饮
     - 体重减轻——糖氧化供能障碍,体内脂肪和蛋白质分解加强→机体逐渐消瘦
   - 糖尿——血糖>10 mmol/L(180 mg/dL)时超出了肾糖阈,葡萄糖经尿中排出→糖尿

3. 诊断:①空腹血糖、②餐后血糖是诊断糖尿病的两个重要指标。空腹血糖≥7.0 mmol/L 或餐后 2 h 血糖≥11.1 mmol/L 均可诊断为糖尿病。两者的关系是"水涨船高,水落船低"。一天当中,机体大约有 1/3 的时间处于空腹状态,其余 2/3 的时间处于餐后状态,餐后血糖水平与空腹血糖水平密切相关,餐后血糖是在空腹血糖基础上的"水涨船高"。

③口服葡萄糖耐量试验(OGTT)——是一种葡萄糖负荷试验。利用这一试验可以了解胰岛 β 细胞功能和机体对糖的调节能力。

正常人胰岛功能良好的情况下,摄入葡萄糖后血糖升高并刺激胰岛细胞

分泌胰岛素,使血糖下降,所以给机体一定量的葡萄糖后,间隔一定时间测定血糖,观察给糖前后血糖变化及尿糖含量,可了解胰岛功能。正常值:服糖 75 g,60 min 血糖即达高峰,一般不超过 10 mmol/L,2 h 恢复正常水平。

糖耐量降低:(提示胰岛素功能下降)高峰可出现在 1 h 以后或 2~3 h 血糖仍高于正常,可见于隐性糖尿病:①具有糖尿病的症状,任何时候血糖≥11.1 mmol/L(200 mg/dL)和/或空腹血糖≥7.0 mmol/L(126 mg/dL)可诊断为糖尿病。②血糖在上述两者之间,OGTT 试验,若 2 h 血糖≥11.1 mmol/L,可诊断为糖尿病;<7.8 mmol/L 为糖耐量正常;血糖≥7.8 而<11.1 mmol/L,为糖耐量减退,可见于肢端肥大症、皮质醇增多症、嗜铬细胞瘤、甲状腺功能亢进等。

糖耐量增高:提示胰岛素功能亢进,多见于甲减、胰腺性腹泻、胰岛功能亢进、肾上腺皮质功能减退、垂体前叶功能减退症等。

④糖化血红蛋白 HbA_1C 测定:HbA_1C 是反映既往 2~3 月平均血糖水平的指标,临床上作为评估长期血糖控制状态的金标准,是临床上决定是否需要调整治疗方案的重要依据,也有将 $HbA_1C≥6.5\%$ 纳入糖尿病诊断标准的。

4. 糖尿病患者围术期的管理

糖尿病目前已成为围术期最常见的合并症,也是老年人手术时最多见的并存病之一,95% 为 2 型糖尿病。糖尿病患者易发生心、脑、肢体大血管及眼、肾、神经等微血管并发症,老年糖尿病患者更易合并高血压、缺血性心脏病、脑血管病、隐匿性心肌梗死和心肌病、糖尿病肾病及糖尿病视网膜病等;糖尿病累及自主神经系统可发生体位性低血压及突发心动过速;糖尿病患者抵抗力低下,易感染,致命的是肺部感染;重度感染时可发生严重的代谢紊乱,内环境失调,并发酮中毒、乳酸酸中毒或高渗性非酮症昏迷或医源性低血糖昏迷等,给手术和麻醉带来极大的风险,故围术期尤其是老年人糖尿病患者需认真做好术前准备,术中控制好血糖,预防严重并发症的发生,对保证围术期安全至关重要。

(1)术前准备

术前准备

①凡老年人手术,术前应常规测血糖,发现血糖升高者,请专科会诊,未经治疗过的糖尿病患者,最好经正规内科治疗后再手术

②已明确诊断为糖尿病的患者,术前仍需按时服药或注射用药直至手术前当日

③停用长效口服降糖药 48 h,代之普通胰岛素治疗至术日晨

④术前血糖控制

最理想值
空腹血糖 4～6 mmol/L(72～108 mg/dL)
餐后 1 h 血糖＜8.9 mmol/L(160 mg/dL)

可接受值
空腹血糖 4～7.2 mmol/L(72～130 mg/dL)
餐后 1 h 血糖＜11.1 mmol/L(200 mg/dL)

⑤尿糖阴性,无酮体

⑥术前充分了解胰岛素用量与用法,作为术中用药的参考

(2)急症手术的术前准备

急诊手术术前准备

①急查血糖、尿糖、尿酮、血气及电解质

②患者有严重酸中毒、酮尿,应立即进行胰岛素治疗,补液,纠正酸中毒和电解质紊乱,治疗后血糖控制于 8.4～11.1 mmol/L(160～200 mg/dL),尿酮消失后再做手术

③如病情紧急必须入手术室紧急处置者,边进行手术,边治疗

(3)术中血糖控制注意点

注意事项

①血糖＞10 mmol/L(180 mg/dL)时超出了肾糖阈,可发生渗透性利尿而导致脱水

②血糖＞11.1 mmol/L 会影响伤口愈合

③血糖＞11.5～12.5 mmol/L(207～225 mg/dL)时,肾血管和脑血流的自身调节功能受到干扰

④血糖＜4 mmol/L,特别＜2.8 mmol/L 发生低血糖

⑤术中用普通胰岛素泵注,血糖控制 6～10 mmol/L 为宜

(4)术中严密监测和调控血糖

糖尿病患者入手术室应立即查血糖作为对照值,以后根据血糖值的结果和治疗情况每 30～60 min 监测一次,必要时随时监测。术中停用患者带来的胰岛素注射泵,而以麻醉科医生配制的普通胰岛素液(2 U/mL)静脉泵注来调控血糖,将血糖控制在 6～10 mmol/L。注意既要防止术中发生的应激性高血糖,又要预防低血糖的发生。

术中不宜用皮下注射胰岛素的方式(不易控制剂量的吸收),术毕继续维

持或进入 ICU 时再次改用患者皮下埋藏的胰岛素泵，并做好交接班，以防治疗脱节而发生医源性高血糖或低血糖。

（二）糖尿病酮症酸中毒（DKA）的紧急处理

糖尿病酮症酸中毒（DKA）是糖尿病严重的急性并发症。多因糖尿病控制不佳，脂肪分解过快引起的高血糖、高酮血症和代谢性酸中毒。

1. 诱因：感染、外伤、手术、饮食过度、突然中断胰岛素治疗、妊娠等。

2. 发生机制 $\left\{\begin{array}{l}糖代谢紊乱：脂肪分解加速 \to 血清酮体升高，>0.05\sim0.34 \\ \quad mmol/L \to 高酮血症 \\ 酮体 \uparrow \to 经尿排出 \to 酮尿 \\ 酮体中酸基增加 \to 消耗大量 HCO_3^- \to 酸中毒 \end{array}\right.$

3. 症状 $\left\{\begin{array}{l}原有的糖尿病症状加重 \\ 恶心、呕吐、极度口渴 \\ 意识模糊 \to 嗜睡 \to 昏迷 \\ 呼吸深大，伴丙酮气味（烂苹果味） \end{array}\right.$

4. 紧急处理

（1）立即建立静脉通路，迅速补液恢复有效血容量是抢救 DKA 的首要措施，以平衡液或生理盐水为主，无心功不良者：

第 1～2 h，10～15 mL/(kg·h)补液；

第 3～4 h，5～10 mL/(kg·h)；

第一个 24 h，4000～5000 mL。

再根据血压、尿量和血 Na^+ 进行增减。若休克、低血压者可加用人工代血浆 1000～2000 mL 或/和血浆扩容。

血 $Na^+>155$ mmol/L，心功良好者，可输入 0.45％ NaCl 1000 mL。

当血糖降至 13.9 mmol/L（250 mg/dL），可改用 5％ GS 输注，同时减少输液量，预防低血糖。老人及心功不良者，输液速度不宜过快并酌情减量。

（2）胰岛素：普通胰岛素 0.05～0.1 U/(kg·h)泵注。血糖>33.3 mmol/L（600 mg/dL），首次负荷量 10～20 U iv，继之以 0.1 U/(kg·h)泵注。血糖下降速度以每小时 4～6 mmol/L（75～110 mg/dL）为宜，血糖达 13.9 mmol/L 时改为 5％ GS 500 mL＋胰岛素 6～12 U 静滴，直至尿酮体转为阴性，酸碱平衡正常。

（3）补 K^+。DKA 患者体内丢 K^+ 5～10 mmol/kg，治疗前细胞内 K^+ 大量转移至细胞外，加之脱水，血液浓缩，血 K^+ 可表现为正常或略高，输注胰岛素和补液后,大量 K^+ 转移至细胞内,同时扩容纠正了血液浓缩,往往在治疗后 4 h 左右血 K^+ 明显下降,故应及时监测和补 K^+。

血 K^+<3 mmol/L,补 K^+26～39 mmol/L(KCl 2 g/h);

血 K^+3～4 mmol/L,补 K^+20～26 mmol/L(KCl 1.5～2 g/h);

血 K^+4～5 mmol/L,补 K^+6.5～13.4 mmol/L(KCl 0.5～1 g/h);

血 K^+ 5 mmol/L,暂停补 K^+;

尿量<30 mL/h 不宜补 K^+。

充分补 K^+ 后,血 K^+ 仍低者,应补 Mg^{2+},10%～25% $MgSO_4$ 1～2 g 静滴。

(4)纠正酸中毒。轻者经输液,胰岛素治疗后,酸中毒即可纠正,不必补 $NaHCO_3$,除非血液 pH<7.10,BE<－10 mmol/L,此时可补,5% $NaHCO_3$ 1～2 mL/kg 静注。

(5)综合治疗,抗感染,对症治疗:去除诱因,若缺磷则应补磷,有助于 2,3-二磷酸甘油酸(2,3-DPG)浓度的恢复以改善组织供氧。脏器功能支持,加强呼吸管理,防止心衰、肺水肿、脑水肿、心律失常、肾衰等。

死亡原因主要为休克、感染、脑水肿和肾衰。

(三)高血糖、高渗性昏迷的紧急处理(高渗性非酮症高血糖昏迷 HONK)

HONK 也是一种严重的急性糖尿病并发症,表现为严重的高血糖、脱水、血浆渗透压升高而无明显的酮症酸中毒,并有意识障碍甚至昏迷。

1. 发生原因及机制

原因及机制 {
①多发生于老年 2 型糖尿病病人,肾排糖能力下降,肾糖阈增高,当血糖增高时,既不能在体内代谢,又不能排出体外,而滞留于细胞外液→渗透压↑→出现高血糖渗透性利尿→脱水→血液浓缩→渗透压进一步↑

②胰岛素相对分泌不足——虽可抑制酮体生成,但不足以抑制高血糖→血糖↑,但不伴酮体↑

③细胞外液渗透压↑→细胞内水向细胞外移动→脑细胞脱水→意识障碍→昏迷
}

2. 临床表现

表现 {
①糖尿病症状加重:烦渴、多饮、多尿、乏力、头晕、呕吐等

②脱水、HR↑,严重者出现休克

③意识障碍:嗜睡、模糊→昏迷
}

3. 实验室检查

血糖>33.6 mmol/L,尿糖 3＋或 4＋,血浆渗透压>350 mmol/L,血尿

素氮(BUN)↑↑,肌酐(Cr)↑↑。电解质视脱水程度而变化,血 Na⁺↑,酸中毒:pH 7.2~7.3。

4. 紧急处理

处理 {
①大量补液,纠正高渗和失水是抢救的关键

休克者,平衡液或 0.9% NaCl 10~15 mL/(kg·h),2000~3000 mL,8~12 L/24 h

无休克者,0.45%~0.6% NaCl 1000~2000 mL,血糖<13.9 mmol/L 改用 5% GS,尿少者呋塞米 20~40 mg 静注

②胰岛素:对胰岛素敏感,少量用药,14~20 U 静注,而后 5 U/h 泵注。血糖增高不显著者,经补液,纠正酸碱失衡后血糖可自行下降

③补 K⁺:有尿补 K⁺,KCl 0.75~1.5 g/h 泵入,24 h 补 KCl 6~10 g

④加强监测,如 MAP、CVP、血糖、尿糖、血气、电解质、Hct、Hb 等

⑤本病在治疗中易发生脑水肿,输液速度和降糖速度不宜过快
}

(四)应激性高血糖及病例分析

应激性高血糖是指由于严重疾病或创伤等应激状态导致糖代谢紊乱,出现高血糖、胰岛素抵抗或糖耐量异常的现象,是影响预后的危险因子。通过控制高血糖可以降低并发症和死亡率。

1. 发生原因与机制

原因与机制 {
(1)应激原强烈——严重创伤、危重病、大手术、大出血、休克、心跳骤停等

(2)机体供能不足——组织摄取 O₂、利用 O₂ 的能力下降,循环、呼吸功能下降,氧供不足

(3)糖代谢异常 {
肝糖原分解↑,糖原异生↑

胰高血糖素分泌↑——抑制胰岛素分泌

胰岛素抵抗

糖利用↓
} 血糖↑↑
}

2. 诊断

围术期如严重创伤、大手术、危重病人救治期间(术前病人无糖尿病)血糖升高并持续>11.1 mmol/L(200 mg/dL)。

血糖升高的程度往往与创伤严重程度或大手术的时间呈正相关,即血糖升高的程度和持续时间可反映创伤应激的严重程度。

$$3. 危害 \begin{cases} 高血糖 \to 高渗 \to 利尿脱水 \to 血容量不足 \to 休克 \\ 高血 Na^+（与脱水有关）\to 加重高渗 \to 脱水 \\ 机体处于高代谢、高炎症状态 \\ HR\uparrow, 耗 O_2\uparrow, 加重心脏负荷 \to 心肌缺血 \to 冠状 A 痉挛 \to 心梗 \\ 高渗 \to 脑细胞脱水 \to 昏迷 \\ 低血 K^+ \to 与利尿有关 \to 代碱 \\ 加重器官损伤, 并发症\uparrow, 酸碱失衡, 电解质紊乱 \to 死亡率\uparrow \end{cases}$$

对于围术期危重病人，控制高血糖可以降低并发症的发生率和死亡率。据报道冠状 A 旁路手术后，静脉应用胰岛素控制血糖在 8.3～11.1 mmol/L，伤口感染的危险性下降 58%。

4. 治疗

$$(1)胰岛素使用时机 \begin{cases} 术前血糖正常者, 应激血糖\geqslant13.9\ mmol/L(250\ mg/dL) \\ 术前有糖尿病者, 血糖\geqslant11.1\ mmol/L(200\ mg/dL) \\ PACU 或 ICU 危重病人血糖\geqslant10\ mmol/L(180\ mg/dL) \end{cases}$$

(2)血糖控制目标

PACU 或 ICU，4.4～7.8 mmol/L(80～140 mg/dL)，不宜<4.4 mmol/L；术中 6～10 mmol/L(108～180 mg/dL)；防止低血糖。

(3)方法

①极化液输注：葡萄糖(G)＋胰岛素(I)＋氯化钾(K)，GIK。

病情	G∶I	10% G(mL)	I(U)	10% KCl	速度 G(mL/h)	速度 I(U/h)
血糖＞10 mmol/L	3∶1	500	＋5	10	100	3
老年人或胰岛素用量＞30 U/d	4∶1	500	＋12	10	100	2.4
严重感染者	1.1～2∶1	500	＋30	10	100	6
肥胖或肝硬化开胸低温	2.5～2∶1	500	＋12	10	100	2.4
肾功能不全	10～5∶1	500	＋5～10	10	100	1～2

②胰岛素：静注＋泵入。

应激血糖≥13.9 mmol/L，胰岛素 40 U 用 0.9% NS 溶液稀释至 20 mL(2 U/mL)，先静脉推注 4 U，尔后静脉泵注 2～4 U/h，30 min 监测血糖，根据

血糖结果进行调整。

③应激性血糖≥28.0 mmol/L(500 mg/dL)，这种病人往往出现胰岛素抵抗，按上述用药量，血糖很难下降，用药量需偏大，可采用胰岛素强化治疗。50 U胰岛素稀释至25 mL(2 U/mL)，起始速度为1 U/(kg·h)，30 min后监测，血糖以每小时下降3～5 mmol/L为宜，根据血糖监测值调整泵注速度，逐步将血糖降至6～10 mmol/L。

(4)注意事项

①降血糖不宜过快，防止低血糖的发生，否则可导致脑水肿、惊厥。

②防止低血K$^+$，在纠正高血糖时，血K$^+$转移至细胞内，易发生低血K$^+$，故应特别注意防止低血K$^+$的发生。

③血糖监测非常重要，要及时监测、及时调整胰岛素用量，最好30 min监测一次，同时监测电解质，及时纠正电解质的紊乱。

④不管围术期选择何种胰岛素治疗方法，其目标既要降血糖又要防止低血糖，维持轻度高血糖(6～10 mmol/L)。

⑤术中尤其是老年人、创伤、休克、大手术患者应常规监测血糖。

⑥凡遇到昏迷病人应监测血糖，以鉴别昏迷原因：若血糖低，血糖<3.9 mmol/L(70 mg/dL)，尤其是<2.8 mmol/L(50 mg/dL)，应立即给予50%葡萄糖40 mL iv；若血糖>13.9～28.0 mmol/L(250～500 mg/dL)，特别是>33.3 mmol/L(600 mg/dL)，血Na$^+$>145 mmol/L，应立即输注0.45% NaCl 1000 mL＋胰岛素40 U静滴。

⑦注意应激性高血糖与糖尿病的区别：Ⅰ.病史不同，前者无糖尿病史。Ⅱ.胰岛功能，前者胰岛功能异常，糖化血红蛋白正常。Ⅲ.对机体的影响，前者机体的代偿和适应能力有限，代谢功能受损，常伴有内环境紊乱，易发生高渗性昏迷，是一种急性反应，后者是慢性病。Ⅳ.治疗上前者高血糖的控制较困难，胰岛素用量较大。以原发病治疗为主，高血糖的严重程度与原发病的病情严重程度呈正相关，也随原发病的治愈而好转。一般不会发生胰岛素依赖。

(二)病例分析

应激性高血糖在围术期如创伤、休克、大出血、大手术的术中常有发生，并不少见，而且血糖上升的程度往往与病情的严重程度呈正相关。

病例1　女，28岁，经阴道顺产后，产后大出血(胎盘植入)，出血性休克。经开腹子宫按压，子宫捆扎缝合术，球囊填塞，子宫动脉结扎等各种止血方式均未达到止血目的，出血11000 mL，经5 h的抢救，最后子宫摘除，止血成功，病情稳定而进入ICU。术前患者无高血糖、糖尿病史。

入室后血气分析：

时间点	pH	PaCO₂	PaO₂	BE	HCO₃⁻	Na⁺	K⁺	Ca²⁺	Hct	Hb	血糖	Lac
17:22	7.188	40	304	−13	15.4	138	3.4	1.1	22	7.5	13	
17:33	7.34	35.1	401	−7	18.9	139	3.1	0.97	18	6.1	16.6	
18:00	7.282	37.7	456	−9	17.8	140	3.5	1.06	20	6.8	18.4	
18:59	7.243	41.1	264	−10	17.8	140	3.6	0.81	26	8.8	19.4	5.42
20:20	7.241	41.7	245	−9	17.9	144	3.4	0.8	30	10.2	23.1	
21:39	7.225	41.2	255	−11	17	143	4	1.14	16	5.4	22.4	
22:11	7.234	42.5	266	−9	18	144	4.1	1.05	21	7.1	18.6	
22:53	7.286	43	257	−6	20.5	145	4.4	0.63	16	5.4	16.1	
23:41	7.295	43	257	−5	20.5	145	4.3	1.0	18	6.2	14.1	6.16
01:30	7.320	42	268	−5	22	142	4.1	1.02	22	7.5	10.8	5.0

注：血气计量单位 PaO₂、PaCO₂ 为 mmHg，HCO₃⁻、BE、电解质、血糖单位为 mmol/L，Hb 单位为 g/dL，下同。

分析：患者为自然妊娠，阴道分娩，产前和妊娠期无高血糖。经阴道顺产后出现产后大出血，到达手术室抢救的第一份血液检测，血糖即高达 13 mmol/L。在整个抢救过程中，血糖随病情变化，逐步升高，最高达 23.1 mmol/L，最后子宫摘除，出血控制后，病情稳定，血糖下降至 10.8 mmol/L 入 ICU。

胰岛素治疗：当患者血糖为 13 mmol/L，即给普通胰岛素 4 U iv，4 U/h 泵入，血糖不仅不下降，反而上升；而后加大胰岛素用量，10 U/h 泵入，血糖仍不下降；达 23.1 mmol/L 时，胰岛素 12 U 静推，12 U/h 泵入，血糖逐步下降；当达 16.1 mmol/L 时，胰岛素减至 8 U/h 泵入，子宫摘除后再减至 4 U/h 泵入，表现出明显的胰岛素抵抗。

病例 2 男，56 岁，左股骨颈骨折＋腹腔内出血。术前血糖正常，术中血糖 21.3 mmol/L、17.2 mmol/L、21.4 mmol/L，术毕 17.5 mmol/L，入 PACU，12.5 mmol/L。胰岛素治疗同期表现出用量大、效果差的结果，而随病情的好转，胰岛素效果才明显。

病例 3 男，69 岁，车祸多发性骨折，创伤性休克。

12:50，急诊入手术室抢救，入室病情严重，气管插管；

13:07,查血气:pH 7.089,PaCO₂ 30.6,PaO₂ 370,BE－21,HCO₃⁻ 9.3, Na⁺ 146,K⁺ 4.0,Ca²⁺ 1.0,Hct<10%,Hb 4.1,血糖9.7。

术中血糖最高上升至 19.82 mmol/L,入 ICU 时为 10.25 mmol/L,次日 07:24 死亡。死亡前最后一份血气:pH 7.26,PaCO₂ 36,PaO₂ 357,BE－11, HCO₃⁻ 16.1,Na⁺ 151,K⁺ 4.1,Ca²⁺ 0.7,Hct<10%,Hb 3.4,血糖6.4,乳酸 11。

分析:患者年龄大,伤情重,多处严重骨折,在手术室主要以抢救休克为 主,创伤以止血为主,抢救至 18:29 入 ICU。

患者术前血糖未测,入室后的第一份血糖为 9.7 mmol/L,应该是餐后血 糖,术中血糖上升至 19.82 mmol//L,应属应激性高血糖。由于病情重,多处 骨折无法彻底处理,仍不断出血,至术后次日 07:24 死亡。次日 00:40 血糖为 16 mmol/L,07:24 死亡前为 6.4 mmol/L,也说明死前机体的应激反应已丧 失了。

病例4 女,74 岁,肝占位性病变(巨大肝癌),在全麻下行剖腹探查＋复 杂性肝癌切除(肝癌切除 15cm×10cm×12cm)＋胆囊切除＋肝射频消融术。 手术历时 228 min(3.8 h),麻醉时间 247 min(4.1 h),术中出血 1800 mL 左 右,术毕入 PACU,清醒拔管,病情稳定送回病房。

术前血糖正常,术中血气、血糖监测结果如下:

时间点	pH	PaCO₂	PaO₂	BE	HCO₃⁻	Na⁺	K⁺	Ca²⁺	Hct	Hb	血糖
09:50	7.461	33	199	0	24.2	136	3.7	1.12	34	11.6	9.2
11:16	7.389	36.9	252	－3	22.3	136	3.5	1.04	25	8.5	13.8
12:15	7.355	40.2	278	－3	22.5	138	3.1	1.09	20	6.8	15.6
13:07	7.394	36	300	－3	22	142	3.1	1.06	21	7.1	13.8
13:45	7.433	32	291	－3	21.4	140	2.9	1.07	20	6.8	12.2
14:51	7.321	44.1	201	－3	22.8	141	3.0	1.09	22	7.5	9.9
16:08	7.321	46.6	267	－2	24.1	141	3.8	1.11	25	8.5	6.3

分析:患者为老年女性,瘦弱,体重 50 kg,术前无糖尿病,血糖正常,行巨 大肝癌切除。消瘦的老年女性血容量占比较成年女性少,仅占 55 mL/kg,即 该患者的血容量约不到 3000 mL,术中出血近 2000 mL,已占患者血容量的 70%,Hb 和 Hct 最低降至 6.8 g/dL 和 20%,术中应激性血糖升高与 Hb 下 降呈负相关,Hb 和 Hct 最低的时候也是血糖值最高的时候。随输血、输液、

补 K^+、Hb 和 Hct 的提升,血糖呈逐渐下降的趋势,再次证实应激性高血糖升高的程度可反映病情的严重程度。

胰岛素治疗仍呈胰岛素抵抗状态,当血糖 13.8 mmol/L 时,给予胰岛素 4 U iv,6 U/h 泵入,血糖并未下降,反而上升至 15.6 mmol/L,将胰岛素加至 14 U/h 泵入,一直维持至 14:51,血糖达 9.9 mmol/L 时停用胰岛素,最后血糖为 6.3 mmol/L。再次说明,当应激反应减弱,病情好转时,胰岛素的作用才明显。应激性高血糖的治疗主要以原发病的治疗为主,胰岛素用量应偏大,但必须防止低血糖的发生。

病例 5 患者男,34 岁,67 kg,马凡氏综合征在 CPB 下行主动脉带瓣管道置换术。麻醉诱导顺利,左侧桡动脉穿刺直接测压,右侧颈内静脉置入双腔透析管、三腔深静脉导管各一根。

CPB 采用 Sarns 8000 心肺机、美敦力成人膜肺,预充液:万汶 1000 mL＋勃动力 A 500 mL。肝素化后查血气:pH 7.34,$PaCO_2$ 47 mmHg,PaO_2 237 mmHg,Na^+ 138 mmol/L,K^+ 4.6 mmol/L,Ca^{2+} 1.0 mmol/L,Glu 6.7 mmol/L,Lac 2.3 mmol/L,Hct 39％,HCO_3^- 25.4 mmol/L,BE -0.4 mmol/L,SaO_2 100％。手术开始 13 min 后主动脉破裂,迅速建立 CPB 转流,转中灌注流量 60～80 mL/kg,深低温期间流量降至 30～40 mL/kg。心肌保护采用冷血停跳液间断逆行灌注,心脏停跳良好,心电图呈直线。升主动脉开放后心脏复跳,辅助循环 70 min,停机。转流时间 222 min(3 h 42 min),主动脉阻断时间 120 min。手术时间 5 h 50 min,术毕入 ICU。

转流中血气和血糖变化及处理情况如下:

转流时间 (min)	pH	$PaCO_2$	PO_2	Na^+	K^+	Ca^{2+}	Glu	Lac	Hct	HCO_3^-	BE	$SatO_2$	处理
4	7.15	44	307	140	4.6	0.44	8.5	6.2	20	15.3	-13.6	100	5％碳酸氢钠 100 mL iv,甲基强的松龙 1.0 g iv
47	7.13	58	305	134	6.4	0.83	14.0	8.9	19	19.3	-9.9	100	胰岛素 20 U iv(降糖的同时处理高钾),5 min 后缓慢复温
74	7.22	59	306	137	4.6	0.84	14.0	9.3	19	24.1	-3.6	100	胰岛素 20 U iv
106	7.22	47	285	137	4.6	0.87	15.0	9.7	22	19.2	-8.5	100	

续表

转流时间 (min)	pH	PaCO₂	PO₂	Na⁺	K⁺	Ca²⁺	Glu	Lac	Hct	HCO₃⁻	BE	SatO₂	处理
148	7.27	43	213	140	4.5	0.9	16.0	11	24	19.7	−7.2	100	升主动脉开放后 9 min 时的标本。予以胰岛素 20 U、5％碳酸氢钠 100 mL iv。开放 12 min 后心脏自动复跳,复跳 13 min 后发生室颤,先后予以利多卡因 100 mg、肾上腺素 10 μg iv,然后 10 J 电击 1 次复律成功。辅助循环 20 min 后予以 5％氯化钙 20 mL 缓慢静推
182	7.32	39	128	140	4.1	1.08	13.4	10.1	25	20.1	−6.0	99	5％碳酸氢钠 50 mL、5％氯化钙 10 mL iv
210	7.32	39	362	137	3.7	1.15	13.0	12	26	20.1	−6	100	5％碳酸氢钠 50 mL iv
停机后	7.29	48	92	139	4.3	1.11	12.0	11	29	23.1	−3.5	96	

分析:

(1)患者为重症马凡氏综合征,病情重,手术开始主动脉破裂,病情变化险恶,迅速建立 CPB,转流手术成功。

(2)转中代酸明显,为乳酸增高型代酸,由主 A 破裂,血压骤降,全身缺血、缺 O₂ 所致。转流 4 min,乳酸 6.2 mmol/L,转中上升至 11 mmol/L,虽多次给于 5％碳酸氢钠纠酸,效果欠佳,代酸不仅未能纠正,而且逐渐上升,可能与主 A 破裂后机体缺血、缺 O₂ 严重,未能彻底纠正有关。

(3)转中低 Ca²⁺ 血症持续时间较长,这对心脏复跳和复跳后的心肌收缩不利,直至停机前才得到纠正。

(4)术前患者无高血糖、糖尿病病史,转前第一份血气中血糖为 8.5 mmol/L,高于正常,与手术开始病情变化有关;以后血糖逐渐上升,最高达 16.0 mmol/L,表现出明显的应激性高血糖。胰岛素 20 U iv 3 次效果不明显,而在心脏复跳后,血糖逐渐下降,停机后降至 12 mmol/L。应激性高血糖,血糖的升降与病情变化的轻重呈正相关,而对胰岛素治疗效果不甚满意。

提示:重症 CPB 中,应激性高血糖时有发生,与病情的严重程度呈正相关。作者在抢救心肺复苏的病人时,血糖可以高达 33 mmol/L,处理中即便用胰岛素降血糖,但往往效果不理想,更重要的是处理全身情况,随全身病情的好转,应激性高血糖才能好转。

二、低血糖症及病例分析

(一)低血糖症

低血糖是多种原因引起的葡萄糖浓度过低的一种综合征,血糖浓度低于 3.9 mmol/L 时,称为低血糖症。国内提出血糖<2.8 mmol/L 就会出现相应的低血糖症状,为低血糖症。

美国糖尿病学会(ADA)和美国内分泌学会(ENDO)提出低血糖的分类:

1. 分类
   - (1)严重低血糖——发作时血糖浓度测不出来,但神志苏醒后,血中葡萄糖水平可恢复正常(发作时需要依赖救助提高血糖水平及促进神经学康复)
   - (2)确定性症状低血糖(症状+低血糖)——症状+血糖过低,发作时有低血糖典型症状,血糖≤3.9 mmol/L(70 mg/dL)
   - (3)症状性低血糖——不伴有低血糖的典型症状,但血糖≤3.9 mmol/L(70 mg/dL)
   - (4)可能的低血糖——有典型的低血糖症状,但未进行血糖测定,推测的血糖浓度≤3.9 mmol/L(70 mg/dL)
   - (5)相对性低血糖——发生在糖尿病患者,出现低血糖的典型症状,但任意测定血糖浓度>3.9 mmol/L(70 mg/dL)或接近这一水平

2. 临床表现
   - (1)自主神经兴奋症状,如饥饿感、乏力、出汗,HR↑,震颤,焦虑,SBP↑,外周阻力下降,脉压差增大
   - (2)神经缺糖症状——中枢神经系统神经元的葡萄糖耗竭后而引起的症状,如抽搐、意识改变、精神行为异常
   - (3)低血糖严重并持续,轻者嗜睡,意识模糊;重者昏迷,甚至死亡

3. 诊断
   - (1)典型症状:饥饿感伴出汗、心慌(HR↑)、面色苍白、四肢无力、震颤、焦虑、意识改变、乏力、视物模糊、惊厥、昏迷等
   - (2)有诱发因素:感染、手术、创伤等
   - (3)发作时血糖水平≤3.9 mmol/L(70 mg/dL)
   - (4)升血糖治疗有效:口服或静脉注射葡萄糖溶液,症状改善

4. 易发人群与危险因素

(1)易发人群
①糖尿病患者易发生医源性低血糖症(治疗用药过量)。2 型糖尿病比 1 型更易发生

②青少年 1 型糖尿病。5 岁以上孩子发生低血糖会导致 CNS 发育受影响而引起认知障碍

③老年糖尿病患者。老年人生理功能减退,药物代谢变慢,激素水平低,血糖的调节能力弱,合并病多,识别能力差,易致低血糖

(2)危险因素:包括过度锻炼,能量摄入不足(节食者、痴呆、抑郁、精神病患者),肾功不全,高龄,饮酒,感染等。

5. 危害

对大脑细胞的损伤——大脑的能量来源仅靠血中的葡萄糖,一旦发生低血糖,CNS 神经元能量耗竭,则可出现症状,严重时脑细胞出现不可逆性改变以至死亡

低血糖是糖尿病治疗中最常见的并发症

对心血管的影响——交感神经兴奋,HR↑,SBP↑,CO↑,脉压差增大,ECG 改变(ST 段改变,QT 间期延长),心律失常、心绞痛等心血管事件是 2 型糖尿病患者的主要死因之一

低钾血症,与心血管事件可诱发猝死

6. 治疗

(1)口服葡萄糖或静脉注射 50% GS 液 30～40 mL(15～20 g)。

(2)维持生命体征的平稳,如保护脑细胞,充分供 O_2;维持循环、呼吸系统的稳定。若合并低 K^+ 应给予纠正。

(3)加强监测。

(二)病例分析

病例 1　女,54 岁,结肠癌,拟在全麻下行结肠癌根治术。手术当天 07:30 入手术间,08:00 医务人员正在交班,手术室护士报告手术间病人出汗、心慌,值班医生立即进手术室查看,只见患者大汗淋漓,自诉心慌无力、饥饿,测血压 145/90 mmHg,HR 142 bpm,立即面罩吸氧,准备葡萄糖液,按低血糖处理。50%葡萄糖液 50 mL,静脉推注后建立静脉通路续静滴 5% GSNS 500 mL,患者平静,HR 下降至 90 bpm,由于当时需紧急处理,未测血糖。

分析:①患者结肠癌,术前 3 天需做肠道准备,如禁食、服泻药、清洁肠道等,加之术前禁食,患者处于饥饿状态,有造成低血糖的条件;②患者出现典型

低血糖的症状,如饥饿感、乏力、出汗、心慌;③给予 50% GS 50 mL 静推后,症状明显好转,即处理有效。

故低血糖的诊断应该是正确的,处理及时,效果好,无不良后果。

病例 2 女,75 岁,以心慌、出汗、无力入急诊室。入室后不到 10 min,患者突发意识障碍,呼之不应,立即电话呼叫麻醉科插管,麻醉科医生到后查看,除患者呼吸较快外并无插管指征,分析病情患者主要表现为出汗、心率增快、BP↑、面色苍白、昏迷,无创伤史,考虑为低血糖,与急诊科医生商量,按低血糖处理。由于患者外周静脉细并且塌陷,恐穿刺困难,延误急救时间,即 50% GS 50 mL 用注射器直接从锁骨下静脉穿刺推注。当 50 mL 推完后不到 5 min,患者呼之即应,病情立即好转,再经外周静脉继续静滴 10% GS 500 mL,在急诊室观察 1 h 生命体征正常后回家。

分析:①患者为孤寡老人,由隔壁邻居发现其身体不适,情况不好而送入医院,病情不详。②严重低血糖不仅可出现心慌、乏力、出汗等典型症状,由于 CNS 大脑的能量供应仅靠 O_2 和葡萄糖,当血糖严重下降,大脑 CNS 的葡萄糖耗竭后可出现昏迷。该患者在入院后不到 10 min 出现意识不清即是严重的低血糖所致的昏迷。③处理正确。给予 50% GS 50 mL 后,患者立即清醒,处理有效,说明诊断是正确的。④当低血糖昏迷,外周血管穿刺不易成功时,应采取果断措施从锁骨下静脉穿刺将葡萄糖液直接静推,病情缓解后再行其他处理,预防因大脑能量供应缺乏时间过长而造成不良后果。作者用上述方法救治过数例患者,效果均非常满意。

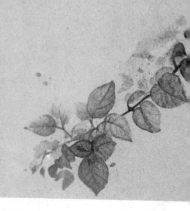

第十三章

体温平衡与异常

众所周知,血压、脉搏、呼吸、体温四项"生命体征"(目前应加上"疼痛"成为五项生命体征)是判断机体是否有病、患者病情是否平稳的重要指标,可见体温对人体的重要性,但平时很少把体温与内环境稳定联系起来。作者认为,人类是高级恒温动物,细胞的生存、代谢、功能以及内环境的稳定离不开合适的温度。尽管外环境气温变化多端,但机体的温度总是维持在相对狭窄的范围内,以适合生理活动的需要。恒定的体温是新陈代谢和生命活动的必要条件,也是内环境稳定的基础,故将体温归纳到维持机体内环境稳定的范围内来。

第一节 体温的概念

一、外环境温度与生物细胞的温度限制

地球上的气温南北两极最低可达 $-70\ ℃$,热带沙漠的气温可高达 $85\ ℃$,温泉的温度也可达 $90\ ℃$,可见地球表面的气温变化巨大,但地下、土壤内、雪层下面、海洋深处的温度则相对比较稳定。

一般生物所能生存的温度都有限制,越是复杂的生物,限制越严。大多数细胞的温度上限在 $45\ ℃$。$>45\ ℃$,细胞内的蛋白质开始变性,失去功能;$0\ ℃$以下,细胞内产生冰晶,胞内溶液渗透压升高,细胞结构损害。因此,细胞功能大多限制在 $0\sim45\ ℃$ 的温度范围——生命的温度范围。

二、人的体温及变化范围

人与其他哺乳动物都有稳定的体温,称为恒温动物。

体温,指机体深部的平均温度,即心、肺、脑和腹腔脏器等处的温度,称体核温度(中心温度),接近体表部分的温度为表层温度,即皮肤、皮下组织和肌

肉等处的温度。体表温度受环境温度的影响较大,如皮肤和四肢末端的温度波动较大,而深部温度则较稳定。

(一)人体深部温度(体核温度)

人体深部中心温度控制在 37 ℃左右的狭窄范围内,而且比较恒定,这时机体的功能最完善,也是机体健康的指标之一。

$$
各器官组织温度取决于
\begin{cases}
器官或部位的代谢活动 \\
通过这一部位的血流量 \\
血液温度和周围组织温度
\end{cases}
$$

血液循环是体内传递热量的重要途径,血液不断循环,使身体器官的温度趋于一致,故血液的温度可代表内脏器官的平均温度。动脉与静脉紧密相贴,很适合动脉与静脉血流间热量的交换,使较冷的静脉血变暖,热量经过血流媒介回到身体的核心部位,而不丧失到环境中去。

(二)人体的体表温度

四肢皮肤温度最低,靠近躯干温度较高,头部皮肤温度最高,手足皮温可较头和躯干低 8~10 ℃,而胸、背皮肤可相差 10 ℃以上。

皮肤的微循环对体温调节有着重要作用,当体内外温度升高时,皮肤微循环血流增加,流速加快,血管扩张,出汗增加,以散发热量;反之,外界温度较低时,皮肤血管收缩,血流减少而使散热减少。

人体皮肤的舒适温度在 32~34 ℃的狭小范围内。环境温度变化对躯体不同部位温度的影响是不同的,如胸部、腋下、肚脐和腰部(命门)等部位的皮肤温度与环境温度关系不大,变化小于 2.2 ℃。背部、肩部、上肢、下肢等部位则与环境温度有关,越靠近末梢变化越大。

人类的皮肤对它自身的温度表现特别敏感,皮肤温度发生 0.01 ℃的变化就能感觉到。皮肤温度对冷刺激的反应最灵敏,人体冷暴露时,首先是手足末梢部位皮肤降温,尔后逐渐波及四肢和躯干。手足皮温降至 23~20 ℃会感觉寒冷,降至 16~10 ℃会感疼痛,<12 ℃触觉敏感性及操作的灵活性明显↓,降至 2 ℃为寒冷耐受的临界值,会剧痛难忍。

外环境温度 18 ℃暴露 2 h,皮肤血流↓16%;

外环境温度 15 ℃暴露 2 h,皮肤血流↓58%;

外环境温度 12 ℃暴露 2 h,皮肤血流↓64%;

外环境温度 10 ℃暴露 2 h,皮肤血流↓65%;

外环境温度 7 ℃暴露 2 h,皮肤血流↓66%。

三、体温监测

体温监测部位
1. 口腔温度(口温):方便、常用,温度计放于舌下热窝——舌系带两侧,是口腔温度最高的部位,测量时间 5 min
2. 腋窝温度(腋温):上臂紧贴胸廓使腋窝密闭,可视为体核温度,需测足 10 min,才能较好反应实际体温
3. 肛门:直肠封闭良好,热容量大,不易受外界因素的影响。直肠温度接近体核温度(温度计插入肛门 6 cm 以上测得的温度比较接近体核温度),能准确反应体温的实际变化。患者取屈膝仰卧位或侧卧位,充分暴露臀部,肛表轻轻插入肛门 2~3 cm,3 min 后取出(新生儿直肠较短,不宜过深)
4. 颌下温度:体温计放于颌下与颈部皮肤之间夹紧 10 min,多用于新生儿
5. 食管温度:将温度探头放入食管中段,食管温度比直肠温度约低 0.3 ℃,食管中段温度与右心温度基本相同。
6. 鼓膜温度:鼓膜温度的变化与下丘脑温度变化一致,由于鼓膜周围均有丰富的动脉血供,提示鼓膜是测量体核温度精确的部位
7. 腹腔温度:能较精确地反映体核温度
8. 皮肤温度——不同的部位,皮肤差异较大,某些固定点如额、胸、上臂的温度取其平均值,代表皮温

四、体温的正常值及生理波动

人类的体温必须维持在 35~41 ℃ 这一狭小的范围内,只有维持内环境温度的相对稳定,才能维持细胞正常结构和功能。人的新陈代谢本质上就是一系列酶促反应,而酶都有其适宜的温度范围,最佳温度在 37 ℃ 左右。

(一)正常值及低体温损害

1. 正常值
腋温,成人 37 ℃ 为均值
直肠温度,36.9~37.9 ℃
口腔温度较直肠温度低 0.2~0.3 ℃

体温<34 ℃,意识丧失;<25 ℃,可发生 VF 或心脏停跳;>42 ℃,可引起细胞损害,危及生命。

人类生存的温度只比其死亡点温度低几度。

(二)生理波动

1. **基础体温**：睡足 6 h，凌晨醒后，未进行任何活动所测得的体温。

2. **体温生理波动的相关因素**

(1)昼夜变化(日节律)：2:00～5:00 时最低，14:00～17:00 时最高，波动幅度<1 ℃。

日节律是机体的一种内在节律，与下丘脑的生物钟功能有关，视交叉上核和松果体两者既有分工，又相互协调，保证体温系统在昼夜运行中的调控。新生儿体温调节功能发育不完善，无昼夜节律功能。

(2)性别：成年女性代谢率低于男性 5%～10%，出汗较少，体脂较多，散热能力和耐热能力均比男性差，体温平均比男性高 0.3 ℃。

月经周期的规律性波动：月经期及其后一周体温较低，排卵前达到最低，排卵后上升 0.3～0.5 ℃，维持于整个黄体期，排卵后体温升高。与黄体分泌黄体酮的生热效应有关。

(3)年龄差异：

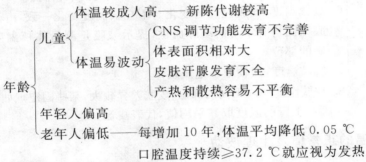

（4）运动：运动时总的产热量可比安静时高出 10～15 倍，运动时体温增高的程度与运动强度、时间和环境气象条件以及运动员的训练程度有关，如中距离赛跑，腋温升高至 37.5 ℃，肌肉温度可达 42～43 ℃。

(5)环境温度和季节的影响：夏季的温度较冬季高；冬季老年人易发生低温反应，体温降低。

人体最适宜的环境温度为 27～29 ℃，此时机体代谢最稳定，上界温度为 31 ℃，下界为 24 ℃。

(6)人的体温与地域有关：不同地域的人在产生能量、维持体温效率方面存在差异，此与"细胞发电机"——线粒体中的遗传密码有关。

(7)药物对体温的影响：如解热药能使体温下降。

第二节　体热平衡

人体体温的恒定有赖于机体产热与散热之间保持相对平衡,称为体热平衡。机体在体温调节机制的调控下,产热过程和散热过程处于平衡,以维持正常体温。如果产热量＞散热量,体温就会升高;散热量＞产热量,体温就会下降,直到两者重新取得平衡,才会使体温稳定在一个新的水平。

一、机体产热与散热之间需保持相对平衡状态

1. 机体营养物质代谢释放的化学能,大部分以热能形式用于维持体温;小部分以 ATP 利用能量——最终变成热量,经血液循环传到机体表层散发于体外。

$$
体温与体热平衡
\begin{cases}
体温正常——产热≈散热 \\
体温升高——产热＞散热 \\
体温降低——产热＜散热
\end{cases}
$$

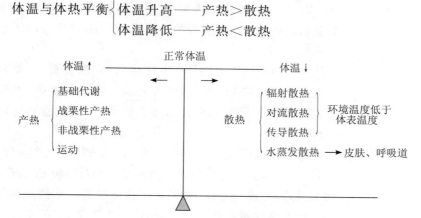

图 13-1　产热与散热之间的平衡示意图

二、产热与散热

1. 产热

(1)基础代谢产热:一切细胞都经生化反应产热,深部组织器官,以及脑、肝脏代谢水平高,产热多,温度高,约38 ℃

维持体温的热能由基础代谢提供。细胞线粒体氧化磷酸化,使 ADP→ATP,耗 O_2 90%,利用葡萄糖产热、产能

(2)食物的特殊动力效应:进食会产生一种"额外"的产热效应——蛋白质进食后产热量明显升高(静息时产热所增加的产热量相当于进食蛋白质热值的 25%~30%);糖与脂肪也相同,但产热量升高不如蛋白质,仅为 4%~6%。蛋白质的食物特殊动力在进食后 1~2 h 开始,持续 8 h,糖类仅持续 2~3 h

(3)肌肉活动——运动肌肉活动对能量代谢的影响最明显,如步行时骨骼肌的产热量比安静时增加 3 倍,剧烈运动可增加 10~20 倍。运动强度越大,耗 O_2 量增加越多,产热量越多

骨骼肌是肌肉运动时主要的产热器官,产热量可占机体总产热量的 90%

氧债——运动时不能满足当时机体对 O_2 的需要时,就会造成骨骼肌相对缺 O_2 状态,即为氧债。运动停止后,为偿还 O_2 债,机体的耗 O_2 量仍需维持在较高水平,才能恢复到基础水平

(4)战栗性产热:是骨骼肌节律性的振荡或震颤,是一种需 O_2 代谢,但不引起血中乳酸集聚。战栗性产热与呼吸和循环有密切关系,但不改变血压、血液 pH 和血气的正常值。非战栗性产热又称代谢产热,新生儿不能产生战栗,非战栗性产热在新生儿体温调节中有重要意义

$$2.\ 散热 \begin{cases} 体内传热 \begin{cases} 组织传导 \\ 血液流动 \end{cases} \\ 体表传热 \begin{cases} 辐射：取决于皮肤温度和周围物体表面的温度之差 \\ 传导：通过与空气或物体接触，热量直接传给与机\\体接触的较冷物体上 \\ 对流：靠空气流动将热量从一个地方带到另一个地\\方 \\ 水分蒸发：水分从体表汽化时吸收体热而散热 \end{cases} \end{cases}$$

散失热量为显热

散失热量为潜热

$$3.\ 散热器官 \begin{cases} 消化道——粪便 \\ 泌尿道——尿 \end{cases} 1.5\% \\ 呼吸道 \begin{cases} 水分蒸发\ 8\% \\ 呼气\ 3.5\% \\ 加热吸入气\ 2.5\% \end{cases} \\ 皮肤——是人体主要的散热器官和主要的散热部位，通过辐射、\\传导、对流散热占\ 70\%，皮肤水分蒸发占\ 14.5\% $$

4. 汗腺与散热

汗腺在机体散热中起着极其重要的作用。人体安静状态下，外环境 30 ℃左右，开始出汗；温度超过 25 ℃，发汗；劳动时 20 ℃，发汗。

(1)汗腺——外分泌腺

人体有 300 万～500 万个汗腺，密度为 80～600 个/cm³。汗腺分为顶泌汗腺和外泌汗腺。

汗腺分类
①顶泌汗腺(大汗腺)——一种特别的汗腺，产生特殊的分泌物，分布于腋下、乳晕、脐周、会阴、肛门周围、包皮、阴囊、阴阜和小阴唇等处。分泌物为较黏稠的乳状液，含有蛋白质、糖类、脂类，也可分泌有色物，如吲哚，有恶臭。汗腺分泌的游离酸、脂肪酸经细菌分解可产生辛酸气味，腋窝发出的气味较刺鼻

②外泌汗腺(汗腺)——全身 99% 的体表有汗腺分布，分泌稀薄的汗液，是汗的主要来源(99% 是水，固体成分＜1%)，直接开口于皮肤表面

人类手掌、足底的汗腺对情绪刺激有反应,而对热暴露反应程度较低;而全身体表的汗腺主要对热暴露有反应,对情绪刺激反应则较低。

（2）汗液的成分

汗液为透明、无味的低渗液体,含水（99%）、NaCl、KCl、碳酸氢盐、乳酸盐、尿素以及氨（<1%）等成分。

汗腺中的固体成分
$\begin{cases}
Na^+ \text{正常为 } 10 \sim 20 \text{ mmol/L,大量出汗时可达 } 100 \text{ mmol/L} \\
K^+ 4 \sim 20 \text{ mmol/L,大量出汗可相差 } 1 \sim 2 \text{ mmol/L,汗腺的特} \\
\quad \text{点之一是保 } K^+,\text{预防过多 } K^+ \text{ 的丢失} \\
Cl^- \text{与 } Na^+ \text{平行增加,但比 } Na^+ \text{低 } 20 \sim 25 \text{ mmol/L} \\
HCO_3^- \; 15 \sim 20 \text{ mmol/L} \\
\text{乳酸盐 } 10 \sim 15 \text{ mmol/L（血浆} < 2 \text{ mmol/L）,来自汗腺产生,} \\
\quad \text{有利保存 } Cl^- \text{与 } HCO_3^- \\
pH:\text{高出汗率时为 } 6.5 \sim 7.0,\text{低出汗率时为 } 5 \\
\text{总蛋白浓度 } 150 \sim 250 \text{ mg/L} \\
\text{汗腺葡萄糖 } 0.013 \sim 0.033 \text{ mmol/L} \\
\text{尿素——与血浆尿素含量相同或略高} \\
\text{氨 } 0.5 \sim 8 \text{ mmol/L,比血氨高出 } 20 \sim 50 \text{ 倍}
\end{cases}$

（3）汗腺蒸发在散热中的作用

当环境温度和皮肤温度相等时（热梯度为 0）,身体不能通过辐射、对流来散热,所有的代谢热必须由蒸发散失。

出汗是机体通过蒸发维持体温稳定的重要形式。汗腺蒸发即利用汗腺中的水分从体表汽化吸收体热的一种方式,水蒸发时需要大量的热,1 g 水从体表汽化蒸发可吸收 2.42 kJ 热量。机体为防止体温上升 1 ℃,一个体重 70 kg 的人,必须蒸发 100 mL 加以维持。

在 28.5 ～ 35 ℃环境中劳动,出汗量可达 1 ～ 2 L/h,散热量约 4200 kJ,8 h 内出汗总量可达 10 ～ 20 L,散发的热量是十分惊人的。

作者监测到业余马拉松赛的运动员,跑完全程出汗最多者可达 6 L,即体重减少 6 kg。

（4）影响出汗的因素

影响因素

①环境：发汗

全身性热调节发汗——热刺激产生的体温调节性发汗

情绪性发汗——局部出汗如手掌、足底、腋窝

②衣服：妨碍蒸发材料的衣服，如塑料、橡皮可阻碍水蒸气的通透

③姿势：皮肤受压的部位影响发汗

④失水：细胞外液容量减少，影响发汗

⑤CO_2：吸入高浓度 CO_2，可使发汗增加，体温下降

⑥情绪：情绪激动，出汗增加，除手掌、足底外，身体其他部位也可

（5）汗腺分泌的调节

发汗中枢位于视前区—下丘脑前部（POAH）。汗腺由交感神经支配，通过其节后纤维末梢释放乙酰胆碱而引起汗腺分泌。

第三节　体温的调节

人类生活在大自然的外环境中，尽管外界环境的温度不断发生变化，但机体的体温总是能保持相对稳定，这是由于机体具有完善、精确的体温调节功能。这是一个复杂的过程，机体常动用多种功能系统参与体温的调节。

一、体温调节形式

（一）生理性

外环境气候变化时，机体在 CNS 调节下，特别在下丘脑的控制下，通过皮肤的血流量，发汗、战栗等生理调节反应，使体温维持在一个相对恒定的水平。

1. 机体安静时，热量主要来自深部，体热经血流→体表，通过辐射、传导、对流和蒸发将体热散发到体外。

2. 运动或外部温度急剧变化时，需增加分泌汗液，加速散热，或肌肉发生战栗以增加体内产热。

（二）行为性

机体在不同环境中通过行为（人为保温和降温措施），使体温保持相对稳定。它是有意识的，是对自主性体温调节的补充。

1. 与代谢活动有直接关系，如体表面积改变的姿势、体位的变化。

2. 身体与外环境隔离,如衣服、房子。

3. 向温热刺激小的地方移动,如选择适宜温度的生活地区。

二、体温调节

正常时机体在体温调节中枢的控制下由感受器、整合器和效应器共同完成体温的调节,总是将体温维持在 37 ℃左右,以适应生理活动的需要。

(一)温度感受器

是感受机体各个部位温度变化的特殊结构。

(二)皮肤上的感受器分布情况

感受器分布
- 痛点(痛觉)——最多
- 触点(触觉)——次之
- 冷点(冷觉)——再次之
- 热点(热觉)——最少

(三)体温的调节

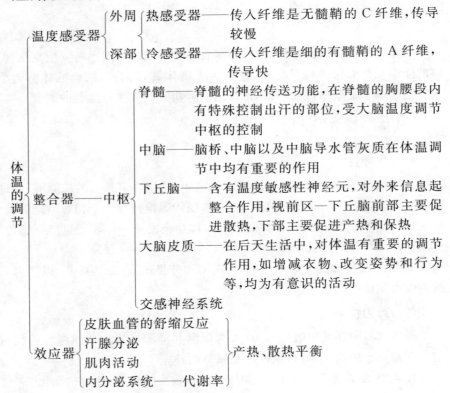

第四节　发热（体温升高）

一、发热的概念

发热是机体在致热原的作用下，通过一定方式引起体温调节机构主动的调节反应，把体温按新设定的水平上调至新的高度，这种调节性体温升高超过正常值 0.5 ℃以上称为发热。

腋下温度＞37 ℃或口腔温度＞37.5 ℃，一昼夜体温波动在 1 ℃以上称为发热。发热不是体温调节障碍，而是在高水平上进行体温调节。

发热不是独立的疾病，但体温升高与体内疾病有密切关系，也是发热性疾病的重要病理过程和临床表现，许多疾病都伴随体温升高。

二、体温升高的分级

以口腔温度为例：

$$发热的分度\begin{cases} 低热——37.5\sim38 ℃ \\ 中等热——38.1\sim39 ℃ \\ 高热——39.1\sim41 ℃ \\ 超高热——＞41 ℃ \end{cases}$$

三、围术期发热的常见原因

（一）致热原

引起人发热的物质称为致热原，常见的有细菌及其毒素和代谢产物、病毒、真菌、螺旋体及抗原抗体复合物等。

致热原激活机体的产致热原细胞产生内生致热原，引起机体调节性体温升高。

(二)围术期体温升高的常见原因(包括致热原性和非致热原性)

常见原因

1. 感染性疾病:以细菌感染最常见,如各种急、慢性全身或局灶性感染
2. 危重病人免疫功能下降,使用多种抗生素引起的菌群失调,有创监测和各种体腔引流导致的继发感染
3. 无菌性坏死物质的吸收,机械性、物理性或化学性组织损害
4. 抗原抗体反应,如输液、输血反应
5. 温度调节中枢功能障碍或 CNS 的损害,如中暑、脑外伤、脑血管病(脑室出血)、下丘脑肿瘤等
6. 内分泌或代谢失常,如甲亢、恶性高热
7. 药物:颠茄类药物抑制汗腺分泌,麻醉药物对中枢的影响
8. 散热障碍,如手术室环境温度过高,手术敷料覆盖过多,散热受阻或加热器加热过度
9. 长时间吸入加温气体或 CO_2 吸收器故障,温度过高
10. 体外循环变温器故障,血温过高致体温过高

(三)发热的时相与临床表现

表 13-1　发热各期热代谢的特点和临床表现

分期	热代谢特点	临床表现	机制
体温上升期	产热>散热	皮肤苍白 四肢厥冷 "鸡皮"寒战	交感神经兴奋,皮肤血管收缩 竖毛肌收缩,皮肤温度↓ 皮肤冷感受器兴奋 骨骼肌不自主、节律、周期性收缩
高温持续期	产热与散热在高水平达到平衡	自觉酷热 皮肤干燥、发红	中心体温上移"调定点" "冷反应"冲动停止 血管扩张
体温下降期	散热>产热	出汗 皮肤血管扩张	"调定点"恢复正常 中心体温>调定点 散热反应↑

四、发热对机体功能与代谢的影响

(一)物质代谢的改变

体温升高时物质代谢增快,体温每升高 1 ℃,基础代谢率提高 13%。如果长时间发热,营养物质补充不足,机体会消耗自身的物质,则可出现体重下降、消瘦。

代谢变化
- 糖代谢——发热→产热↑,耗能↑→糖的分解代谢↑,糖原储备↓,乳酸↑
- 脂肪代谢——糖原储备↓,食欲↓ → 脂肪分解↑
- 蛋白质代谢——蛋白质分解↑,尿氮排出比正常人增加 2～3 倍,负氮平衡
- 水、盐及维生素——尿量↓,Na^+、Cl^- 排泄↓;出汗期,出汗↑,Na^+、Cl^- 排出↑;高温和退热期,蒸发↑→脱水

(二)生理功能改变

生理功能改变
- 中枢神经系统——CNS 兴奋性↑,特别是高热 40～41 ℃,病人出现头痛、烦躁、谵妄、幻觉,小儿易出现抽搐
- 循环系统——交感神经兴奋,HR↑,BP↑,心肌收缩力增强,心脏负担↑→心肌劳损,心脏有潜在病变者→心衰
- 呼吸系统——血温↑,呼吸中枢对 CO_2 的敏感性↑,代谢↑→CO_2 生成↑→呼吸加快→$PaCO_2$↓,呼碱
- 消化系统——消化液分泌↓,消化酶↓→食欲↓,口干燥,腹胀及便秘(与副交感 N 抑制,水分蒸发较多有关)

(三)防御功能改变

防御功能
- 抗感染能力——有些致病微生物对热比较敏感,体温升高有利于体内致病微生物的灭活与消除,发热可增加某些免疫细胞功能,提高机体的抗感染能力
- 对肿瘤细胞——发热所产生的内生致热原除引起发热外,还具有一定程度抑制或杀灭肿瘤细胞的作用。肿瘤细胞长期处于相对缺 O_2 状态,对热比正常细胞敏感,体温升高至 41 ℃时,肿瘤细胞就难以耐受,而正常细胞则可耐受
- 急性期反应——内生致热原可诱导急性期反应,包括发热,急性期蛋白如 C-反应蛋白的合成增多,白细胞升高等变化,这是机体对致病因素的一种预防性非特异性反应和全身性适应行为

五、术中过高热危象的处理

过高热危象是指体温＞40.6 ℃,高热使脑、心、肾等重要器官受到严重损害,出现抽搐、昏迷、休克,循环、呼吸和肾功能衰竭等危及生命的状态。抢救不力可致死亡。

(一)原因

原因
- 非致热源性
  - 热综合征
  - 恶性高热
  - 精神抑制药恶性综合征
  - 药物所致的过高热
  - CNS 疾病
- 致热源性
  - 细菌、病毒感染
  - 输血、输液反应

(二)临床表现

临床表现
- 体温＞40.6 ℃
- 低血压→休克→心功不全
- 意识障碍:嗜睡、昏迷、抽搐
- 大小便失禁、呕吐
- 瘫痪、去大脑强直、脑疝
- 出血:DIC
- 水、电解质、酸碱失衡

(三)紧急处理

紧急处理
- 降温
  - 以头部为重点的全身降温,应用冰帽、冰袋、冰毯、冰床
  - 冰水灌肠、洗胃、冲洗腹腔
  - 输注 4 ℃ 5% GNS 1000～1500 mL
  - 必要时 CPB 血流降温
  - 镇静、镇痛药防止降温过程中发生寒战
- 肾上腺皮质激素,地塞米松 10～20 mg iv,再以 120 mg/500 mL 0.9% NaCl 静滴
- 输液抗休克,纠正水、电解质和酸碱失衡
- 吸氧,保持呼吸道通畅及维持供 O_2 和耗 O_2 平衡

六、应激性体温过高

应激是机体对各种内、外环境刺激因素所产生的适应性反应过程,最直接表现是精神紧张和体温过高。对各种应激条件下出现的体温升高反应称为应激性体温过高,目前认为这是生物体的一种保护性适应反应。

机体面临应激原,不论是身体上还是心理上的应激引起的体温过高往往表现出一种相似的生理反应,即体温升高,一般体温可上升到 38 ℃,有时可持续数周。有研究发现,心理应激如相互争吵体温可升高到 39 ℃。

(一)发热与体温过高的区别

体温升高分为调节性和非调节性(被动性)。

1. 正常体温条件下,体温调定点温度等于体核温度,而产热和散热温度效应处于平衡状态。

2. 发热是机体在致热原的作用下,通过一定方式引起的调节性体温升高,把体温按新设定的水平上调至新的高度,以体温超过正常值 0.5 ℃以上为发热。即以调定点提高为基础,如感染性发热是体温调定点突然升高所致,当体温调定点温度大于体核温度时,产热＞散热,最后导致体温调定点温度和体核温度平衡,但体温上升了。

3. 体温过高是指非调节性体温升高。体温升高时,调定点并未发生移动,即体核温度大于体温调定点温度,与体温调节功能障碍或散热障碍以及产热器官异常有关,体温调节机构不能将体温控制在与调定点相适应的水平,是被动性体温升高。

(二)参与应激性体温过高的介质与细胞因子

1. 前列腺素 E(PGE):PGE 是一种体温中枢正调节介质,PGE_2 也是引起应激性体温升高的中枢性发热介质。

2. 白介素-1α:(IL-1α)和 IL-1β 是引起发热的主要细胞因子。

3. 白介素-6:可能参与应激性体温升高的反应过程。

4. 肿瘤坏死因子(TNF):是一种内源性退热剂。

5. 糖皮质激素:生理分泌量的糖皮质激素主要影响糖、蛋白质、脂肪代谢,糖皮质激素能减少内源性致热原(IL-1、IL-6、IL-8、IL-11、TNF-α)的释放,降低下丘脑体温调节中枢对致热原的敏感性,对感染性高热有退热作用,临床上糖皮质激素的药理作用主要有抗炎、抗毒、抗免疫和抗休克。

6. 精氨酸加压素(AVP):是神经内分泌激素之一,是体内一种重要内源性退热物质,具有限制发热和促进退热的作用。

7. 5-羟色胺(5-HT):通过 5-HT$_{1A}$受体的作用引起体温降低。

8. 多巴胺(DA):参与体温调节过程,并与其受体有关。也有研究认为多巴胺不参与预知性焦虑应激引起的体温升高。

9. 去甲肾上腺素(NE):应激性体温升高可能与去甲肾上腺释放有关。

10. 外周胆碱能神经:除中枢胆碱受体参与体温调节过程外,文献报道,外周胆碱能神经参与致热原引起发热。

11. 交感神经系统。

12. 下丘脑—垂体—肾上腺皮质轴:中枢促肾上腺皮质激素释放激素(CRH),在发热体温调节的中枢机制中发挥重要作用。

(三)应激性体温过高的机制

机制
(有两种假设)
{
1. PGE$_2$ 依赖性——应激性激活去甲肾上腺系统,特别是下丘脑—蓝斑—去甲肾上腺素轴途径,提高 POAH 的 PGE$_2$ 合成,而引起体温升高

2. PGE$_2$ 非依赖性——5-HT 介导
}

围术期应激性体温过高重视与监测不够,也未对术中体温升高加以区别,难以诊断。总之,对人心理应激性体温升高,只有在排除所有的器质性疾病后才能诊断。

七、体外循环全身热疗

人机体细胞对热的耐受大于肿瘤细胞和某些病毒,利用这一原理用体外循环血流升温将体温升至 39 ℃,以后续升至 42 ℃,维持 1~2 h,以灭活肿瘤细胞而治疗晚期肿瘤的方法称为体外循环全身热疗。此法用于某些晚期恶性肿瘤的治疗有一定的疗效,但费用昂贵。

第五节　低温(体温降低)

中心温度(体核温度)低于 35 ℃时称低体温,简称低温。

一、低温的分类与特点

分类及特点
{
1. 轻度低温:33～35 ℃,低温麻醉常将温度控制在 32 ℃以上
2. 中度低温:28～32 ℃,CPB 常用,＜32 ℃,心脏传导易紊乱
3. 深度低温:17～27 ℃,＜28 ℃时 CNS 和血流动力学变化明显,VF 的发生率增加
4. 超深低温:＜17 ℃
}

创伤病人分类
{
轻度低温:34～36 ℃,病人感觉不舒适,出现寒战,进入危险状态
中度低温:32～34 ℃,生理功能下降
重度低温:＜32 ℃,对生命极具威胁的状态
}

二、低温发生的原因和临床表现

(一)低温分类及原因

分类与原因
{
偶发性低温——多见于老年人、婴幼儿、新生儿、酒精中毒者,发生于严寒的冬季,如长时间的冷暴露,落入冷水中,体力↓,产热不足,寒战,BP↓,HR↓,CO↓,基础代谢↓,耗 O_2 量↓,胃肠道蠕动↓

创伤性低温——创伤→体温中枢调节功能改变→产热不足→低温、低血压、低氧血症、组织低灌注→产热↓→低温。创伤患者体温＜32 ℃死亡率明显高于非创伤患者,有报告可达 100%

输入冷液体(晶体液、血液未加温)→低温
}

(二)围术期低温常见原因

1. 环境因素
{
室温≤22 ℃时,麻醉病人常有体温↓,术后易出现寒战和血管收缩,BP↑,HR↑,躁动,小儿＜9 kg 者更易

腹部大手术——内脏暴露广泛,散热↑

手术时间过长,散热↑
}

2. 手术因素 $\begin{cases} CO_2\ 气腹、气胸手术，CO_2\ 气化吸收大量热量 \\ 大量冷盐水灌洗的手术，如前列腺电切术 \\ 大量输注未加温的晶体液、血液 \\ CPB\ 下血流降温 \end{cases}$

3. 麻醉因素 $\begin{cases} 全麻药物抑制体温中枢的功能 \\ 椎管内麻醉——血管扩张 \\ 肌肉松弛剂——抑制肌肉活动产热 \\ 控制性低温麻醉 \end{cases}$

4. 病人因素 $\begin{cases} 危重病人——产热不足 \\ 酒精中毒，药物中毒 \\ 脑外伤，严重感染，内分泌疾病如甲减 \\ 大面积烧伤——皮肤散热功能不良 \end{cases}$

三、低温对机体生理功能的影响

机体的器官、组织和细胞只能在一个可能耐受的、狭窄的温度范围内才能保持其正常的功能状态，当体温下降，细胞的代谢功能会发生变化，产生一定的影响。

(一)对组织细胞能量代谢的影响

体温每下降 1 ℃，耗 O_2 量下降 8％左右，当体核温度降至 28 ℃时，耗 O_2 量下降约 50％，体核温度与耗氧量的关系呈正相关，如表 13-2。

表 13-2　体核温度与耗 O_2 量的关系(以正常值为 100％)

体核温度(℃)	耗 O_2 量(％)	体核温度(℃)	耗 O_2 量(％)
32	65～70	25	30～35
30	50～55	20	20～25
28	40	10	10

低温(中度低温)时虽然耗 O_2 下降，但氧离曲线左移，使氧的释放和利用能力下降，成为潜在的危害。

随耗 O_2 量和代谢的降低，CO_2 产生也减少，在血浆中的溶解度也降低。

(二)低温对主要脏器生理功能的影响

见表 13-3。

表 13-3　低温对机体主要脏器的影响

项目	正常体温 36～37 ℃	低温	
		轻度低温 33～35 ℃	中度低温 28～32 ℃
全身代谢	正常	寒战,耗 O_2 ↑	耗 O_2 量 ↓
整体循环	正常	↑	外周血管痉挛,循环中心化
BP	正常	升高 10～20 mmHg	长时间升高,而后下降
HR	正常	起初加快,而后减慢	较慢
心排血量	正常	开始增加,而后减少	持续增加,伴有心动过缓
外周阻力	正常	轻度下降,而后增大	明显增大
血流量	正常	逐渐增多	明显减少
静脉压	正常	稍增	下降
动静脉氧差	正常	持续降低	差别较小
血氧结合	正常	氧与 Hb 亲和力增加	氧离减小
呼吸频率	16～18 bpm	14～24 bpm	＜10 bpm,呼吸动力 ↓
神经系统	正常	意识错乱,反射亢进	意识水平 ↓,反射减弱
凝血功能	正常	PLT 功能障碍,凝血酶功能 ↓	—
糖原储备	正常	动员分泌 ↑	继发性低血糖
血浆蛋白质	正常	不变或中度 ↓	低蛋白血症
乳酸	正常	血中水平 ↑	低乳酸血症

(三)低温对心血管的影响

轻度低温时,CO↓,耗 O_2 ↑;中度和重度低温时,可抑制心脏活动,而引起 CO↓,心脏收缩功能减弱。

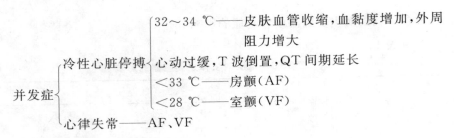

并发症 {
  冷性心脏停搏 {
    32～34 ℃——皮肤血管收缩,血黏度增加,外周阻力增大
    心动过缓,T 波倒置,QT 间期延长
    <33 ℃——房颤(AF)
    <28 ℃——室颤(VF)
  }
  心律失常——AF、VF
}

(四)低温对酶活性的影响

酶是活细胞的主要成分之一,对温度变化尤为敏感。酶促反应需要在一定的温度范围内进行,一般在 0～40 ℃,温度越高,反应速度越快。人体内多数酶所需的最适温度一般在 37 ℃左右,接近体温。酶的活性随着温度的降低而降低,温度过低,催化活性变弱,一旦温度回升,酶的活性又可恢复。

低温影响的酶有:过氧化氢酶、乳酸脱氢酶、磷酸葡萄糖变位酶、磷酸甘油醛脱氢酶、17β-羟类固醇脱氢酶、肌球蛋白 A 和 B、辣根过氧化物酶、丙糖磷酸脱氢酶、琥珀酸脱氢酶和谷氨酸脱氢酶等。

低温降低酶活性的生理意义:30～32 ℃低温对再灌注损伤有明显的保护作用,抑制氧自由基的生成,增加抗氧化作用,促进细胞膜稳定。低温抑制脑缺血再灌注后脑细胞膜磷脂酶 A_2 的活性,膜 ATP 酶的活性增高,有助于维持细胞内外的离子梯度,保护细胞结构和功能不受破坏。

四、术中低温

术中低温是麻醉和手术导致的最常见的体温失调,低于正常体温 1～3 ℃较常见。

作者对术中体温监测的结果显示:额头皮温常处于 32～34 ℃之间,腋温常处于 35～36 ℃之间;与室温高低关系密切。

原因 {
  麻醉期间机体代谢产热下降 30% 左右
  术前体表暴露面积增大(消毒、铺巾前)
  麻醉药抑制体温调节反应系统
  体内热量的重新分布
  术中冷液体输注或大量冷液体、冷气体体腔灌注
  手术室环境温度太低,如室温调至 18～22 ℃,低体温是胸外科、腹部外科手术中常见的并发症
  长时间、大手术切口蒸发散热增加(内脏器官暴露)
}

五、术后低温

术后进麻醉恢复室(PACU)的患者约有 60% 体温<36 ℃,老年患者更易发生,低体温患者引起的寒战明显多于体温正常者。

1. 对生理的影响
- 麻醉药效能延长,苏醒缓慢
- 内脏血流减少,肝功下降,靠肝脏代谢、排泄的药物半衰期延长
- 肾血流下降,肾小球滤过率下降,依靠肾排泄的药物排泄减慢
- 低温时出血时间延长
- 血液黏滞性增高
- 氧解离曲线左移,O_2 释放减少
- 寒战使组织氧耗量增加 400%~500%

2. 预防
- 加强术中保温措施,如室温调节至 23~25 ℃
- 患者保温可用加温水毯或热风式保温毯覆盖非手术区域
- 输注的液体、血液加温
- 减少散热,如缩短手术时间,减少内脏暴露
- 温水灌洗胸、腹腔
- 加用湿化器

六、低温治疗

低温治疗是指用人工方法使体温降低达正常温度以下的一种医疗措施,以达到降低机体代谢,保持或延缓机体细胞活力的目的。医学史上有记载的首次真正意义上的低体温治疗是 1937 年开始的。

1. 低温分类
- 浅低温(亚低温)——35~32 ℃,常用于神经外科低温麻醉脑保护,心肺脑复苏、恶性高热、中暑、甲亢危象等的治疗
- 一般低温——33~28 ℃,低温与体外循环(CPB)配合,用于心内直视手术或大血管手术
- 中度低温——28~20 ℃,常用于 CPB 下复杂性心脏病的心内直视手术
- 深低温——<20 ℃,多用于 CPB 下深低温停循环行复杂心内或大血管手术及食管主 A 漏修补术

2. 降温方法

  头部降温为主的全身体表降温——以脑保护为重点，可用冰帽、冰毯降温

  全身体表降温——低温麻醉及治疗中暑、恶性高温为代表，常用冰毯降温

  血流降温——CPB 血流降温，以心内直视和大血管手术为主

3. 注意事项

  逐渐降温——降温幅度不宜过快，防寒战和 VF

  需有一定的麻醉深度，预防寒战和心律失常

  严密监测——体温、循环、呼吸、ECG、血气、电解质、凝血功能等

  注意停止降温后的体温续降，应将续降后的最低温度定位于低温的最终温度，否则降温会过低

  复温要缓慢，水温与血液之差宜控制在 10 ℃以内，复温达 35.5～36 ℃即可，及时处理降温、升温过程中的并发症

参考文献

【1】庄心良，曾因明，陈伯銮.现代麻醉学.第 3 版.北京：人民卫生出版社，2005

【2】陆再英，钟南山.内科学.第 7 版.北京：人民卫生出版社，2008

【3】江正辉.临床水、电解质及酸碱平衡.第 1 版.重庆：重庆出版社，1992

【4】朱蕾主编，于润江主审.体液代谢的平衡与紊乱.第 1 版.北京：人民卫生出版社，2011

【5】杨永录，刘亚国.体温生理学——基础与临床.第 1 版.北京：人民军医出版社，2007

【6】魏保生.病理生理学笔记.第 1 版.北京：科学出版社，2005

【7】罗炎杰，冯玉麟.简明临床血气分析.第 2 版.北京：人民卫生出版社，2009

【8】David H Chestnut Linda S. Polley，Lawrence C. Tsen 等主编，连庆泉主译.Chestnut 产科麻醉学：理论与实践.第 4 版.北京：人民卫生出版社，2013

【9】陈南明，张祖贻.临床血气酸碱研究新进展.第 1 版.南京：南京大学出版社，1993

【10】曾因明，邓小明主编.危重病医学.第 2 版.北京：人民卫生出版社，2006

【11】张家骧，史延芳.水、电解质平衡与紊乱.第 1 版.北京：人民出版社，2011

【12】沈七襄，蔡铁良.癫痫外科麻醉手册.第 1 版.厦门：厦门大学出版社，2012

【13】李进京.血糖的平衡及调节概念导读与解析.生物·解题方略，48～50

【14】徐平，徐勇.低血糖与心血管事件风险.实用医院临床杂志，2012，9(2)：174～176

【15】Yaknbovich N，Gerstein HC. Serious Cardiovascular Outcomes in

Diabetes:the Role of Hypoglycemia[J]. Circulation,2011,123(3):342~348

【16】汤大明,张红金,陈德昌.危重病患者全身应激对机体内环境的影响.中华危重病急救医学,2002,14(12):753~755

【17】富利燕,五德惠.糖尿病肺纤维化的研究.临床肺科杂志,2014,19(1):143~145

【18】段亚敏,李运启,盛全艳.急性心肌梗死预后应激性高血糖及焦虑抑郁的相关性分析.河北医学,2013,35(15):2350~2351

【19】沈七襄.危重疑难病患者的麻醉.第1版.北京:科学技术文献出版社,2003

【20】余守章,岳方.围术期临床监测手册.第1版.北京:人民卫生出版社,2013

【21】连庆泉.小儿麻醉手册.第1版.上海:上海世界图书出版公司,2007

【22】范启修.临床输血效率手册.第1版.北京:中国协和医科大学出版社,2003

【23】刘怀琼,葛衡江,邓小明.实用老年麻醉学.第1版.北京:人民军医出版社,2001

【24】任雪莲.中青年危重病患者应激性高血糖的胰岛素强化治疗.贵州医药,2013,37(2):138~139

【25】田晓芳,崔明霞,相士伟,等.血糖异常、凋亡与心肌梗死.中华临床医师杂志(电子版),2013,7(12):5520~5522

【26】Ren'e Rizzoli 著,夏惟波,李梅主译.绝经后骨质疏松症.第3版.北京:人民卫生出版社,2013

图书在版编目(CIP)数据

围手术期内环境平衡与临床/沈七襄,屠伟峰,胡宏强主编.—厦门:厦门大学
出版社,2015.5
ISBN 978-7-5615-5440-1

I.①围… Ⅱ.①沈…②屠…③胡… Ⅲ.①围手术期-卫生管理 Ⅳ.①R619

中国版本图书馆 CIP 数据核字(2015)第 087086 号

官方合作网络销售商: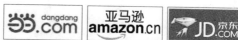

厦门大学出版社出版发行

(地址:厦门市软件园二期望海路 39 号 邮编:361008)
总 编 办 电 话:0592-2182177 传真:0592-2181253
营销中心电话:0592-2184458 传真:0592-2181365
网址:http://www.xmupress.com
邮箱:xmup @ xmupress.com

沙县四通彩印有限公司印刷

2015 年 5 月第 1 版 2015 年 5 月第 1 次印刷
开本:720×970 1/16 印张:20.75 插页:3
字数:350 千字 印数:1~3 000 册
定价:**48.00** 元

本书如有印装质量问题请直接寄承印厂调换